LE LEGS DE CLAUDE BERNARD

Penser la médecine
Collection dirigée par Mirko Grmek et Bernardino Fantini
publiée avec le concours de la Fondation Louis Jeantet, Genève
et de la Fondation Marcel Mérieux, Lyon.

Directeur exécutif : Mirko Grmek

Ouvrages de la même collection

Thierry BARDINET, *Les Papyrus médicaux de l'Égypte pharaonique,* 1995.

Jacques GASSER, *Aux origines du cerveau moderne,* 1995.

Anne-Marie MOULIN (dir.), *L'Aventure de la vaccination,* 1996.

Frédéric OBRINGER, *L'Aconit et l'orpiment,* 1997.

Mirko D. GRMEK

LE LEGS DE CLAUDE BERNARD

FAYARD

Préface

L'œuvre de Claude Bernard appartient au patrimoine intellectuel de l'humanité et se rattache tout particulièrement à deux villes : Paris et Lyon. C'est pourquoi je suis heureux de préfacer ce cinquième volume de la collection « Penser la médecine », parrainée par les fondations Louis Jeantet et Marcel Mérieux.

Il appartenait à Mirko Grmek d'écrire ce livre et à Louise Lambrichs d'en parfaire l'édition ; ils sont familiers des rencontres au musée Claude Bernard de Saint-Julien-en-Beaujolais. Je les remercie de leur confiance en souhaitant qu'ils continuent à animer ces réunions.

Dans la vie de Claude Bernard, ce sont bien sûr les anecdotes pasteuriennes qui me séduisent, comme cette lettre à Mme Raffalovich où il lui propose, pour vacciner sa famille contre la variole, l'aide éclairée de son ami lyonnais Chauveau, selon lui « grand vacciniculteur » qui pourrait « choisir de sa main » le vaccin approprié.

Et lorsque, malade, il reçoit la visite de Louis Pasteur et lui conte les conditions dans lesquelles on vient de lui sonder la vessie, c'est une belle leçon d'asepsie encore valable aujourd'hui pour les infections nosocomiales qui sont loin d'être maîtrisées.

Je souhaite en terminant que les lecteurs de ce livre associent davantage Claude Bernard à Louis Pasteur, ces deux géants qui ont permis à la médecine de faire plus de progrès en cinquante ans qu'en cinq siècles.

Dr Charles Mérieux
Président de la Fondation Marcel Mérieux

Avant-propos

Peu de savants, sous le rapport de l'originalité et de l'influence, soutiennent la comparaison avec Claude Bernard. Son œuvre constitue le fondement de la physiologie expérimentale de notre époque. L'un de ses contemporains, le chimiste Jean-Baptiste Dumas, résuma les titres de gloire de Bernard en un mot fort juste : il n'était pas seulement un grand physiologiste, il était la physiologie elle-même.

Les accomplissements scientifiques de Claude Bernard sont d'une extrême richesse et couvrent une grande partie de la physiologie et de la physiopathologie. Consignée dans l'édition de ses *Leçons* au Collège de France et au Muséum ainsi que dans de nombreuses notes présentées à l'Académie des sciences et à la Société de Biologie, cette œuvre nous apparaît maintenant sous un jour plus neuf, dans toute son ampleur et toute sa complexité, grâce aux cahiers d'expériences et aux notes manuscrites.

Bernard avait l'habitude de tenir un journal de ses expériences, éclaté suivant le sujet d'étude en plusieurs cahiers ; il notait également, au jour le jour, sur des feuilles volantes et même au dos des lettres qu'il recevait, des projets d'expérience, des hypothèses parfois hardies et des réflexions d'ordre philosophique. Il gardait précieusement ces documents personnels. Au moment de sa mort, la plus grande partie se trouvait dans son appartement de la rue des Écoles à Paris et, comme il vivait séparé de sa femme et de ses deux filles, toutes opposées fortement à sa pratique de vivisection et à ses convictions agnostiques, ses archives scientifiques furent recueillies par son fidèle assistant Arsène d'Arsonval. D'autres disciples prirent quelques feuilles. Marcelin Berthelot s'empara des notes concernant les recherches encore en cours sur la fermentation. Il y avait aussi des manuscrits dans la maison de campagne de Bernard à Saint-Julien près de Villefranche-en-Beaujolais. Cette partie est aujourd'hui pieusement conservée au musée Claude Bernard, dans l'ancienne ferme où naquit le physiologiste.

L'essentiel du legs manuscrit de Bernard se trouvait entre les mains de d'Arsonval qui, échaudé par la polémique opposant Berthelot et Pasteur après la publication posthume de quelques notes bernardiennes, finit par le cacher dans le grenier de sa maison de campagne à La Borie (Limousin). Il en confia un lot à Léon Delhoume, voisin érudit et médecin à Pierre-Buffière qui préparait l'édition des textes de Bernard et qui, généreusement, donna ensuite quelques feuilles à Pierre Huard et à moi-même. Après la mort de d'Arsonval, le gros des papiers de Bernard dormit longtemps dans les caisses restées dans sa maison limousine, léguée au Collège de France. En juin 1949, lors d'une visite de cette propriété, Robert Courrier, secrétaire perpétuel de l'Académie des sciences et professeur au Collège de France, en fit l'heureuse découverte. Ainsi ce legs est revenu, par une voie détournée, au Collège de France, lieu même où la plupart de ces notes avaient été conçues et rédigées [1].

1. Voir la préface de Robert Courrier dans Bernard, *Cahier de notes, 1850-1860, édition présentée par Grmek*, Paris, 1965.

Les feuilles détachées et les cahiers apportés de La Borie aux archives du Collège de France se trouvaient dans un tel désordre que les historiens des sciences qui voulurent alors les consulter furent rapidement découragés. Grâce aux recommandations de Robert Courrier et de Pierre Huard, le professeur Marcel Bataillon, administrateur du Collège de France, me confia, en 1961, la tâche de classer ce legs bernardien. Après six ans de travail, il en a résulté la publication d'un catalogue raisonné des manuscrits de Claude Bernard[2].

Il ne faut pas regarder les idées et les déclarations de Claude Bernard comme une opinion figée, établie une fois pour toutes. Et pourtant, combien d'historiens des sciences ont succombé à la tentation de comparer et de citer sur un même plan des phrases bernardiennes appartenant aux diverses phases de ses investigations ! La prodigieuse fluidité de sa pensée, prête à s'adapter à la connaissance de chaque fait nouveau, son habitude de réviser sans cesse ses théories, même les plus admises, nous obligent à tenir très soigneusement compte de la chronologie exacte de chaque idée, de chaque événement.

> Les connaissances – écrit Bernard – auxquelles je suis arrivé relativement à la fonction glycogénique du foie, n'ont pas été acquises toutes en même temps, mais par un travail lent et successif. Il en résulte que la découverte de faits nouveaux est venue éclairer à plusieurs reprises les idées que je m'étais faites d'abord des phénomènes : les explications provisoires que j'avais fournies ont dû se modifier et se compléter : les interprétations sont devenues plus exactes et plus générales. Les critiques qui ont essayé de me mettre en contradiction avec moi-même, en opposant les conclusions de mes recherches nouvelles avec les théories provisoires de mes travaux précédents, me paraissent n'avoir pas bien compris les conditions du développement scientifique[3]...

2. GRMEK, 1967.
3. *Leçons sur le diabète et la glycogenèse animale*, 1877, p. 343.

Lucidité extraordinaire ! Comme si Claude Bernard savait déjà comment tant de médecins, de biographes et d'historiens allaient présenter en bloc ses théories sans se soucier de leur évolution. C'est en prenant le contre-pied de ce procédé habituel que j'ai tenu à montrer la lente élaboration théorique, les hésitations, les enchaînements conceptuels et les vicissitudes du travail expérimental qui ont jalonné le cheminement de Bernard au travers des périodes successives de tâtonnement et de fausse route, de grandes découvertes, de discussions et de querelles scientifiques et, enfin, de généralisation conceptuelle.

Certes, il fallait faire un choix. Il m'a paru plus enrichissant d'approfondir certains aspects de la pensée et de l'œuvre de Bernard que de disserter, d'une manière nécessairement plus superficielle dans l'espace restreint d'un livre, de l'ensemble de ses accomplissements. Ainsi ce livre laisse notamment de côté deux contributions majeures de Bernard, à savoir la réflexion sur la méthode expérimentale et les recherches toxicologiques, sujets auxquels j'ai consacré ma thèse de doctorat ès lettres, encouragée et présidée par Georges Canguilhem [4]. Plusieurs de mes autres études sur Bernard, publiées sous forme d'articles ou de contributions à des congrès et à des colloques, sont reprises ici, mais remaniées, complétées et mises à jour [5].

*

* *

Dans une note manuscrite, Bernard dit qu'on peut distinguer trois périodes dans la vie d'un chercheur. Pendant la première, les découvertes découlent de la

4. Grmek, 1973. Voir aussi Grmek, 1991a.

5. Grmek, 1964a, 1965a, 1965b, 1966b, 1967b, 1968a, 1968b, 1968c, 1971, 1976a, 1991b et 1991c.

simple application des connaissances théoriques et des préceptes pratiques appris par les maîtres ; pendant la deuxième période, on conçoit les expériences à partir des théories régnantes et on observe attentivement et on accumule les faits qui les confortent. Tout le monde, dit-il, passe par ces deux périodes, mais certains arrivent aussi à la troisième : ce sont

> ceux qui font surtout attention aux faits contraires à la théorie (et je suis de ce nombre) [... et qui] tiennent peu à la théorie vacillante par sa nature [...]. J'ai perdu 4 ou 5 ans de ma jeunesse à me débattre péniblement dans les deux premières [périodes] et si j'ai des reproches à me faire sur quelques faits un peu trop légèrement publiés, cela date de ma jeunesse, lorsque, arrivé à la deuxième période, je joignais pour l'édification de mes hypothèses des faits observés sans contre-épreuve. J'ai été assez heureux pour ne rien publier des élucubrations de ma première période. Elles restent dans mes cahiers et je les conserve comme témoignage du progrès qu'a fait mon intelligence dans cette voie[6].

On reconnaît facilement dans les deux premières périodes du schéma épistémologique bernardien ce que Thomas Kuhn appelle « la science normale » et dans la troisième période ce que Karl Popper considère comme la bonne méthode scientifique, à savoir la poursuite méthodologique de la « falsification » et non de la « vérification » des hypothèses de travail[7].

---

6. Collège de France, C VIII e, *Ms. 24b*, f. 231.

7. Voir Kuhn, 1962, et Popper, 1959. Pour la convergence des idées fondamentales de Bernard et de Popper sur la méthodologie de la recherche scientifique, voir Tugnoli Pataro, 1977, et Malherbe, 1981. D'ailleurs, dans une lettre qu'il m'a écrite le 20 janvier 1975, Karl Popper reconnaît avec humour : « It is indeed amazing to what degree my views on the methods of science were anticipated by Claude Bernard. Nevertheless, I read Claude Bernard only recently : it was my friend Peter Medawar who first drew my attention to Bernard, and he did so only a few years ago. »

Le parcours intellectuel de Bernard dans son approche de divers problèmes et dans la réalisation de ces découvertes peut servir de paradigme et cela dans deux sinon plusieurs sens de ce terme polyvalent. Tout d'abord, en citant ses propres recherches comme le point de départ et exemplification de sa réflexion méthodologique, Bernard s'est érigé lui-même en exemple privilégié de l'analyse épistémologique. En outre, ses recherches illustrent la substitution d'un mode d'interprétation des phénomènes, un paradigme au sens kuhnien, à un mode nouveau. Bernard, cet homme affable et paisible dans la vie quotidienne, est un révolutionnaire dans le domaine des idées.

Sa force principale réside dans le fait que, poète dans l'invention des hypothèses, il conserve une lucidité implacable dans leur critique. Même théoricien, ou – si l'on veut – philosophe, Bernard reste toujours ancré dans le concret, dans la pratique. Comme le géant Antée qui recouvrait ses forces chaque fois qu'il touchait la terre, Bernard gagnait vigueur dans son jugement et sûreté dans l'envol de sa pensée chaque fois qu'il reprenait contact avec les faits expérimentaux.

CHAPITRE PREMIER

Une vie consacrée à la science

> Une main habile sans la tête qui la dirige est un instrument aveugle; la tête sans la main qui réalise reste impuissante.
>
> Claude BERNARD[1].

Tant par ses découvertes concrètes que par la création de concepts nouveaux, l'œuvre de Claude Bernard constitue le fondement de la physiologie expérimentale de notre époque. Personne n'ignore son nom, mais assez rares sont ceux qui savent vraiment en quoi consistent ses mérites. Si certaines idées de Bernard imprègnent à ce point le mode de penser et le langage des biologistes et des médecins de notre temps qu'elles nous paraissent évidentes et laissent dans l'ombre leur inventeur, d'autres idées et découvertes bernardiennes ont un caractère tellement technique qu'elles exigent des connaissances scientifiques relativement approfondies. L'accès à l'essentiel de son œuvre n'est donc guère aisé et une appréciation juste de sa pensée et de ses innovations ne peut se fonder sur la seule lecture d'une édition tronquée de son *Introduction à l'étude de la médecine expérimentale* (la plupart des éditions de ce

1. *Introduction*, 1865, p. 9.

livre destinées aux étudiants ne comportent que la première partie) ni sur l'affirmation sommaire et péremptoire qu'il est « le père et le législateur de la méthode expérimentale dans les sciences de la vie ». Il faut un certain effort pour suivre les méandres de ses raisonnements et saisir les finesses de ses solutions originales, souvent inattendues et toujours très nuancées.

En revanche, la biographie de ce chercheur infatigable et de cet enseignant passionné est limpide et se résume à une carrière rectiligne dont les seules surprises sont dissimulées dans l'avalanche de ses publications scientifiques[2].

Les années de formation

Claude Bernard naquit le 12 juillet 1813 à Saint-Julien, près de Villefranche-en-Beaujolais. Ses parents, Pierre François Bernard (1785-1847) et Jeanne Saulnier (1789-1867) étaient vignerons et vivaient très modestement. Peu influencé par son père (au point que plusieurs biographes affirment à tort qu'il le perdit dès l'enfance), Bernard

2. Pour la vie de Claude Bernard et un aperçu général sur son œuvre scientifique, voir Chauffard, 1878; Bert, 1878 et 1879; Didon, 1878; Renan, 1879; Hahn, 1880; Jousset de Bellesme, 1882; Béclard, 1885; Barral, 1889; Foster, 1899; Van Tieghem, 1910; Duplain, 1923; Faure, 1925; Genty, 1932; Olmsted, 1938; Godart, 1938; Mauriac, 1938 et 1954; Riese, 1943; Rostand, 1943; Kopaczewski, 1945; Millet, 1945; Lain Entralgo, 1949; Lacassagne, 1952; Olmsted et Harris Olmsted, 1952 (édition révisée, 1961); Godlewski, 1959; Virtanen, 1960; Karlik, 1964; Heim, Halpern *et al.*, 1967; Grande et Visscher (dir.), 1967; Schiller, 1967; Faivre, 1968; Grmek, 1970 et 1973; Holmes, 1974; Robin (dir.), 1979; Di Giandomenico (dir.), 1982; Prochiantz, 1990; Michel (dir.), 1991; Gendron, 1992, et Lambrichs, 1993. – Pour la bibliographie de Bernard, voir *L'Œuvre de Claude Bernard*, 1881, et Grmek, 1967a.

resta au contraire très lié à sa mère, femme douce et pieuse. Attaché au lieu de sa naissance, le petit hameau de Chatenay à la lisière du village de Saint-Julien, il y revenait chaque automne pour assister aux vendanges et se reposer[3]. Toute son existence gravita autour de ces deux seuls pôles d'attraction: les laboratoires de Paris et les vignobles du Beaujolais. Grâce à son origine paysanne, Bernard connut dès l'enfance un contact étroit avec la nature et il en garda toujours l'éblouissement.

Chez le curé de sa paroisse, puis aux collèges religieux de Villefranche et de Thoissey, Bernard reçoit une éducation beaucoup plus humaniste que scientifique. À dix-neuf ans, il entre en qualité d'élève en pharmacie au service de l'apothicaire Millet à Vaise, faubourg de Lyon. Le succès, au moins commercial sinon thérapeutique, de la « thériaque », panacée que son patron confectionnait au gré des excédents de médicaments qui lui restaient, ébranle la confiance de Bernard dans la pharmacothérapie de l'époque et fait naître en lui des doutes salutaires. L'apprenti pharmacien s'oriente alors non pas vers les sciences mais vers le théâtre et les belles-lettres. Le succès local d'un de ses vaudevilles incite le jeune homme à écrire un drame héroïque, *Arthur de Bretagne* (dont une première édition posthume, en 1887, fut retirée du commerce par jugement du tribunal à la demande de la veuve Bernard ; l'ouvrage fut réédité en 1943).

---

3. Grâce à Charles Mérieux qui a acquis la petite maison où est né Claude Bernard et la belle maison adjacente où il revenait pour les vacances, ce lieu est transformé en Musée Claude Bernard. Plein de souvenirs de l'ancien maître, ce musée est aujourd'hui non seulement un monument historique mais aussi, sous l'égide de la Fondation Marcel Mérieux, un centre qui accueille des réunions d'historiens des sciences biomédicales. Voir Ch. MÉRIEUX (avec la collaboration de L. L. LAMBRICHS), *Virus passion*, Paris, Fayard, 1997, pp. 200-201 et 232, et J. SONOLET, *Musée Claude Bernard*, Saint-Julien-en-Beaujolais, s. d.

En 1834, sa pièce en poche, Bernard part pour Paris avec l'intention d'y faire une carrière littéraire. Mais l'illustre critique Saint-Marc Girardin (1801-1873), ayant lu la pièce, le décourage et lui conseille d'apprendre un métier pour gagner sa vie. Dans son discours de réception à l'Académie française, Ernest Renan, faisant le traditionnel éloge de son prédécesseur, Claude Bernard, soulignera en 1879 combien ce conseil fut sage et heureux: « Auteur dramatique, Bernard eût ajouté quelques tragédies de plus au tas énorme de celles qui attendent à l'Odéon les réparations de la postérité; il est douteux qu'il fût devenu votre confrère. Ainsi, en tournant le dos à la littérature, il prit le droit chemin qui devait le mener parmi vous[4]. »

Abandonnant donc la littérature, Bernard passe, à grand-peine, son baccalauréat et s'inscrit, la même année 1834, à la Faculté de médecine de Paris. Il est un étudiant moyen, consciencieux mais sans éclat. Rien ne laisse encore prévoir l'éclosion de son génie. En 1839, il passe le concours d'internat des hôpitaux de Paris. Protégé du professeur Pierre Rayer (1793-1867), il travaille à la Charité et, devenu interne à l'Hôtel-Dieu dans le service de François Magendie (1783-1855), il s'attache à ce grand maître, mais plus au physiologiste, à l'expérimentateur hardi et au sceptique acharné qu'au clinicien. C'est au laboratoire de Magendie au Collège de France que Bernard, avant même la fin de ses études cliniques, découvre sa véritable vocation: l'expérimentation physiologique.

Premières recherches expérimentales

De 1841 à décembre 1844, Bernard travaille comme préparateur de Magendie au Collège de France. Il assiste ce dernier dans les expériences concernant la

4. Renan, 1879, p. 13.

physiologie des nerfs (en particulier le problème de la « sensibilité récurrente » des racines rachidiennes), le liquide céphalo-rachidien, la répartition de la chaleur du sang chez les chevaux (premières expériences avec la cathétérisation cardiaque) et les propriétés pharmacologiques de certaines substances. Pour ses propres recherches, Bernard installe un très modeste laboratoire privé dans la Cour du Commerce Saint-André-des-Arts. Il travaille aussi dans le laboratoire voisin de Théophile-Jules Pelouze (1807-1867), rue Dauphine, où il jouit de l'aide éclairée de son ami, le chimiste Charles-Louis Barreswil (1817-1870). C'est Magendie qui apprend à Bernard à pratiquer la vivisection animale comme principal moyen de recherche médicale et à se méfier des théories et des doctrines généralement admises. Mais Bernard sut dépasser l'empirisme et le scepticisme de son maître et créer, par sa façon de travailler d'abord et par sa réflexion ensuite, une méthode particulièrement féconde d'investigation des êtres vivants[5].

Bien que docteur en médecine (promu à Paris le 7 décembre 1843), Bernard n'exerça jamais la profession de médecin et nourrit toujours des sentiments ambivalents à l'égard de la pratique médicale. Toutefois, s'il n'a point pratiqué l'art médical, il en a bâti les nouveaux fondements. Déjà sa thèse de doctorat sur le rôle du suc gastrique se présente comme un ouvrage à la fois utile pour la médecine et consacré à la science pure, apportant des faits nouveaux sur la digestion gastrique et sur les transformations des glucides dans l'organisme animal[6].

En 1844, Bernard prépare pour le concours d'agrégation de la Faculté de médecine une thèse assez originale sur les pigments humains[7], mais la commission lui

5. Voir HOLMES, 1974.
6. *Du suc gastrique et son rôle dans la nutrition*, 1843.
7. *Des matières colorantes chez l'homme*, 1844.

préfère un autre candidat. Malgré cet échec, il démissionne de son poste auprès de Magendie. Après avoir vainement essayé d'organiser un cours libre de physiologie expérimentale (en collaboration avec son ami Ernest Charles Lasègue), Bernard songe avec résignation à abandonner la recherche scientifique et à s'établir comme médecin de campagne dans son village natal. Se trouvant dans une situation économique difficile, il se rend finalement aux conseils de Pelouze et, en juillet 1845, épouse Françoise Martin, dite Fanny, fille d'un médecin parisien, dont il aura trois enfants : un garçon mort en bas âge et deux filles, Jeanne-Henriette (1847-1923) et Marie-Claude (1850-1922), qui décéderont sans descendance. Cette union deviendra plus tard une source de malheurs, mais dans l'immédiat, la dot de sa femme permit à Bernard de poursuivre ses recherches physiologiques. Il se trouve alors dans la période la plus féconde et certainement la plus fiévreuse de son activité scientifique.

Si, dans sa première publication scientifique, Bernard passe encore à côté d'une découverte et laisse aux chercheurs allemands la priorité dans l'établissement du rôle de la corde du tympan dans l'innervation de la sécrétion salivaire, ses recherches sur les aspects chimiques et le contrôle nerveux de la digestion gastrique (1843-1845) le placent immédiatement parmi les meilleurs physiologistes expérimentateurs de son temps. À ces travaux, à la fois exemplaires et relativement simples quant au raisonnement expérimental sous-jacent et aux moyens techniques employés, succèdent les premières expériences avec le curare, la découverte du rôle de la bile dans la digestion des protéines, les recherches sur l'innervation des cordes vocales et sur les fonctions des nerfs crâniens (1844-1845), puis, en 1846, les premières observations sur le mécanisme de l'intoxication par l'oxyde de carbone, la découverte de la différence entre l'urine des herbivores et celle des carnivores, le début des études sur l'absorption des graisses et les fonctions du pancréas ainsi que la constatation de l'action inhibitrice du nerf vague sur le cœur. L'année 1847 apporte sa solution au problème de la sensibilité récurrente.

À LA FIÈVRE DE LA RECHERCHE SE JOIGNENT LES JOIES DE L'ENSEIGNEMENT

En décembre 1847, Bernard est nommé suppléant de Magendie au Collège de France. Dans un premier temps, il assure seulement le cours d'hiver tandis que Magendie continue à enseigner la médecine expérimentale pendant le semestre d'été, puis, à partir de 1852, le vieux maître se retire complètement et confie sa chaire et son laboratoire à Bernard. En 1848 est fondée la Société de Biologie et Bernard devient son premier vice-président. Nommé chevalier de la Légion d'honneur en 1849, il pose sa candidature à l'Académie des sciences (1850) et, sans se laisser décourager par l'insuccès de cette démarche, il prépare une thèse pour le doctorat ès sciences. Le 17 mars 1853, il obtient à la Sorbonne le titre de docteur en zoologie, après un brillant exposé de ses recherches sur une fonction du foie jusqu'alors inconnue.

En août 1848, Bernard découvre la glycémie non alimentaire et la présence physiologique du sucre dans le foie, ce qui l'amène rapidement à la théorie révolutionnaire attribuant au foie la fonction glycogénique (octobre 1848). En février 1849, il publie un texte capital sur le rôle du pancréas dans la digestion et, ce même mois, observe pour la première fois l'apparition de sucre dans les urines après un traumatisme artificiel de certaines parties du système nerveux central. L'année 1850 est marquée par de nouvelles découvertes concernant le métabolisme des glucides et par la reprise fructueuse des expériences avec le curare. En 1852, c'est d'abord la découverte de la fonction vasomotrice du système sympathique (nerfs vasoconstricteurs), puis la description du syndrome qui portera le nom de Horner-Claude Bernard. Enfin, cette période s'achève avec l'examen critique de la théorie de Lavoisier sur le lieu d'origine de la chaleur animale et avec la présentation systématique, sous forme de thèse, des découvertes concernant la glycogenèse animale[8].

De l'expérimentation analytique aux grandes synthèses conceptuelles

Grâce à ces découvertes, la renommée de Bernard ne cessa de croître et franchit les frontières de la France. Il fut alors, coup sur coup, comblé d'honneurs. Le gouvernement créa pour lui une chaire de Physiologie générale à la Faculté des sciences de Paris et, le 1er mai 1854, Bernard donne sa leçon inaugurale à la Sorbonne. Deux mois plus tard, le 26 juin, il est élu membre de l'Académie des sciences[9]. Après la mort de Magendie, Bernard lui succède comme professeur de médecine au Collège de France (décret impérial du 19 décembre 1855). Sa leçon d'ouverture de son cours de médecine, prononcée le 29 février 1856, est un vibrant hommage à son maître[10]. En mars 1861 enfin, il devient membre de l'Académie de médecine de Paris.

Tout au long des années 1850-1860, Bernard note ses réflexions dans un cahier[11] – document qui se situe au tournant de son activité scientifique et de son entreprise

8. *Recherches sur une nouvelle fonction du foie,* 1853. Voir Holmes, 1974.

9. Voir Bernard, *Notice sur les travaux*, 1854.

10. Bernard, *Fr. Magendie*, 1856.

11. *Cahier de notes 1850-1860*, appelé aussi *Cahier rouge* ; édition incomplète en 1942 et intégrale en 1965.

philosophique. En effet, la période des grandes découvertes est en train de prendre fin pour faire place à celle des synthèses magistrales. Le *Cahier de notes* montre bien cette transition entre, d'un côté le travail analytique, l'acharnement dans la poursuite du fait concret, et de l'autre les généralisations, la méditation sur les méthodes de recherche et sur les principes des sciences de la vie. L'activité professorale le poussait déjà vers une élaboration théorique à la fois vaste et didactique de son expérience de laboratoire. S'il restait un orateur médiocre, Bernard savait retenir l'attention de son public tant par la nouveauté et le pittoresque de son propos que par les expériences improvisées en amphithéâtre pour appuyer ses dires. Au début, ses auditeurs furent presque exclusivement des médecins et des physiologistes, en bonne partie des étrangers. Peu à peu son auditoire se diversifia, se fit plus nombreux, presque mondain.

Entre 1854 et 1860, Claude Bernard avait consolidé et complété ses découvertes physiologiques par l'expérience du « foie lavé » (1855), la découverte du glycogène (1855) et son isolement (1857), la découverte des nerfs vasodilatateurs (1858), les expériences sur la fonction glycogénique du placenta et des tissus du fœtus (1859), etc. Mais au-delà de ces recherches, ce qui caractérise cette période de son activité intellectuelle, c'est la création de nouveaux concepts qui vont lui permettre de généraliser les résultats de ses expériences : le « déterminisme expérimental[12] », la « sécrétion interne (1855)[13] », le « milieu intérieur » (1857), la « circulation locale », l'« innervation réciproque », les « actions réflexes paralysantes » (1864), etc.

---

12. Voir le chapitre III.

13. Il faut préciser que, chez Bernard, ce terme n'a pas tout à fait le sens actuel.

Un maître à penser

Bernard ressentait le besoin de situer ses propres découvertes dans un cadre général. Ainsi, en 1858, conçoit-il le plan d'« un ouvrage dogmatique de médecine expérimentale » et songe-t-il à donner à son enseignement une direction nouvelle[14]. La maladie qui le frappe en mars 1860, puis plus durement en 1865-1867, interrompt ses travaux de recherche et lui impose des loisirs propices à la réflexion[15]. Désormais, le découvreur laisse la place au législateur de la science, au philosophe.

Bernard avait acheté le logis de maître dont sa maison de naissance était la ferme et c'est là, à Saint-Julien, qu'à partir de 1860 il passe toutes ses vacances et cherche remède à ses malaises. Il semble que son œuvre théorique principale, la célèbre *Introduction à l'étude de la médecine expérimentale*, ait été rédigée au cours d'un séjour de convalescence à Saint-Julien. Elle était conçue comme la partie préliminaire d'un vaste traité intitulé *Principes de médecine expérimentale*[16]. Les ébauches de quelques chapitres de ces *Principes* ainsi que des fragments essentiels de l'*Introduction* furent écrits en 1862-1863. Le texte de l'*Introduction* fut remanié au cours des deux années suivantes et trouve sa forme définitive dans l'édition imprimée, parue en août 1865 chez Baillière à Paris. Concis et d'une clarté lumineuse,

---

14. Voir *Leçons de pathologie expérimentale*, 1872, pp. V-VI.

15. Ce grand maître de la médecine expérimentale n'a jamais pu établir la véritable nature de sa propre maladie. Il se plaignait surtout de troubles gastro-intestinaux. Certaines analyses qu'il a effectuées lors des expériences sur lui-même (voir le chapitre XII) nous font penser que, outre une affection abdominale, il souffrait de la goutte.

16. Cranefield, 1976.

associant une aventure personnelle aux grandes questions philosophiques et scientifiques, ce livre marque un tournant dans l'histoire des sciences. Bernard y expose et dissèque le « raisonnement expérimental » et consacre les notions de milieu intérieur et de déterminisme biologique. Le découvreur des faits physiologiques y devient un maître à penser. L'*Introduction* est pour nous – comme le dit Henri Bergson – ce que fut, pour le XVIIe et le XVIIIe siècle, le *Discours de la méthode* ; c'est – selon le jugement pertinent de Jean Rostand – « un livre immortel, bréviaire de la probité scientifique, Bible de ceux qui ne veulent pas de Bible ».

À la rentrée scolaire d'octobre 1865, juste au moment où, après avoir manifesté son « intention de commencer l'enseignement dogmatique de la médecine expérimentale[17] », il prépare des leçons d'une envergure plus ample, Bernard tombe à nouveau malade, mais cette fois si gravement qu'il manque succomber[18]. Il se rétablit après dix-huit mois, mais abandonne définitivement le projet de publication des *Principes*[19]. Pendant sa maladie, il lit et annote le *Manuel de l'histoire de la philosophie* de Wilhelm Gottlieb Tennemann, traduit de l'allemand en français par Victor Cousin (1832), et le *Cours de philosophie positive* d'Auguste Comte (édition de 1830) – notes qui révèlent une attitude nuancée et critique à l'égard du positivisme[20]. En 1866, bien que toujours malade, Bernard prépare son *Rapport sur les*

17. *Ms. 6*, p. 15.

18. On a parlé d'une « sorte d'entérite chronique » et même d'une « forme légère du choléra », diagnostic approximatif qui nous semble peu probable.

19. Léon Delhoume publia sous ce titre, en 1947, une reconstitution de l'ouvrage fondée sur deux manuscrits inachevés (actuellement aux archives du Collège de France, C VIII e, *Ms. 21* et *Ms. 23*), rédigés en 1862-1863, et sur le texte inédit du cours de l'année 1865.

20. Voir BERNARD, *Philosophie*, 1937.

progrès et la marche de la Physiologie générale en France[21]. Rédigé à la demande du ministre de l'Instruction publique, ce livre, imprimé pour l'Exposition universelle de 1867, devait être un document officiel et objectif. Mais au lieu d'une mise au point historico-encyclopédique sur la physiologie en France, Bernard en fait un exposé passionnant de ses opinions personnelles. Toute la physiologie y est expliquée d'une manière nouvelle, fondée sur les notions de « milieu intérieur » et de fonctions régulatrices qui, sous le contrôle du système nerveux, maintiennent la constance des liquides et des tissus vivants[22].

Un décret du 12 décembre 1868 transfère la chaire de Physiologie générale de la Sorbonne au Muséum d'Histoire naturelle. Demeurant titulaire de cette chaire, Bernard succède, au conseil des professeurs du Muséum, à Pierre Flourens (1794-1867) qui avait occupé la chaire de Physiologie comparée. Cette dernière est donnée en échange à la Sorbonne et confiée à Paul Bert (1833-1886). Cette situation présente, pour Bernard, un triple avantage : sa succession à la Faculté des sciences est assurée par un disciple fidèle ; un nouveau laboratoire est mis à sa disposition au Muséum ; et surtout, il peut donner à ses cours une orientation plus générale, englobant notamment la physiologie des plantes.

Les *Leçons*

En janvier 1869, après trois ans d'arrêt, Bernard reprend ses leçons de médecine expérimentale au Collège de France. Il faut dire que sa carrière professorale a toujours été partagée entre deux institutions. Au

---

21. Voir mon édition commentée de Bernard, *Notes pour le Rapport*, 1979.
22. *Rapport*, 1867.

Collège, son véritable lieu de travail, il dispensait un enseignement analytique, consacré à ses propres recherches et montrant, comme il se plaisait à le dire, la science qui se fait et non la science faite. Cet enseignement eut un rayonnement exceptionnel. Notons parmi ses collaborateurs et auditeurs fidèles, outre Paul Bert déjà mentionné, Arsène d'Arsonval, Albert Dastre, Louis Antoine Ranvier, Louis Gréhant, le savant père dominicain Henri Didon et Matthias Duval. Parmi les étrangers qui ont suivi ses leçons et travaillé dans son laboratoire il y avait des savants devenus très illustres comme l'Allemand Willy Kühne, les Russes Élie de Cyon et Ivan M. Setchenov (qui découvrit en 1862, lors d'un stage au laboratoire de Claude Bernard, l'inhibition des réflexes spinaux de la grenouille par stimulation chimique d'une partie du mésencéphale), les Italiens Angelo Mosso et Luigi Vella, le Danois Peter Ludwig Panum, les Anglais Benjamin Ball et William Pavy, les Américains Austin Flint, William Horner, Silas Weir Mitchell et, enfin, l'empereur du Brésil Pedro II. Quant aux physiologistes et aux médecins qui ne suivaient pas les cours de Bernard, ils n'en subissaient pas moins son influence par l'intermédiaire des onze volumes des *Leçons* du Collège de France dont la publication alla des premières *Leçons de physiologie expérimentale appliquée à la médecine* (1855) jusqu'à l'édition posthume des *Leçons de physiologie opératoire* (1879) [23].

À la Sorbonne en revanche, Bernard dispensait un enseignement plus général et plus scolaire. On connaît surtout les leçons de l'année 1864, qui firent l'objet d'un livre intitulé *Leçons sur les propriétés des tissus vivants* [24]. Le but de Bernard était de « déterminer les conditions élémentaires des phénomènes de la vie »,

23. Voir Bernard, *Leçons*, 1855-1856; 1857; 1858; 1859; 1872; 1875; 1876; 1877 et 1879.

24. *Leçons*, 1866.

c'est-à-dire de « remonter à la condition élémentaire du phénomène vital, condition qui est identique chez tous les animaux ». D'après Bernard, la physiologie générale se distingue de la physiologie comparée dans la mesure où elle ne cherche pas à saisir les différences qui séparent les êtres mais établit les points communs qui les réunissent et constituent l'essence des phénomènes vitaux.

Le passage de Claude Bernard au Muséum devait donc s'accompagner d'un changement du nom de l'ancienne chaire de cette institution. En effet, contrairement aux naturalistes, Bernard s'intéressait seulement aux manifestations vitales communes à toutes les espèces. Encouragé par le développement de la théorie cellulaire et par ses investigations sur la non-spécificité des processus nutritifs, Bernard élargit le champ de ses intérêts aux plantes. Tous les cours de Bernard au Muséum avaient pour objet la démonstration de l'unité vitale. Leur expression définitive se trouve dans le premier tome des *Leçons sur les phénomènes de la vie communs aux animaux et aux végétaux*, dont il corrigea les épreuves sur son lit de mort[25]. Dépassant le cadre de la physiologie traditionnelle, Bernard traite dans cet ouvrage des problèmes appartenant à ce qu'on appelle aujourd'hui la biologie générale. Ses dernières recherches expérimentales concernent l'anesthésie (tant des plantes que des animaux), le développement embryonnaire et la fermentation.

Les dernières années

À la fin de sa vie, Bernard est comblé d'honneurs : il est fait commandeur de la Légion d'honneur en 1867, nommé la même année président de la Société

25. *Leçons*, 1878-1879.

de Biologie, nommé sénateur de l'Empire le 6 mai 1869, élu membre de l'Académie française le 27 mai 1869[26] et, la même année, président de l'Académie des sciences; puis, en 1872, président de l'Association française pour l'avancement de la science et, en 1876, commissaire de l'Exposition mondiale organisée à Paris.

La séparation d'avec sa femme et la guerre franco-prussienne de 1870-1871 l'affectent profondément, mais ses dernières années sont adoucies par ses longs séjours à Saint-Julien, et aussi par la belle amitié qui le lie à Marie Sarah Raffalovich[27]. Dans les nombreuses lettres qu'il lui écrit (on en connaît plusieurs centaines), Bernard, homme particulièrement renfermé et discret, se livre un peu et laisse percer sa sensibilité de poète[28].

Claude Bernard mourut à la suite d'une affection rénale, le 10 février 1878, dans sa demeure parisienne (40, rue des Écoles, face à son laboratoire du Collège de France). Son corps fut inhumé au cimetière du Père-Lachaise à Paris. On lui fit des funérailles nationales, hommage jusqu'alors réservé, en France, aux chefs militaires et politiques. C'est à juste titre que la presse de l'époque a considéré ces funérailles comme un événement symbolique, reconnaissance par l'État et par l'opinion publique de l'impact décisif de la science sur le sort de la société civile.

Recherches sur la digestion et le métabolisme

La carrière scientifique de Claude Bernard débute par deux séries de recherches précises et bien délimitées:

26. Voir le chapitre II.

27. Voir les souvenirs de sa fille O'Brien, 1926, pp. 5-13.

28. Trois belles éditions offrent des morceaux choisis de cette importante correspondance (Bernard, *Lettres beaujolaises*, 1950; *Lettres à Madame R.*, 1974, et *Lettres parisiennes*, 1978), mais une édition intégrale manque encore.

d'une part l'étude chimique et physiologique de la digestion gastrique, d'autre part la section expérimentale des nerfs. Dans les deux cas, le choix de la méthode et du sujet revient moins à Bernard qu'à son maître Magendie. Cependant, une fois l'impulsion initiale donnée, le disciple apprit rapidement à voler de ses propres ailes et, très vite, sut donner à ses travaux une orientation toute nouvelle, nullement prévue au départ.

À quelques erreurs près (Bernard croyait par exemple que l'acidité du suc gastrique a pour cause la présence d'acide lactique), ses expériences sur l'action digestive de la salive, du suc gastrique et de la bile apportent des découvertes d'une valeur indéniable : il met ainsi en évidence la présence d'un facteur enzymatique de nature organique dans le suc gastrique (1843), le contrôle nerveux de la sécrétion gastrique, la décomposition de tous les glucides en monosaccharides avant leur absorption, le mécanisme particulier d'autodéfense de la paroi gastrique contre l'activité digestive du contenu liquide, les propriétés protéolitiques de la bile (1844), la localisation précise de la sécrétion gastrique dans certaines parties de la muqueuse, etc.[29].

Les plus belles découvertes de Bernard dans le domaine strict de la digestion concernent les fonctions du pancréas, notamment l'importance du suc pancréatique dans la digestion et dans l'absorption des graisses. Deux observations lui montrèrent le chemin à suivre. Tout d'abord, il avait constaté que l'urine des herbivores est alcaline, tandis que celle des carnivores est acide. Bernard démontre que cette caractéristique provient uniquement de l'alimentation : il montre que chez les herbivores, l'abstinence entraîne l'acidité de l'urine (ceux-ci se « nourrissant » alors de leur propre chair), et que l'homme et les animaux carnivores soumis au

---

29. Voir Wangensteen, 1967, et Holmes, 1974.

régime végétarien produisent une urine alcaline (1846). Bernard se met alors à étudier comparativement les phénomènes de la digestion chez les carnivores et chez les herbivores : il met au point des expériences permettant de suivre les modifications du chyle dans les différentes parties du tube intestinal d'un chien et d'un lapin. Il s'aperçoit ainsi que l'absorption de la graisse par les vaisseaux chylifères se fait, chez le lapin, à une distance assez considérable du pylore et, chez le chien, immédiatement au début du duodénum. Ayant découvert que cette différence coïncide avec une différence anatomique au point de déversement du suc pancréatique dans l'intestin, Bernard démontre alors le rôle du pancréas dans la première phase du métabolisme des graisses[30]. Pour recueillir du suc pancréatique à l'état pur et étudier la régulation de sa sécrétion, Bernard imagine et pratique la fistule pancréatique temporaire, moyen puissant de la recherche physiologique dont Pavlov améliorera plus tard la technique. Bernard constate que le suc pancréatique agit sur les graisses alimentaires par un processus de saponification[31].

En se penchant sur les propriétés du suc gastrique, Claude Bernard ne veut pas se borner à une vision étroite du seul problème de la digestion locale, de la décomposition des aliments dans le tube gastro-intestinal. Certes, il étudie attentivement les changements chimiques des substances alimentaires exposées à la salive, au suc gastrique ou au suc pancréatique, mais ce n'est pour lui qu'un seul aspect, et fragmentaire, d'un plus vaste sujet de recherches. Ce qui l'intéresse en fait, c'est le sort des aliments dans l'organisme animal depuis leur entrée jusqu'à leur assimilation totale ou leur expulsion. Ainsi, l'horizon des investigations bernardiennes va-t-il

30. « Du suc pancréatique », 1849.
31. Voir Holmes, 1974, et Romo, 1989, 1992 et 1996.

toujours s'élargissant et, dépassant le cadre de la simple « digestion », le véritable objectif aboutit – pour reprendre ses termes – au problème plus large de la « nutrition » (ou, si l'on préfère la terminologie actuelle, le « métabolisme »). Hardiment, Bernard passe outre les notions alors en vogue de la « statique animale » et pose les premiers jalons de nos connaissances sur le métabolisme intermédiaire. Il n'est pas suffisant de savoir, dit-il, ce qui entre dans une maison et ce qui en sort; beaucoup plus digne d'intérêt est de savoir ce qui se passe dedans.

Au départ, Bernard accepte la théorie de ses maîtres selon laquelle les animaux sont incapables de synthétiser le sucre, la graisse et l'albumine. Selon cette théorie, ces trois substances proviendraient toujours des plantes et leur taux dans le sang varierait et dépendrait essentiellement de l'alimentation. S'il conçoit d'abord la nutrition comme un processus comportant trois étapes (digestion, transport des matières digérées, puis leur incorporation ou combustion chimique), il découvre bientôt que le prétendu transport des matières résorbées est lui-même un processus d'une extrême complexité, plus chimique que physique, se présentant plutôt comme une série de transformations que comme une série de déplacements. Il comprend également que la nutrition est à la fois un phénomène de synthèse et un processus d'analyse. Si l'alimentation est intermittente, la nutrition – au sens de métabolisme – est continue et ne s'interrompt qu'avec la mort. En effet, la nutrition est aussi indirecte : avant d'être intégrées aux tissus, les substances alimentaires organiques doivent être décomposées jusqu'à un certain degré, puis recomposées.

C'est dans sa thèse sur le suc gastrique (1843) que Bernard publie les premiers résultats de ses expériences sur l'incorporation des substances alimentaires par des voies non naturelles. Il démontre que l'organisme animal retient seulement les monosaccharides (glucose) et que le suc gastrique transforme le saccharose apporté par les aliments en sucre assimilable[32].

Aveuglé par les théories régnant à son époque, Bernard commence par chercher – en vain – le lieu et le mode de destruction du sucre dans l'organisme animal. Il souhaite notamment apporter une preuve expérimentale aux idées de Lavoisier, selon lesquelles le sucre est brûlé dans les poumons. C'est seulement après quatre ans d'expérimentation qu'une observation apparemment contradictoire – un nouveau fait expérimental – viendra bouleverser tout cet échafaudage théorique : Bernard constate la présence de sucre dans le sang d'un animal n'ayant absorbé aucun aliment solide depuis plusieurs jours. Fort étonné, il oriente ses recherches dans une direction nouvelle, ce qui lui permet rapidement de découvrir que la glycémie est un fait normal, constant et ne dépendant pas de l'alimentation, et que le foie produit du sucre et le déverse dans le sang. La découverte de la fonction glycogénique du foie contraint les physiologistes à réviser certaines notions fondamentales et apporte des lumières nouvelles à la compréhension du diabète[33]. Bernard découvre la présence de sucre dans les liquides allantoïdien et amniotique (1850) et dans le liquide céphalo-rachidien (1855), propose d'utiliser la détermination de la quantité de sucre dans le foie d'un cadavre frais pour savoir si la mort a été subite ou non (janvier 1855), enfin fait cette observation étonnante que le foie fabrique du sucre même après la mort de l'animal (septembre 1855) : en faisant passer – écrit Bernard – dans un foie encore chaud et aussitôt après la mort de l'animal un courant d'eau injecté avec force par les vaisseaux hépatiques, on

32. Voir chapitre VI.

33. *Leçons sur le diabète et la glycogenèse animale*, 1877 ; *Notes, mémoires et leçons sur la glycogenèse animale et le diabète*, 1965. Voir le chapitre VI.

débarrasse complètement le tissu hépatique du sucre qu'il contient; cependant, le lendemain ou quelques heures après, quand on place le foie à une douce température, on trouve son tissu à nouveau chargé de sucre produit après le lavage. Bernard réalise ainsi, en fait, la première perfusion artificielle d'un organe détaché du corps. Ses notes manuscrites révèlent qu'il avait parfaitement compris la portée générale de ce procédé et qu'il voulait étudier la survie artificielle de certains organes par la perfusion continue du sang. La découverte du glycogène, sorte d'« amidon animal » capable de se changer en sucre et peu soluble dans l'eau, fut communiquée à l'Académie des sciences en septembre 1855, mais l'extraction de cette substance à l'état relativement pur ne réussit que près de deux ans plus tard[34].

Dans la fonction glycogénique du foie, Bernard distingue désormais deux ordres de phénomènes: la création (nous dirions aujourd'hui la synthèse) du glycogène dans le foie et la transformation de cette matière en sucre. Selon Claude Bernard, le premier phénomène est un « acte vital dont l'origine essentielle est encore inconnue », tandis que le second phénomène est « purement chimique » et, par conséquent, peut se produire aussi après la mort de l'individu. Ainsi s'établit dans la pensée bernardienne une distinction fondamentale entre les phénomènes dits « plastiques ou de création organique » et les phénomènes dits « d'usure ou de destruction vitale ».

Des recherches pénétrantes, véritable culmination de l'œuvre bernardienne dans le domaine du métabolisme des glucides, se rapportent à la glycogenèse extra-hépatique: le rôle du placenta (1859), les aspects ontogénique et phylogénique de la fonction créatrice du sucre, la glycogenèse chez les animaux dépourvus de foie, le

34. Voir le chapitre VIII.

métabolisme des glucides dans le muscle (par exemple, la fermentation lactique du glycogène musculaire), la destruction du sucre dans les tissus et ses rapports avec la libération de chaleur, le rôle des ferments glycogéniques et, surtout, la réduction de la glycogenèse à des phénomènes d'ordre cellulaire.

Dès la découverte de cet étrange phénomène biochimique que représente la formation de sucre dans le foie, Bernard est convaincu qu'il dépend directement du système nerveux. Il croit même avoir trouvé le moyen de provoquer le « diabète artificiel » par une lésion locale du système nerveux. Ayant sectionné, en février 1849, les pédoncules cérébelleux des lapins pour vérifier l'exactitude de certaines observations sur le comportement des animaux ainsi blessés, Bernard remarque que ce traumatisme provoque une glycosurie[35]. Il découvre ensuite que, aussi bien chez les lapins que chez les chiens, la piqûre d'un endroit précis du cerveau provoque les symptômes du diabète[36]. Les expériences comportant la section des nerfs vagues montreront aussi l'influence du système nerveux sur l'intensité de la glycogenèse.

Recherches sur le système nerveux

Pour étudier le fonctionnement des nerfs, Bernard recourt fréquemment à leur sectionnement et à l'excitation galvanique locale. Si les premières recherches sur la corde du tympan[37] nous apparaissent aujourd'hui comme un faux pas, ses autres travaux dans ce domaine constituent une série de succès extraordinaires : les

35. « Influence de la section des pédoncules cérébelleux », 1850.

36. « Chiens rendus diabétiques », 1850. Voir le chapitre VII.

37. « Recherches anatomiques et physiologiques sur la corde du tympan », 1843.

expériences « par destruction » sur les nerfs spinal et vague et sur l'innervation des cordes vocales (1844), l'observation de l'altération du goût dans la paralysie du nerf facial (1845), les recherches sur la pneumonie survenant chez les animaux auxquels on a coupé les nerfs vagues (1853), les belles expériences concernant l'influence des différents nerfs sur la sécrétion de la salive (1857) et, surtout, la découverte des nerfs vasomoteurs[38]. Bernard a élucidé les fonctions du nerf spinal ou accessoire et en particulier ses relations avec le nerf vague dans l'innervation du larynx : le premier dirige la phonation, le second contrôle la respiration[39].

Bernard met fin à une longue dispute entre Magendie et Longet sur la signification de la « sensibilité récurrente », c'est-à-dire sur le fait que l'excitation de la racine spinale antérieure (racine motrice) peut dans certains cas produire des phénomènes de sensibilité. Bernard démontre que la « sensibilité récurrente » est due à des fibres nerveuses qui ne gagnent pas la moelle directement mais se dirigent d'abord vers la périphérie, se recourbent ensuite, puis entrent dans la moelle par la racine postérieure. En expliquant les apparentes contradictions entre les expériences de François Magendie et celles de François Achille Longet, Bernard tire une leçon d'ordre général : les contradictions dans les résultats expérimentaux proviennent toujours de la diversité des conditions dans lesquelles sont réalisées ces expériences discordantes[40].

À l'origine de la très importante découverte des nerfs vasomoteurs se trouve une brève communication de Claude Bernard, présentée en 1851 à la Société de Biologie, et relatant les observations des phénomènes qui se

38. Voir Montastruc, Rascol et Senard, 1996.

39. *Leçons sur la physiologie et la pathologie du système nerveux*, 1858.

40. Voir *Introduction*, 1865, pp. 306-311.

produisent après la section du filet sympathique cervical chez le lapin[41]. L'auteur s'attendait à un refroidissement du côté correspondant de la face, car l'expérience avait été instituée dans l'hypothèse d'une influence directe du système sympathique sur les processus nutritifs et calorifiques des tissus, mais il eut la surprise de constater une augmentation très nette de la température dans toute la région innervée par le nerf sectionné. Bien que voyant et décrivant alors l'activité plus importante de la circulation sanguine dans la partie affectée, Bernard à ce moment-là ne reconnaît pas – ni même plus tard, dans ses notes à ce sujet de mars et d'octobre 1852 – la relation de ces phénomènes avec la paralysie vasculaire. En novembre 1852, il informe la Société de Biologie que la galvanisation du bout périphérique du sympathique provoque des effets exactement contraires à ceux que l'on obtient par la section de ce nerf[42]. Bernard ignore alors qu'il a été devancé par Édouard Brown-Séquard (1817-1894). En effet, en août 1852, ce dernier a publié aux États-Unis les résultats d'expériences de la galvanisation du sympathique analogues à celles réalisées plus tard par Bernard, mais s'inspirant certainement des observations bernardiennes de 1851 dont Brown-Séquard avait eu connaissance juste avant son départ pour l'Amérique. Grâce aux travaux de Brown-Séquard, de Moritz Schiff et de Bernard, la connaissance scientifique des nerfs vasoconstricteurs est définitivement acquise.

Mais c'est à Claude Bernard seul que l'on doit le franchissement d'une seconde étape dans l'explication de la fonction vasomotrice : la découverte des nerfs vasodilatateurs et l'établissement de la notion d'équilibre

41. « Influence du grand sympathique sur la sensibilité et sur la calorification », 1851.

42. « Sur les effets de la section de la portion encéphalique du grand sympathique », 1852.

physiologique des deux innervations antagonistes. Analysant les causes des changements de couleur du sang veineux dans les glandes salivaires, Bernard découvre la vasodilatation réflexe active[43]. En étroite liaison avec ses recherches sur les nerfs vasomoteurs, il décrit le syndrome oculaire, dit syndrome de Claude Bernard-Horner (la paralysie du sympathique provoque le myosis, le rétrécissement de la fente palpébrale et l'énophtalme du côté de la lésion[44]), élabora la notion de « circulations locales » (circulations soumises à des variations qui surviennent dans les divers organes suivant l'état de fonction ou de repos[45]) et formule l'hypothèse d'une innervation double et réciproque qui permet d'agir non seulement par l'excitation mais aussi par un mécanisme d'inhibition (par exemple, selon Bernard, la corde du tympan détermine la sécrétion salivaire par une « action paralysante » sur le tonus nerveux du sympathique[46]).

Recherches sur les substances toxiques et médicamenteuses

Claude Bernard est un véritable novateur dans l'étude des effets des substances toxiques et médicamenteuses. Nul avant lui n'a aussi bien compris le rôle de la métabolisation d'une drogue avant qu'elle n'atteigne les récepteurs dans le tissu vivant. Considérant l'empoisonnement comme un phénomène local, au moins dans sa première phase, il préconise l'emploi de certains poisons dans la recherche physiologique. Le curare et

43. « De l'influence de deux ordres de nerfs », 1858.

44. « Expériences sur les fonctions de la portion céphalique du grand sympathique », 1852.

45. « Sur la circulation générale et sur les circulations locales », 1859.

46. « Du rôle des actions paralysantes dans le phénomène des sécrétions », 1864.

l'oxyde de carbone lui servent, dit-il, de « bistouri chimique » grâce auquel on peut détruire sélectivement des structures déterminées [47].

Dès ses premières expériences avec le curare en 1844, Bernard constate que cette substance isole en quelque sorte la propriété contractile du muscle de la propriété motrice du nerf [48]. Toutefois, c'est seulement dix ans plus tard qu'il imagine – pratiquement en même temps que Rudolf Albert von Koelliker (1817-1905) en Allemagne – une expérience permettant de démontrer que le curare agit sur les extrémités périphériques des nerfs moteurs en respectant non seulement les muscles mais aussi les centres nerveux et les nerfs sensitifs [49]. Contrairement à ce que l'on affirme habituellement, Bernard n'a jamais voulu accepter l'explication correcte de l'action du curare, à savoir la lésion des plaques terminales [50]. Un article qu'il publie sur ce sujet dans *La Revue des deux mondes*, remporta un large succès tant littéraire que scientifique [51].

En étudiant le mécanisme de l'intoxication par l'oxyde de carbone, Bernard découvre que les animaux meurent asphyxiés car ce gaz prend la place de l'oxygène dans les globules rouges du sang (1855-1856) [52]. Ainsi fut affirmée la théorie bernardienne sur la combustion organique dans les tissus. Dans le domaine de la toxicologie, il ne faut pas oublier ses travaux sur

---

47. Pour l'ensemble des recherches dans ce domaine, voir GRMEK, 1973.

48. PELOUZE et BERNARD, « Recherches sur le curare », 1850.

49. *Leçons sur les substances toxiques et médicamenteuses*, 1957. Voir CHANGEUX, 1979.

50. Structure anatomique décrite en 1862 par Willy Kühne grâce précisément à ses recherches effectuées dans le laboratoire de Bernard.

51. « Études physiologiques sur quelques poisons américains. I. Curare », 1864.

52. Voir GRMEK, 1973.

l'opium, sur la strychnine et sur les anesthésiques. D'après lui, l'anesthésie serait un phénomène biologique commun à tous les êtres vivants et dû à une coagulation réversible du protoplasme (1875). L'éthérisation peut abolir les réactions de la sensitive, arrêter provisoirement la germination des graines et suspendre la fermentation (1876).

Quelques autres recherches innovatrices

Bernard s'occupa activement des problèmes posés aux physiologistes par la thermogenèse animale et sa régulation[53]. Tout en acceptant la théorie de Lavoisier qui ramenait l'origine de la chaleur animale à un processus de combustion, c'est-à-dire d'oxydation, Bernard insiste sur deux corrections fondamentales modifiant les idées du chimiste français : 1°) cette combustion vitale ne peut pas être une oxydation directe, une fixation immédiate d'oxygène sur le carbone des tissus ; il doit s'agir, au contraire, d'un processus organique particulier, d'une combustion indirecte s'opérant avec l'aide de ferments spéciaux ; 2°) la combustion organique ne se fait pas dans les poumons exclusivement, comme l'enseignait Lavoisier, mais dans tous les tissus. Pour démontrer cette dernière affirmation, Bernard utilise, en particulier en juin 1853, le cathétérisme cardiaque : la détermination comparative de la température du sang dans les ventricules gauche et droit du cœur donne en effet des résultats en désaccord avec la théorie originale de Lavoisier sur la combustion pulmonaire[54]. Les recherches concernant le lieu de la destruction du sucre fournissent une preuve supplémentaire de la « respiration

53. *Leçons sur la chaleur animale*, 1876.

54. Pour une analyse de ces recherches bernardiennes à la lumière aussi bien de ses notes manuscrites que des connaissances scientifiques récentes, voir Cournand, 1979.

des tissus ». Bernard fait également de très belles expériences sur l'abaissement de la thermorégulation soit par la section de la moelle épinière et de certains nerfs, soit par l'exposition prolongée au froid. Mettant ces phénomènes en rapport avec ceux observés pendant l'hibernation chez certains animaux, il montra ainsi qu'il avait réussi à opérer la transformation artificielle d'un animal homéotherme en un animal poïkilotherme.

Bernard a étudié le mécanisme de la mort provoquée par l'exposition à une haute température, le ralentissement des processus vitaux dans un milieu froid, la pathogénie de la fièvre, etc. Ses expériences sur la rigidité cadavérique et celles sur l'acidité et l'alcalinité des muscles après la mort constituent une anticipation des découvertes du XXe siècle.

Les derniers travaux de Claude Bernard concernent la nature de la fermentation alcoolique. Dans ses ultimes écrits, il distingue deux espèces de fermentations, les unes produites par l'intervention d'une ferment « figuré », les autres par les ferments solubles. Cependant, il ne désespérait pas de parvenir à réduire l'activité des premiers (ferments de Pasteur) aux principes chimiques solubles du second groupe (ferments de Berthelot).

Après sa mort, une série de ses notes sur la fermentation alcoolique, contraires aux idées de Pasteur, furent livrées au public par Marcelin Berthelot (1827-1907). Pasteur, surpris et aigri, répond assez durement à cette publication. La vérité et l'erreur se trouvent, en fait, des deux côtés. Nous savons aujourd'hui que Berthelot et Claude Bernard étaient dans l'erreur en admettant la génération spontanée de la levure dans le milieu fermentescible et qu'ils avaient raison, contre Pasteur, en affirmant l'existence d'un ferment soluble, non vivant et néanmoins capable de déterminer la fermentation alcoolique[55].

---

55. Voir le chapitre x.

Opinions philosophiques

Bien que Claude Bernard ait déclaré à plusieurs reprises « n'avoir aucune prétention philosophique », ses ouvrages, en particulier son *Introduction à l'étude de la médecine expérimentale* (1865), ont une portée si générale qu'ils abordent bel et bien le domaine de la philosophie. Dans les lycées de France, cette *Introduction* a longtemps été l'un des textes inscrits au programme officiel de l'enseignement philosophique. Et de façon presque paradoxale, les aspects « philosophiques » de l'œuvre de Bernard ont suscité une bibliographie beaucoup plus vaste que ses réalisations scientifiques au sens strict.

Les jugements de Bernard sur la philosophie et la religion sont imprégnés de l'idée que l'essence des choses nous échappe fatalement. Les phénomènes ont deux sortes de causes : les causes immédiates ou secondaires et les causes premières (ou, si l'on veut, finales). Seules les causes secondaires sont accessibles à l'investigation scientifique ; les autres restent en dehors de toute preuve possible et de tout contrôle scientifique. Le devoir du savant est de déterminer, à l'aide de l'observation et de l'expérimentation, les conditions immédiates d'existence des phénomènes. La recherche des causes premières et finales dépasse la science et le savant, en tant que savant, doit l'abandonner.

On reconnaît aisément dans une telle attitude l'influence du positivisme. Néanmoins, tout en étant redevable à ce courant philosophique, Bernard s'en démarque sur plusieurs points et ne se prive pas de critiquer, avec une rudesse particulière, Auguste Comte (1798-1857). Par-delà le positivisme étroit, l'illustre physiologiste retrouve certains thèmes de la pensée kantienne et accorde aux préoccupations métaphysiques une légitimité extra-scientifique.

Cependant, ce qui l'intéresse au premier chef, c'est moins la théorie générale de la connaissance que la psychologie et la logique de la recherche scientifique. Homme de laboratoire avant tout, c'est essentiellement en tant que théoricien de la méthode expérimentale que Bernard s'intéressa aux questions philosophiques[56].

Le « rationalisme expérimental » de Bernard s'oppose à la fois au rationalisme de Descartes et à l'empirisme de Magendie tout en les englobant d'une certaine manière et en les synthétisant dans une doctrine plus large. Pour Bernard, la démarche de la méthode expérimentale comporte trois phases : l'observation, l'hypothèse et l'expérimentation. « L'observation et l'expérience, écrit-il, sont deux termes extrêmes du raisonnement expérimental. » Elles donnent la connaissance des « faits » et s'inscrivent dans la tradition de l'ancien empirisme, mais entre elles est jeté comme un pont l'« idée expérimentale » (appelée aussi « idée *a priori* » ou simplement « hypothèse »). L'hypothèse est le « *primum movens* de tout raisonnement scientifique » et la partie essentielle de chaque découverte, mais elle ne vaut rien avant la vérification expérimentale. L'expérience est précisément une observation provoquée dans des conditions déterminées en vue du contrôle d'une hypothèse. Le rationalisme de Bernard implique un recours constant à l'épreuve des faits. S'il peut modifier les conditions d'un événement, l'homme peut s'en rendre maître. C'est là toute la différence qui sépare les sciences d'observation, passives dans leur essence, de celles d'expérimentation. À l'aide de ces sciences expérimentales, dit Bernard, « l'homme devient un véritable contremaître de la création[57] ». Le but conscient de toute l'œuvre bernardienne consiste à donner à la médecine l'impulsion décisive

56. Voir Grmek, 1991a.
57. *Introduction*, 1865, p. 34.

dans la voie de sa transformation en science « expérimentale » et « conquérante ».

Bernard affirme le rôle primordial du « sentiment » ou de l'« intuition » comme point de départ d'une recherche expérimentale « créative ». Convaincu que « la méthode par elle-même n'enfante rien », il n'insiste pas sur des préceptes pratiques positifs ; néanmoins, il expose avec soin toute une série de précautions que doit prendre l'expérimentateur biologiste. Son principal conseil concerne le « doute expérimental » et la nécessité d'avoir un esprit libre de préjugés doctrinaux. Un bon expérimentateur doit être, comme il l'était lui-même, à la fois théoricien et praticien.

Le succès de l'*Introduction* est dû, au moins partiellement, au fait qu'elle conceptualise l'aventure personnelle d'un grand biologiste et qu'elle prétend dévoiler les secrets de sa réussite scientifique. En effet, presque tous les exemples évoqués par Bernard à l'appui de ses notions générales proviennent de sa propre activité de découvreur de faits nouveaux. Une analyse minutieuse de ses notes de laboratoire originales montre toutefois qu'il existe ici et là de curieux réarrangements dans l'historique de ses découvertes.

À l'encontre d'un fort courant vitaliste se réclamant de Bichat et de l'École de Montpellier, Bernard insista sur la nécessité de supposer que les phénomènes vitaux sont soumis à un déterminisme analogue à celui qui régit la matière inerte. L'application de la méthode expérimentale dans le domaine de la physiologie ne se justifierait pas sans l'acceptation de ce principe. Mais proclamer le déterminisme en biologie signifie le rejet du vitalisme dans sa forme classique. Par ailleurs, Bernard est convaincu que le déterminisme rend illusoire l'emploi de la statistique dans les recherches physiologiques – critique qui toutefois concernait seulement la méthode de la moyenne arithmétique.

En fait, la position de Claude Bernard entre le vitalisme et le matérialisme de ses contemporains est très nuancée[58]. Il combat les premiers en vertu du principe de déterminisme physico-chimique, mais il ne se rallie pas pour autant aux seconds, car il attribue à la vie une « idée directrice et créatrice ». Selon lui, les phénomènes de la vie se divisent en deux groupes : les phénomènes d'organisation, de création ou de synthèse organique d'une part, et les phénomènes de destruction organique d'autre part. Si ces derniers peuvent s'expliquer par les seules lois de la physique et de la chimie, les phénomènes du premier groupe, à savoir le développement embryonnaire, les processus anaboliques de la nutrition, la régénération et la vie psychique, échappent aux implications physico-chimiques bien qu'ils obéissent à toutes les lois de la nature inerte.

La notion de « milieu intérieur » occupe une place centrale dans l'ensemble des méditations de Bernard. Elle se constitua progressivement : à partir de 1851 se forme un faisceau d'idées sur un milieu animal intermédiaire, nourricier et protecteur ; l'expression « milieu intérieur » est forgée en 1857 et, peu à peu, s'enrichit de significations nouvelles, notamment de l'idée de mécanismes régulateurs qui veillent à la constance des conditions internes d'un organisme[59]. La vie est un phénomène de relations ou, mieux, un conflit permanent entre les particules vivantes et le monde extérieur. La fixité du milieu intérieur, déclare Bernard, est la condition de la vie libre, indépendante[60].

Bernard contribua à la diffusion de la théorie cellulaire en France, mais il demeura longtemps attaché aux idées de Theodor Schwann (1810-1882) et son adhésion à la réforme de Rudolf Virchow (1821-1902) ne fut

58. Voir le chapitre III.
59. Voir le chapitre IV.
60. Voir le chapitre III.

jamais totale[61]. La vie reste pour lui un phénomène protoplasmique et non vraiment cellulaire ; il la croyait liée plus aux compositions chimiques qu'aux structures histologiques. Sa surprenante critique des expériences de Pasteur sur la génération spontanée nous apparaît aujourd'hui comme une anticipation extraordinaire de la biologie moléculaire.

Pour Bernard, le fondement de la « médecine expérimentale » devait être la physiologie. Entre les fonctions normales et pathologiques, il n'y a pas de différence qualitative. Les maladies n'ont pas d'existence ontologique : il s'agit dans tous les cas simplement de fonctions physiologiques exagérées, affaiblies ou abolies. Si tel n'est pas l'avis de la plupart des pathologistes modernes, il faut reconnaître en revanche que Bernard doit être considéré comme le précurseur de la conception « positive » de la santé (l'état de santé n'est pas seulement l'absence de maladie) qui caractérise l'hygiène de notre époque[62].

---

61. Voir le chapitre XI.
62. Voir le chapitre V.

CHAPITRE II

Le credo philosophique d'un académicien physiologiste

Le savant n'a pas à introduire *Dieu* ni *l'âme* dans sa science.

Claude BERNARD [1]

Lors de son élection à l'Académie française, Bernard dut se conformer aux usages et prononcer un éloge solennel de son prédécesseur. Pour préparer ce discours officiel, il écrivit un brouillon, dans lequel il donne libre cours à ses pensées et exprime, de manière confidentielle et pour sa propre gouverne, son *credo* philosophique.

CIRCONSTANCES DE LA CANDIDATURE DE BERNARD À L'ACADÉMIE FRANÇAISE

Le 8 décembre 1867 mourait Jean-Pierre-Marie Flourens, neurophysiologiste et littérateur illustre, pair de France, secrétaire perpétuel de l'Académie des sciences, professeur au Collège de France et, ce qui nous intéresse ici, membre de l'Académie française. Cette mort ayant

1. Collège de France, Fonds Claude Bernard, C VIII e, *Ms. 22a*, f. 6.

été précédée de peu par celle du poète néo-classique François Ponsard, deux fauteuils académiques se trouvèrent vacants.

Pour comprendre les intrigues qui se nouèrent à propos de la succession de Flourens, il faut jeter un coup d'œil sur les engagements politiques des Quarante à cette époque. Libérale et voltairienne sous Louis-Philippe, l'Académie française devint réactionnaire sous la IIe République. Le chef du dernier gouvernement royal, François Guizot (1787-1874), y exerçait une influence décisive. À la tête des royalistes boudeurs, cet ancien ministre de l'Instruction publique qui avait autrefois imposé le principe de la liberté de l'enseignement primaire, prêchait maintenant la piété chrétienne et forgeait l'alliance des libéraux d'antan et des catholiques contre le bonapartisme. En février 1851, le parti aristocratique et clérical se dota d'un chef passionné et habile : le comte Charles de Montalembert (1810-1870), qui fut élu à l'Académie française en dépit d'une forte opposition démocratique. *L'Événement*, journal de Victor Hugo, ne manqua pas de déclarer que l'Académie devenait un confessionnal : au lieu de se recruter parmi les grands poètes, elle admettrait dans ses rangs de grands sacristains. L'élection de Monseigneur Félix Dupanloup (1802-1878), évêque d'Orléans, qui suivit cette mise en garde de l'opinion publique, n'en fut certainement pas un démenti. Ainsi, sous le Second Empire, l'Académie était-elle dominée par des conservateurs qui se réclamaient du libéralisme et se plaisaient à taquiner le régime impérial[2].

On ne s'étonnera donc pas que, en 1863, l'illustre compagnie préféra un comte de Carné à un Littré. Certes, le fameux philologue y aurait été bien accueilli, s'il n'avait pas été en même temps le médecin positiviste

2. Voir Rouxel, 1888, pp. 347-386 ; Biré, 1908, p. 296 ; Oster, 1970, pp. 120-125.

et libre penseur qui défendait ardemment les idées d'Auguste Comte. La veille du scrutin qui se solda par l'échec de Littré[3], Monseigneur Dupanloup publia un *Avertissement* contre les libres penseurs qui joua un rôle déterminant dans la campagne électorale. Bien qu'étant le plus fort, le parti catholique ne pouvait assurer, à lui seul, la majorité des voix. Pour faire élire son candidat, il lui fallait obtenir le soutien des monarchistes libéraux. Cela exigeait des négociations et des compromis. Les tractations entre le comte de Montalembert et Guizot pour les élections du 3 mai 1867 (année même de la mort de Flourens) en offrent un bon exemple : deux fauteuils étaient libres et les catholiques acceptaient de voter pour Jules Favre (1809-1880), avocat démocrate, en s'assurant ainsi des voix libérales pour leur candidat Alphonse Gratry (1805-1872), philosophe et prêtre de l'Oratoire. Le dénominateur commun de ces deux nouveaux Immortels était l'opposition au régime impérial.

C'est dans une situation analogue que fut posée la candidature de Claude Bernard au fauteuil de Flourens. La fraction catholique voulait pour successeur de Ponsard un poète marseillais, Joseph Autran (1813-1877), dont les vers géorgiques témoignaient plus de bons sentiments que de génie littéraire. Les libéraux se déclaraient favorables à la candidature d'Autran, mais à condition que les catholiques soutiennent Bernard[4]. Une lettre du comte de Montalembert, adressée le 18 février 1868 à Victor de Laprade (1812-1883), auteur des *Poèmes évangéliques* et de satires féroces contre le régime bonapartiste, montre comment les deux groupes avaient négocié leurs accords :

---

3. Notons toutefois que la seconde candidature de Littré, en 1871, sera couronnée de succès.

4. Peter, 1950, pp. 93-94.

> Je partage toutes vos sollicitudes au sujet de nos élections à l'Académie et vois avec un vrai plaisir s'accroître les chances de notre ami Autran. M. Guizot semble l'accepter sans difficulté, mais en revanche il veut nous faire accepter la candidature de M. Claude Bernard qui ne vous est probablement connu comme à moi que par ses articles de la *Revue des deux mondes.* Il affirme que M. Bernard est spiritualiste, qu'en outre il n'est pas impérialiste ou du moins qu'il l'est infiniment moins que M. X., dont le parti servile voudrait faire le successeur de M. Flourens à l'Académie française comme au secrétariat perpétuel de l'Académie des sciences. M. Cl. Bernard a d'ailleurs annoncé sa candidature à la dernière séance de l'Académie par une lettre en quatre pages, qui contient une sorte de profession de foi théiste et spiritualiste[5].

À première vue, il paraît surprenant que le choix de la coalition antibonapartiste se soit porté sur Bernard. Il était bien connu que celui-ci manifestait une réserve prudente vis-à-vis de toute croyance ou activité religieuse et professait un agnosticisme farouche et une méthodologie scientifique que Monseigneur Jean-Joseph Marchal (1822-1892) stigmatisait comme « un danger grave pour la science et pour la religion[6] ». En outre, le cercle des principaux disciples et des meilleurs amis de Bernard était beaucoup plus proche de la gauche politique que du conservatisme. Sans doute la candidature de Bernard représentait-elle un pis-aller pour la majorité académique. S'il était possible, bien qu'injuste, de soutenir un Autran contre un Théophile Gautier, qui pouvait-on opposer efficacement à ce « Monsieur X. » du « parti servile », c'est-à-dire à Jean-Baptiste Dumas (1800-1884), l'un des plus grands chimistes français de cette époque ? Dumas était aussi un homme politique à poigne et un partisan fidèle de

---

5. Biré, 1886, p. 304.
6. Marchal, 1868.

Napoléon III, comme il l'avait prouvé dans ses fonctions au Conseil municipal de Paris. Sa candidature était particulièrement indiquée du fait que la place de Flourens semblait devoir revenir par tradition à un autre scientifique. Depuis Joseph Fourier et Georges Cuvier, l'Académie des sciences avait au moins un représentant parmi les Quarante. Pour contrecarrer les projets des bonapartistes, il fallait donc présenter comme candidat une personnalité scientifique de tout premier ordre, un savant irréprochable, auréolé davantage par ses découvertes que par ses œuvres littéraires. Pasteur n'était encore qu'au début de la phase la plus brillante de ses recherches, tandis que Claude Bernard se trouvait au faîte de sa carrière scientifique. Professeur au Collège de France et à la Faculté des sciences de Paris, membre de l'Académie des sciences (depuis 1854) et de l'Académie de médecine (depuis 1861), il venait juste de publier deux ouvrages fondamentaux. De surcroît, il était physiologiste comme Flourens et, donc, son successeur idéal.

Face à Dumas, Bernard avait des chances d'être nommé, car leurs réputations scientifiques respectives se valaient ; et face à Gautier, il avait plus de chances encore car il opposait le prestige de l'homme de science à la renommée fragile de l'esthète. Les académiciens gardaient en mémoire le succès fracassant et scandaleux de Flourens lui-même qui, en février 1840, avait été candidat contre Victor Hugo. Certes, en l'emportant sur Hugo au quatrième tour de scrutin et après une lutte acharnée, Flourens avait été favorisé – comme l'écrit le chroniqueur de la *Revue des deux mondes* – « par une coalition de littérateurs plus ou moins étrangers à la science[7] », mais il n'en est pas moins vrai que, sans l'attrait merveilleux des découvertes qui se situent aux

7. Voir *Revue des deux mondes*, 26, 1840, pp. 839-846.

limites de la psychologie et de la physiologie, cette victoire sur le plus fougueux des écrivains français n'aurait pas eu lieu.

La candidature de Bernard à l'Académie française était-elle justifiée par la valeur littéraire de son œuvre ou exclusivement fondée sur sa réussite dans le domaine de la science ? La question est délicate et Ernest Renan (1823-1892) a esquissé une réponse lorsque, à son tour, il prit possession de ce même fauteuil académique :

> Écrivain, certes il était – déclare Renan au sujet de Bernard –, et écrivain excellent ; car il ne pensa jamais à l'être. Il eut la première qualité de l'écrivain, qui est de ne pas songer à écrire. Son style, c'est sa pensée elle-même ; et, comme cette pensée est toujours grande et forte, son style aussi est toujours grand, solide et fort[8].

Écrivain, nous l'admettons volontiers, et même écrivain admirable, mais homme de lettres, non ! À l'exception d'une comédie-vaudeville et d'une tragédie en vers, ses péchés de jeunesse, Bernard n'a rien écrit pour le plaisir de la création littéraire et de l'invention pure. Écrivain, il soigne son style, lutte avec les mots, se soucie énormément de la forme – quoi qu'en dise Renan – mais tout cela dans le seul but de rendre plus limpide sa pensée et de communiquer avec la plus grande précision les résultats de ses recherches scientifiques.

On comprend donc pourquoi Montalembert affirme dans sa lettre à Victor de Laprade que Bernard n'est connu des spécialistes des humanités et belles-lettres que par ses articles de la *Revue des deux mondes.* Ajoutons que ces textes n'ont pas de véritable prétention littéraire mais se présentent comme une vulgarisation de très haut niveau sur le progrès dans les sciences physiologiques, sur le curare, sur l'activité cardiaque et sur les fonctions cérébrales.

---

8. Renan, 1879, pp. 9-10.

Une lettre disparue des archives

Si la valeur de l'œuvre était une condition indispensable de l'admission au rang d'académicien, elle n'était pas suffisante. Attentifs au maintien de l'orientation politique générale de leur institution, la plupart des électeurs jaugeaient la ferveur religieuse et l'engagement idéologique de chaque candidat. Pour rassurer la fraction catholique, Bernard se serait résigné à rédiger une lettre de candidature inhabituellement longue, « en quatre pages » ; il fournissait ainsi, selon l'expression de Rouxel, un « certificat de civisme religieux[9] ». D'après le témoignage du comte de Montalembert, la lettre de Bernard contiendrait « une sorte de profession de foi théiste et spiritualiste ». Cette lettre a certainement existé. Nous en avons la preuve dans le procès-verbal de la séance académique du jeudi 13 février 1868 :

> Le secrétaire perpétuel [Villemain] donne lecture d'une lettre en date du 13 février par laquelle M. Claude Bernard, de l'Académie des sciences, se présente candidat pour la place vacante dans l'Académie française par la perte de M. Flourens. Cette lettre sera relue dans la séance de l'élection[10].

La procédure dont il est question dans la dernière phrase de cet extrait de procès-verbal n'est pas habituelle, ce qui montre l'intérêt exceptionnel de la lettre de Bernard. Il aurait été intéressant d'examiner cette déclaration de Bernard et, surtout, de la comparer avec les notes de ses cahiers intimes. Malheureusement, la lettre n'est pas conservée dans les archives de l'Académie française.

En ce début de l'année 1868, Bernard souffrait encore d'une affection abdominale qui l'avait obligé à

---

9. Rouxel, 1888, p. 379.

10. Archives de l'Académie française, *Registre des procès-verbaux,* cote 2 B 13, p. 16.

suspendre, depuis 1865, ses recherches expérimentales et son enseignement au Collège de France. Au malaise physique s'ajoutait une affliction morale : l'exaspération de la mésentente conjugale qui devait aboutir, l'année suivante, à la séparation des époux. Malade, Bernard vivait de préférence dans sa maison de campagne mais sa candidature le força à regagner la capitale pour y faire des visites de courtoisie et se montrer dans les cénacles littéraires. Il y rencontrait son concurrent Gautier, lui aussi éprouvé physiquement, comme l'indique ce passage du *Journal* des frères Goncourt :

> 15 avril [1868]. Rue de Courcelles. Le salon est en verve ce soir. Parmi les dîneurs, deux revenants : Gautier, très pâle, ses traits de lion encore plus affaissés ; Claude Bernard, qui a le masque d'un homme qu'on a retiré de son tombeau. [...] Et la conversation s'en va au mariage [...], le mariage moderne, brusque et cynique, sans cour, sans flirtation aucune, que nous appelons viol par devant le maire, avec l'encouragement des parents [11].

Le caractère perfide de la conversation rapportée par les Goncourt n'échappera pas à ceux qui connaissent la triste histoire matrimoniale du personnage.

Résultats du scrutin et préparation du discours

Enfin, le jour des élections arriva : le 7 mai 1868. Guizot et Montalembert s'étant mis d'accord, l'issue ne faisait aucun doute. Daniel Oster résume ainsi la situation : « On demande à Claude Bernard s'il est pour Dieu et contre l'Empereur ; il répond oui, il est élu [12]. »

Voici les résultats chiffrés, d'après l'inscription au *Registre des élections de l'Académie française* :

---

11. Goncourt, 1957, t. VIII, pp. 101-102.
12. Oster, 1970, p. 123.

Fauteuil de M. Flourens. Votants 32. Majorité 17. Au premier tour de scrutin les voix se sont réparties comme suit :

MM.	Claude Bernard	21 (élu)
	Camille Rousset	7
	Foissac	2
	Théophile Gautier	2

Bernard, Rousset et Foissac étaient candidats seulement au fauteuil de Flourens, tandis que Gautier avait posé sa candidature d'une manière générale, c'est-à-dire pour la succession aussi bien de Flourens que de Ponsard. Il fut doublement battu. Lors de la même séance du 7 mai 1868, le poète Joseph Autran obtint une majorité de 23 voix sur 32 votants. L'ampleur de la débâcle de Théophile Gautier (1811-1872) peut surprendre car personne ne doutait de la qualité de son œuvre littéraire. L'historien Camille Rousset (1821-1892) posait les jalons d'une élection future qui, en effet, aura lieu en 1871. Le rôle d'outsider, victime d'un rêve impossible, fut tenu par le Dr Pierre Foissac (1801-1886), médecin humaniste et adepte du mesmérisme. Jean-Baptiste Dumas, prudent et réaliste, avait préféré ne pas se présenter contre Claude Bernard et obtenir, en contrepartie, l'appui de celui-ci pour sa candidature à la succession de Flourens au poste de secrétaire perpétuel de l'Académie des sciences.

Il est bien connu que l'élection à l'Académie française comporte l'obligation d'un discours de réception qui doit être, dans l'essentiel, l'éloge du prédécesseur. La rédaction de ce discours posait à Bernard au moins deux problèmes délicats : on attendait de lui qu'il dise du bien de Flourens et qu'il exprime publiquement son propre credo philosophique ; or, son estime pour les travaux scientifiques du défunt était mince et ses convictions agnostiques s'accordaient mal avec les exigences idéologiques de la majorité académique. Bernard avait horreur à la fois du mensonge et des conflits extra-scientifiques.

Comment y échapper ? Le procédé le plus habile consistait à composer avec soin un texte délibérément tronqué dans lequel le fond de ses opinions serait dissimulé sous des allusions vagues et des déclarations sincères mais incomplètes.

Dans une lettre à son amie Marie Sarah Raffalovich, Bernard déclare, en septembre 1869, que les occupations de vigneron lui « sont certainement plus agréables que de composer des discours académiques ». Et il ajoute, après avoir fait lire à sa correspondante les épreuves de son discours de réception, que tous ces textes

> ont été composés si hâtivement et dans des conditions si difficiles que les idées qu'ils renferment ne sont souvent qu'indiquées et encore enveloppées dans leur gangue. Ce sont, en quelque sorte, des larves d'idées qui, comme le papillon, auront besoin, pour apparaître dans tout leur épanouissement, de subir des métamorphoses qui achèveront leur développement[13].

Une autre lettre à Mme Raffalovich contient une confession semblable :

> Ainsi que je vous l'ai déjà écrit à propos de mon discours académique, il y a dans tout ce que j'écris certaines parties qui ne sauraient être comprises par d'autres que par moi. Ce sont des germes d'idées que je dépose en quelque sorte pour les reprendre plus tard[14].

Ces déclarations sont corroborées par le fait que les ouvrages de Bernard comportent de nombreux passages où des idées importantes sont présentées dans un état pour ainsi dire brut, enveloppées encore dans leur « gangue » et sans que l'auteur en tire les conséquences.

---

13. Bibliothèque de l'Institut, *Ms 3653*.
14. *Ibid.* Voir BERNARD, *Lettres beaujolaises*, 1950, p. 155.

Mais nous ne croyons pas que la précipitation et les circonstances extérieures puissent expliquer l'omission ou l'état larvaire de certaines idées dans le discours de réception. Le style de celui-ci est extrêmement soigné; chaque mot y est pesé. De ce fait, l'imprécision et l'absence de certaines de ses idées fondamentales, notamment de celles qui constituent le pivot de la démonstration et qui devraient en être la conclusion, ne nous paraissent pas résulter d'une rédaction hâtive ou d'une maladresse involontaire.

Qu'il s'agit bel et bien là d'un effort délibéré pour empêcher l'épanouissement de certaines « larves d'idées », les manuscrits bernardiens ayant servi à la préparation du discours académique nous en fournissent la preuve. Ces manuscrits[15] nous permettent d'affirmer que le discours fut composé pas à pas, à la suite de considérations mûrement réfléchies et avec l'omission consciente d'éléments essentiels du credo philosophique de l'auteur.

Les premières ébauches du discours

Avant d'arriver à la version finale de ce pensum académique, Bernard en écrivit une demi-douzaine d'ébauches et griffonna de nombreuses notes. Ces documents sont conservés aux Archives du Collège de France[16] et au Musée Claude Bernard à Saint-Julien[17]. La liasse la plus importante, qui se trouve aujourd'hui au Collège de France, provient du legs de d'Arsonval et faisait partie des papiers trouvés au domicile de Claude Bernard lors de son décès.

Le caractère strictement personnel et confidentiel de ces manuscrits, rédigés à l'usage exclusif de l'auteur

---

15. Inédits jusqu'à Grmek, 1976 (a).
16. C VIII e, *Ms. 22a.* Voir Grmek, 1967, pp. 259-260.
17. Voir Godart, 1939, pp. 27 et 40.

lui-même, leur confère un degré particulièrement élevé d'authenticité dans l'expression des convictions intimes.

Voici le premier jet, tracé au crayon de manière rapide :

> Toujours ma difficulté a été l'arrangement, le plan, l'ordre. M'y habituer. Pivot. Ce sont ces expériences qui ont servi de base aux ouvrages de M. Flourens sur le cerveau et sur les facultés cérébrales. Donner une indication de ses ouvrages sur tous les sujets.
>
> Le cerveau est un centre nerveux. 1° Nerf des sens ; 2° élaboration ; 3° action. Prendre pour exemple l'enfant qui se développe. Cela me permettra de tout classer. Quand il naît, ce sont les mouvements réflexes innés, c'est-à-dire non intellectuels ; il vit par action réflexe.
>
> Conclusion. Il n'y a pas lieu de séparer la psychologie de la physiologie ; il n'y a pas de limite entre les deux et elles se fondent [18].

La première phrase exprime un certain malaise qui ne quittera pas Bernard tout au long de son travail préparatoire. Le texte cité n'est qu'un synopsis très bref, mais il dévoile l'axe autour duquel sera, en effet, construite la version finale.

Beaucoup plus instructive est sa première tentative de plan détaillé du discours. Il s'agit d'un texte encore assez brut, écrit à la hâte, par endroits à la limite du lisible, et couvert de gribouillis. Cette ébauche devait servir davantage à la clarification des idées qu'à l'articulation définitive de l'ensemble. La franchise et la fraîcheur de certaines expressions lui donnent une valeur exceptionnelle et un charme particulier. En voici la transcription intégrale :

> *Plan de mon discours. Idée générale.* Présenter M. Flourens comme étant un homme qui a répandu la science physiologique, qui l'a vulgarisée, en cherchant

18. *Ms. 22a,* f. 1.

à la faire pénétrer dans la philosophie et dans le monde plutôt qu'il n'en a sondé profondément les secrets et qu'il n'en a étendu les limites par des découvertes capitales. C'est là le caractère scientifique de Flourens. Il s'agit, tout en restant dans la stricte vérité, de tirer parti du sujet en le louant et en excitant l'intérêt. Il faudra pour cela considérer la nécessité de faire pénétrer les sciences de la nature dans les sciences de l'esprit. Cette vue permet un développement intéressant de certains principes philosophiques des sciences, car la vérité scientifique ne peut être conquise qu'à cette condition.

1° La vérité *unique* dont la recherche est le but de la science ne sera atteinte que par une pénétration réciproque des sciences. La physiologie est une science intermédiaire aux sciences de l'esprit et de la nature; elle est destinée à les rapprocher, surtout aujourd'hui qu'elle a accompli de grands progrès. C'est la raison pour laquelle les philosophes s'y intéressent, c'est la raison qui a motivé mon élection.

2° Exposé succinct et rapide de la vie scientifique de Flourens. Flourens a été heureux; il est parvenu facilement; il a des dispositions littéraires, commence par être vulgarisateur, recherche la renommée. Il grandit peu à peu, se développe en moins de dix ans et arrive à son apogée en 1840. Il garde toujours son caractère de physiologiste philosophe voulant juger les philosophes par la physiologie. Mais pour accomplir son rôle qui est de répandre la science, Flourens doit surtout être considéré comme vulgarisateur et écrivain. Énumération rapide et claire de tous les travaux scientifiques, philosophiques, littéraires de Flourens pour ne plus avoir à y revenir. Impossibilité de développer tous les travaux. Limiter le sujet à quelques points en insistant sur les travaux relatifs au système nerveux parce qu'ils montrent l'espèce d'influence que M. Flourens a exercé sur les idées.

3° M. Flourens fait pénétrer la physiologie dans la philosophie; il localise les facultés intellectuelles, instinctives et morales dans les hémisphères cérébraux. Mais semble borner le rôle de la physiologie à la localisation des fonctions dans les organes; et ensuite il reprend le problème philosophique par le côté de l'esprit, comme les philosophes. Mais le rôle de la physiologie doit-il s'arrêter là ? Non, la physiologie doit expliquer les fonctions. Pouvons-nous expliquer celles du cerveau ? Oui et non. Elles vont lentement, mais elles marchent. Essayons de voir ce que la science nous permet d'expliquer aujourd'hui.

Dans tout acte nerveux 3 actes: 1° la sensibilité, 2° transmutation, 3° mouvement, *action*. Tous les actes nerveux, mouvements involontaires, instincts, mouvements volontaires et intelligence rentrent là-dedans.

Voyons ce qui arrive chez un enfant qui naît. Le système involontaire instinctif est préparé et développé; la partie intellectuelle volontaire se développe sous nos yeux.

Exposé complet et substantiel de mes idées; idées marchant seules etc., idées irrésistibles. (Ce sera là le morceau important du discours.)

Conclusions. Où faut-il placer la limite de la science physiologique et philosophique. Elle n'existe pas. (Je diffère en cela de Flourens.) Il n'y a qu'à marcher. La philosophie (science de l'esprit) est pénétrée de plus en plus par la physiologie (science de la nature). Les limites des sciences ne s'établissent pas à leur point de contact, mais à leur point de départ. Elles sont aussi éloignées que possible à leur point de départ et vont en se rapprochant et en se confondant. Ce sont les questions séparées pour l'étude qui constituent les sciences différentes; mais les divisions ne sont pas dans la nature.

4° M. Flourens n'a pas seulement fait pénétrer la physiologie dans la philosophie; il l'a portée dans le monde. Il a été vulgarisateur, il l'a vulgarisée en la prenant de haut. (Là mes réflexions sur la vulgarisation de la science. Ne pas l'abaisser au niveau des basses intelligences, mais élever les intelligences. Ne pas démocratiser la science. Dire quelques mots des réformes scientifiques.)

Les ouvrages les plus populaires de M. Flourens. Sur celui sur la *longévité humaine*. L'homme a voulu l'universalité. Aujourd'hui nous l'avons réduite à l'élixir de longue vie. Nous ne mourrons que par accident.

Sur les anesthésiques.

M. Flourens a contribué à répandre la science, à la vulgariser par ses fonctions de secrétaire perpétuel dont il avait le sacerdoce. Il vivait retiré pour vouer sa vie entièrement à ses devoirs. N'a pas été un homme politique quoique député en 1840. Il a consacré la fin de sa vie à publier des livres, à son enseignement au Collège. Un de ses derniers ouvrages a été l'anthologie où il a résumé ses doctrines sur la vie.

Il a été entouré de l'amitié éclairée d'une femme qui lui a rendu la vie douce et a été associée à tous ses sentiments. Il est mort en physiologiste et a gardé sa dignité jusque dans le mal, ne voulant pas dire des bêtises, se respectant lui-même. Il avait la conscience que ses organes n'agissent plus.

5° M. Flourens disait: *j'ai travaillé, je laisserai une trace.* Oui, sa trace restera parce qu'il a marché dans la voie de l'évolution des sciences et que ses efforts y ont contribué. M. Flourens a élevé la physiologie et l'a répandue et l'a rapprochée des sciences de l'esprit. Il a compris comme tous les grands savants que si chaque science doit avoir son propre sillon, elles visent toutes au même but lointain comme les sillons du laboureur d'une plaine qui partent de points divergents et visent au même point pour tracer droit (voir Bossuet). Il faut donc s'élever aux perspectives des sciences si l'on veut comprendre le but du savant. Aujourd'hui les sciences de la nature grandissent de plus en plus et arrivent au contact des sciences de l'esprit. L'histoire nous apprend qu'il y a un double mouvement dans l'évolution des connaissances, l'un de l'esprit vers la nature et l'autre de la nature vers l'esprit. Le premier mouvement a eu lieu, le second se fait en ce moment. Tout commence par le sentiment, la raison et l'expérience. L'expérience se cumule, etc. Mais dans ce contact il y a des injonctions et des craintes, et cependant il y a des droites qu'il faut tracer. Le sentiment comme aspiration est l'origine de tout, mais l'expérience juge de tout. C'est le rayon de lumière qui ne nous éclaire que par réflexion.

Distinguer ce que nous savons de ce que nous ne savons pas et dire que la science n'est plus libre dans sa connaissance mais qu'elle doit être libre dans son ignorance; qu'est-ce autre chose que la liberté de conscience. [...] Prêcher la conciliation; *attendre* et ne pas vouloir clore la question. [...] Le sentiment a sa certitude mais c'est la foi. L'expérience a la science, c'est le fait. Mais ce fait lui suffit pour conquérir le monde. L'homme n'a pas besoin de connaître la cause première. Le savant monte toujours et aide l'humanité; il ne doit pas travailler pour savoir mais pour apprendre aux autres. Toutes nos discussions viennent de ce que nous ne voulons pas dire: *j'ignore*. L'homme est fait pour connaître et il a raison d'être ainsi. Mais le savant seul a le droit de dire: je ne sais pas *plus*. Continuons, nous hommes, dans le bon chemin et allons toujours et cherchons toute la vérité unissant nos efforts vers les sciences de l'esprit et vers les sciences de la nature au lieu de leur nuire par des discussions inutiles, car s'il n'y a qu'une vérité, les sciences de l'esprit ne pourront jamais la posséder à elles seules; elles doivent s'associer aux sciences de la nature. L'homme doit conquérir le monde.

L'érudition ne sert à rien parce qu'un savant qui découvre ne se perd pas dans ce qui a été fait avant lui. Ce n'est qu'après coup qu'on peut faire de l'érudition, et on voit alors que chacun a eu successivement des idées mais ils ne se sont servis rien les uns des autres. Exemple: ce qui est arrivé pour les nerfs vasomoteurs. Je ne savais rien de ce qui avait été fait avant moi sur ce sujet.

Le savant n'a pas à dire *ce qu'il pense*; il n'a à dire que *ce qu'il sait* et à apprendre aux autres ce que la nature lui a dévoilé.

L'esprit du savant n'est pas un esprit naturel. C'est un *esprit acquis* par l'étude et par l'expérience. Les grands savants nous l'ont enseigné, ainsi Newton nous dit que celui qui s'occupe des causes premières prouve par cela même qu'il n'est point un savant.

Finale. Dire à la fin de mon discours que le savant n'a pas à introduire *Dieu* ni *l'âme* dans sa science. Le savant ne doit pas s'occuper des causes premières, ce que croient Marchal et Chauffard; il ne doit s'occuper que des causes deuxièmes, or si je m'occupe des causes premières, je ne puis pas être matérialiste, mais si je m'occupe des causes deuxièmes, je suis nécessairement

> matérialiste. Donc, je suis matérialiste comme savant, et je ne suis que savant. Si j'étais philosophe, je serais spiritualiste, mais je ne suis pas philosophe. Le savant ne doit pas conclure scientifiquement au-delà des causes deuxièmes, et il doit dire : *je ne sais plus*. Mais doit-il dire : *il n'y a rien*. Évidemment, non : il n'a pas ce droit. Au contraire, le sentiment général prouve qu'il y a quelque chose, mais quelque chose de réel. C'est ce sentiment, cette aspiration vers l'inconnu qui entraîne l'homme à la recherche mais il ne faut pas qu'il s'empresse de conclure. La philosophie veut aller au fond des choses pour être *conséquente*. La science sereine marche à pas lents et monte persuadée qu'elle arrivera. Elle ne se tourmente pas ; elle est calme dans son aspiration vers l'inconnu [19].

Ce manuscrit n'est pas daté. Il a été rédigé très certainement après les élections du 7 mai 1868 et – comme l'indique la lettre qu'il adresse en décembre à Élie de Cyon – probablement avant la fin de cette année.

Un hiver crucial

Dans sa lettre adressée le 21 décembre 1868 au physiologiste russe Élie de Cyon (1842-1912), Bernard parle du transfert de sa chaire de Physiologie de la Sorbonne au Muséum et des projets concernant la construction d'un nouveau laboratoire, mentionne sa mauvaise santé et demande des informations sur une expérience du physiologiste allemand Carl Voit (1831-1909) relative au problème du siège cérébral de l'intelligence, c'est-à-dire au thème central du discours de réception.

> Ma santé – écrit Bernard [20] – se raffermit peu à peu ; cependant, j'ai été très fatigué par les chaleurs excessives de l'été. Je suis actuellement en train de

19. *Ms. 22a*, f. 2-6.
20. Lettre conservée dans le dossier personnel de Claude Bernard aux Archives de l'Académie des sciences à Paris.

> composer mon discours pour l'Académie française et je commencerai mon cours au Collège de France vers le 6 janvier prochain. Parmi les nouvelles scientifiques dont vous me parlez il y en a une qui m'intéresse en ce moment; c'est l'expérience de Voit sur l'ablation du cerveau. J'ai reçu le mémoire de Voit qu'il m'a adressé, je crois, mais je l'ai égaré. Voudriez-vous m'écrire pour me donner l'indication du recueil où le mémoire se trouve ou bien, si vous en avez le temps, de m'envoyer un résumé bien complet de l'expérience en insistant sur la réapparition de l'intelligence de l'animal avec la restitution du cerveau.

C'est à cette époque que les frères Goncourt notent dans leur *Journal* :

> Vu ce soir, rue de Courcelles, Claude Bernard, ruine de lui-même, pareil à un spectre de la science[21].

Cependant, ni ce mauvais état de santé, ni la rupture avec sa famille, n'empêchèrent Bernard de déployer, pendant l'hiver 1868-1869, une activité intellectuelle intense. L'élection à l'Académie française avait provoqué une réaction assez subtilement hostile de la part de nombreux médecins adeptes du vitalisme ou méprisant l'expérimentation animale au nom d'une expérience clinique considérée comme philosophiquement plus élevée. Le médecin parisien Paul-Émile Chauffard (1823-1879) avait publié, le 25 octobre 1868, une critique feutrée de la méthodologie bernardienne, en particulier de l'idée de déterminisme biologique[22]. En même temps, Chauffard voulait, comme le Dr Paul Dupuy dans la *Gazette médicale* du 5 septembre 1868, annexer Claude Bernard au vitalisme spiritualiste. Agacé par les commentaires de la presse professionnelle, ce dernier nota sur une feuille :

---

21. Goncourt, 1957, p. 158 (note datée du 30 décembre 1868).
22. Chauffard, 1868.

> Réunir les journaux de médecine dans lesquels on m'a critiqué à propos de l'élection académique afin de faire mon discours sur la médecine comme science à mon cours de rentrée au Collège[23].

Décision sage; il répondra à ces critiques non pas dans le discours académique, événement trop politisé, mais du haut de sa chaire. En effet, lors de ses leçons de médecine expérimentale, reprises au Collège de France en janvier 1869 après un arrêt de trois ans, il s'éleva à une vision globale des sciences de la vie qui dépassait la présentation des recherches expérimentales sur des sujets particuliers. Des envolées philosophiques entrecoupaient ses exposés purement physiologiques. Il fustigea ses adversaires et ouvrit, avec force et dignité, ce qu'il désignait dans un cahier intitulé *Professorat* comme une « ère nouvelle de [son] enseignement[24] ».

Quelques notes pour la rédaction du discours académique

Tout en se plaignant de vivre dans un « gouffre d'ennuis et de misère », Bernard cherchait la lumière dans des cogitations et ne cessait de ruminer le projet de son discours académique. De temps en temps, il couvrait de notes de petits bouts de papier qu'il se proposait d'utiliser lors de la rédaction définitive de son discours. Nous en avons constitué le florilège suivant :

> *Éloge de Flourens.* Comparer l'idée de l'œuf avec l'intelligence, les fonctions du cerveau avec celles des organes génitaux (l'œuf – la tête et le cul) et prouver que nous ne savons rien dans un cas ni dans l'autre. M. Flourens s'est occupé de la vie et de l'âme. Qu'est-ce que l'âme ? – mettre à la fin[25].

23. *Ms. 22a,* f. 38.
24. *Ms. 1a,* pp. 194-199 ; *Ms. 6,* p. 17.
25. *Ms. 22a,* f. 8.

La science n'a pas pour objet de prouver ni désapprouver Dieu. Elle est indépendante de cette question. Le matérialiste qui affirme qu'il n'y a rien au-delà de la matière sort de la science. Le spiritualiste [*ce mot est barré et remplacé par*: chrétien] qui affirme que Dieu existe sort de la science. Le savant doit dire: que sais-je, il y a d'autres questions[26].

Les choses ne se font réellement bien que lorsqu'on les fait sans y penser. Mécanique cérébrale. Les enfants sont-ils fous[27] ?

Quels sont les premiers anatomistes qui ont disséqué le cerveau ? Idées des anciens sur ses fonctions ? Expériences les plus anciennes antérieures à Flourens sur le cerveau. Histoire de D. de Mairan[28]. Sa naissance, sa mort, sa nomination à l'Académie des sciences, comme secrétaire perpétuel, à l'Académie française.

Du développement des nerfs de la périphérie au centre. Est-ce démontré histologiquement ?

Nous faisons toujours des entités en parlant. La science détruit les entités. Nous ne savons pas ce que c'est que la vie, que la parole, que la volonté, etc.; il faut réduire tout cela à des phénomènes. Faire une sortie importante à ce sujet[29].

Les mots *végétation, attraction, affinité, circulation*, etc., ne signifient rien scientifiquement; ce sont des expressions littéraires. La littérature exprime par des mots ce que nous ne discernons pas; ce sont des abstractions, des abréviations. Les mots *vie, âme, conscience* sont des abstractions de l'homme.

Le centre vital n'existe pas, c'est un mécanisme. Le mot *âme* ne dit rien, ne saurait se localiser. C'est de la poésie. Finir par *âme*, cela existe, c'est immatériel,

26. *Ms. 22a*, f. 6.
27. *Ms. 22a*, f. 7.
28. Bernard s'intéresse ici au physicien Jean-Jacques Dortous de Mairan (1678-1771) parce que Flourens est né dans la maison de celui-ci à Maureilhan (Hérault).
29. *Ms. 22a*, f. 9.

c'est un souvenir, c'est un livre, âme physiologique, c'est dans Van Helmont. Citation.

Séparer la science de la littérature, de la poésie. Tout cela est comme le nom d'un homme. Nous disons *Jean* pour exprimer les qualités d'un homme, mais Jean n'existe pas. Ce ne sont que des allusions.

Les matérialistes et les spiritualistes sont obligés de partir d'une hypothèse: la matière étant dieu et, les autres, l'esprit étant dieu. Une machine à calculer renferme une intelligence[30].

Quand se fait un enfant, c'est le fils de ses aïeux. L'œuf est une greffe d'ovaire en ovaire. C'est l'emboîtement des germes renouvelés ou préservés d'une autre manière. Voir cette théorie, etc.

La conscience n'est qu'un foyer, ou une rencontre des vibrations nerveuses. Ce qui n'a pas lieu chez les animaux inférieurs. Dans une chambre obscure, les objets deviennent lumineux, c'est-à-dire distincts, seulement au foyer. Réfléchir à cette image.

Mettre dans mon discours: *la volonté est une sensation.* La vie n'est qu'un souvenir; l'âme n'est qu'un souvenir. Tout est dans l'arrangement. L'âme est dans l'esprit ou l'âme est dans la construction du mécanisme, mais tout est mécanisme, même le mécanisme cérébral. La conscience est un foyer lumineux chez l'homme; c'est la raison, l'homme seul a ce foyer[31].

Les expériences sur l'encéphale de M. Flourens sont sa base physiologique, il a édifié sur elle toutes ses publications philosophiques. Il parle toujours au nom de la physiologie expérimentale, mais au fond il poursuit une seule idée, la localisation des fonctions cérébrales dans des parties distinctes. C'était la première phase de la science. En ce temps on localisait tout. C'est le premier pas. Mais on peut se tromper, si l'on est trop exclusif. En un mot, Flourens est un localisateur. Il veut localiser la vie dans la moelle allongée; il localise l'os dans le périoste, etc. Mais il faut aujourd'hui aller plus loin; il faut expliquer les phénomènes

30. *Ms. 22a,* f. 11.
31. *Ms. 22a,* f. 12.

de l'intelligence, c'est-à-dire il faut étudier les *conditions* qui permettent à cet organe de l'intelligence d'accomplir ses fonctions[32].

Il y a les conditions de la flamme, les conditions de la pensée, de la conscience; mais la flamme, le feu, la pensée et la conscience nous sont et nous seront toujours inconnus. Tout ce que nous disons des conditions est de la science; ce que nous disons en dehors n'en est plus. La sensibilité et l'idée inconsciente, c'est la combustion lente sans flamme, sans lumière. La sensibilité consciente, la conscience, c'est la combustion avec lumière. Qu'est-ce que cette lumière de la raison? C'est comme la flamme, nous en ignorons l'essence mais nous en connaissons les conditions. Mais je répète que c'est là où se trouvent les limites de la science: les *conditions*. Nous sortons de la science dès que nous cherchons la valeur première des choses. Brillante comparaison[33].

Les phénomènes de l'intelligence sont les plus difficiles à comprendre de toute la nature. La détermination volontaire, la liberté paraissent être un effet sans cause aujourd'hui dans notre ignorance. On a voulu dire que ces phénomènes de volonté et de conscience n'étaient pas en rapport avec la structure du cerveau, ce qui est impossible. C'est à la physiologie du cerveau qu'il faut s'adresser[34]...

L'homme a le désir de connaître ce qu'il ne peut comprendre. Nous ne savons ni le commencement ni la fin. C'est pourquoi il nous faut des religions. Au début une orientation, à la fin l'immortalité. Nous ne concevons que ce qui suit; nous ne comprenons pas ce qui commence, ni ce qui finit; mais nous avons la logique et nous comprenons les suites ou transformations. La création est inexplicable pour nous, de même que le néant[35].

32. *Ms. 22a,* f. 36.
33. *Ms. 22a,* f. 33.
34. *Ms. 22a,* f. 53.
35. *Ms. 22a,* f. 41.

> Ma conclusion finale unique qui subordonne le reste, c'est qu'il ne faut rien forcer, rien systématiser. [...] L'intelligence est un rayon de lumière divin qui est en nous et qui ne nous éclaire, comme la lumière du soleil, qu'en se réfléchissant sur les objets externes[36].

Sur une série de feuilles détachées[37], Bernard analyse avec soin les recherches neurophysiologiques de Flourens. Il accorde une importance capitale aux expériences sur l'ablation des lobes cérébraux. Ces expériences, ainsi que les observations cliniques sur l'homme, justifient pour Bernard l'affirmation que « la spontanéité, l'aperception et l'intelligence résident dans les lobes cérébraux ». Il s'insurge contre le sensualisme de Condillac qui ne tient pas compte de la nature particulière des centres nerveux[38]. Cet examen critique des travaux de Flourens aboutit à la déclaration suivante :

> Les conclusions philosophiques de tout ce qui précède, c'est que tous les actes intellectuels sont déterminés par la structure du cerveau. [...] La volonté est une échappatoire. Mais faut-il séparer la psychologie de la physiologie ? Non. M. Flourens les sépare, je ne les sépare pas à mesure que la physiologie expérimentale les rapproche. Les sciences ne sont séparées qu'à leur point de départ et elles vont en se rapprochant et en se réunissant puisqu'elles visent toutes à la vérité. Parler des idées qui vont toutes seules, parler des actions réflexes qui sont la perfection : les organes ont de la mémoire (les doigts du musicien).
>
> *Le silence est éloquent*, même quand on croit parler[39].

Bernard a rédigé plusieurs ébauches de son discours. Il varie ses phrases en cherchant à exprimer les mêmes

---

36. *Ms. 22a*, f. 54.
37. *Ms. 22a*, f. 13-32 et 43-51.
38. *Ms. 22a*, f. 40.
39. *Ms. 22a*, f. 25.

idées de façons différentes. Cependant, cette recherche de formulations précises et adéquates s'accompagne d'une élimination progressive de certaines idées, d'une véritable autocensure.

Enjeu idéologique du discours bernardien

Avec l'arrivée du printemps 1869, le monde des salons littéraires parisiens commençait à s'impatienter dans l'attente de la réception d'Autran et de Bernard à l'Académie.

> En ce moment – écrivent les Goncourt à la date du 30 avril – chose bouffonne, Claude Bernard ne peut pas être reçu à l'Académie, parce que Patin ne peut pas lui répondre. Ce malheureux Patin oublie tous les jours, au bas de l'escalier, la physiologie que lui a apprise le physiologue dans son cabinet[40].

L'interprétation des Goncourt est malicieuse et gratuite. Le retard n'en était pas un : le délai d'un an entre l'élection et la réception correspondait aux habitudes de la Compagnie.

L'autorité scientifique de Claude Bernard, chef de file incontestable des recherches physiologiques en France, donnait un poids politique exceptionnel à ses déclarations d'ordre idéologique, d'où une curiosité croissante pour son discours. On se demandait si son déterminisme l'avait fait basculer dans le camp des « libres penseurs » ou, au contraire, s'il restait encore attaché à la religion de ses parents. Sa lettre de candidature était-elle une véritable profession de foi chrétienne ? En faisant l'éloge de Flourens, que dirait-il de la querelle entre le matérialisme et le spiritualisme ?

---

40. Goncourt, 1957, p. 200.

Pour la mentalité de l'époque, ces questions avaient une importance considérable. Cela ressort, par exemple, d'un vif échange d'opinions lors d'une réunion à Lyon, deux jours seulement avant la réception de Bernard à l'Académie française. L'illustre physiologiste fut proposé comme membre associé de l'Académie des sciences, belles-lettres et arts de sa région natale, mais cette candidature rencontra l'opposition de certains médecins.

Voici un extrait du procès-verbal de la séance du 25 mai 1869 à l'Académie de Lyon :

> M. le docteur Desgranges, au nom de la commission de présentation, propose de décerner le titre d'associé à M. Claude Bernard, président de l'Académie des sciences, professeur au Collège de France, membre de l'Académie française, récemment promu à la dignité de sénateur. L'honorable rapporteur rappelle les nombreux ouvrages de l'illustre savant et discute sa découverte de la fonction glycogénique du foie. Répondant, par avance, à certaines assertions, il fait remarquer que si la prédilection exclusive de l'auteur pour les forces physico-chimiques a prêté des armes à quelques partisans du matérialisme, cette triste doctrine n'est nulle part exprimée par l'habile expérimentateur. Une observation de M. le docteur Petrequin, qui apprécie à son tour les doctrines de M. Claude Bernard, donne lieu à une réplique de M. Desgranges. M. Onofrio fait remarquer que M. Claude Bernard a eu, peut-être, le tort de ne pas assez accuser ses tendances spiritualistes, de les entourer de réserves qui sont regrettables. M. le docteur Perrin dit que M. Claude Bernard nie les forces vitales et accepte seulement les forces physico-chimiques. Il s'efforce de démontrer que l'on ne peut conclure de ce qui se passe chez les animaux à ce qui s'accomplit chez l'homme. M. Bernard, selon lui, en voulant baser sur l'expérimentation la médecine humaine, aurait été très préjudiciable au développement de celle-ci. M. le docteur Teissier proteste contre les assertions de M. Perrin. D'après lui, Bernard ne tient point exclusivement aux forces physico-chimiques ; la lecture de son ouvrage sur les

progrès de la physiologie peut en donner la preuve. M. le docteur Faivre s'associe à la protestation de M. Teissier. Il explique qu'il faut distinguer deux phases dans la vie de son illustre Maître : l'une pendant laquelle, exclusivement livré à ses recherches expérimentales, il ne s'est pas occupé de philosophie, sans jamais attaquer la doctrine ; l'autre pendant laquelle, au contraire, il s'est donné avec ardeur à l'étude des plus grands Maîtres de la Science de l'âme et en a pénétré toutes les convictions [...].

M. Sauzet résume la discussion en faisant remarquer l'unanimité avec laquelle la médecine lyonnaise vient d'affirmer ses doctrines antimatérialistes par l'organe de ses représentants les plus distingués. Il ajoute que l'Académie française a reconnu le même esprit chez M. Claude Bernard, car lorsqu'elle a voulu s'adjoindre un membre de l'Académie des sciences, suivant sa constante habitude, c'est l'auteur du *Progrès de la physiologie* à qui elle a donné le fauteuil qu'elle avait refusé à M. Littré, malgré tout son savoir. M. Thiers fit remarquer, dans la lettre même du candidat, une phrase qui manifestait clairement ses convictions élevées. L'Académie de Lyon ne pourra donc que s'honorer par le même choix[41].

Les médecins qui prirent la parole lors de ce débat électoral, à savoir Antoine Desgranges (1818-1896) et Joseph-Eléonor Petrequin (1809-1876), chirurgiens majors de l'Hôtel-Dieu, Théodore Perrin (1795-1880), médecin de l'Hospice des Incurables d'Ainay, et Bénédict Teissier (1813-1889), professeur de clinique médicale, étaient tous d'accord pour anathématiser le matérialisme, cette « triste doctrine », mais leurs avis étaient partagés concernant la position doctrinale de Claude Bernard. Le défenseur le plus ardent de celui-ci était le botaniste Ernest Faivre (1827-1879)[42]. Le

---

41. Lacassagne, 1952, p. 30.

42. Il venait de publier un excellent article sur les travaux de Claude Bernard (cf. Faivre, 1868).

jugement définitif fut prononcé par un juriste, Paul Sauzet (1800-1876), qui se référait, par ouï-dire, à la fameuse lettre de candidature. Camille Dareste (1822-1899) chercha à repousser cette candidature pour des raisons internes en exprimant la crainte « que l'Académie ne nomme trop d'associés à la fois et n'amoindrisse ainsi la valeur de cette distinction ». Le secrétaire général se vit obligé de souligner que « des démarches ont été déjà faites auprès des candidats qui ont manifesté leur reconnaissance anticipée et qu'il serait difficile maintenant de les écarter surtout après avoir reconnu leurs titres et leurs mérites[43] ».

Une semaine plus tard, le 1er juin 1869, Claude Bernard fut élu, par 26 voix sur 32 votants, membre associé de l'Académie de Lyon.

Une cérémonie décevante

Revenons à l'Académie française. Bernard avait envoyé le manuscrit de son discours à l'imprimerie Didot et, vers la mi-mai, il disposait déjà des premières épreuves. La date de sa réception était enfin fixée : le jeudi 27 mai 1869, c'est-à-dire immédiatement après les élections parlementaires. La coutume académique, fille de prudence, exigeait que chaque discours inaugural soit soumis préalablement à une commission constituée *ad hoc.* Bernard s'y conforma, comme nous le confirme cet entrefilet indiscret du *Figaro* :

> La réception de M. Claude Bernard, à l'Académie française, aura lieu demain, comme on sait. Le discours, paraît-il, quoique bien écrit, n'est pas folâtre. Ce n'est guère qu'une dissertation sur le système nerveux, et l'auteur y raconte une fois de plus la vieille histoire des grenouilles de Volta. Un détail assez piquant. M. Claude Bernard, suivant l'usage, a dû lire

43. Lacassagne, *l. cit.*

> son œuvre à une commission académique, et dès le début se trouvait une phrase où il s'excusait de n'être qu'un *simple* savant. À ce mot, M. Villemain l'a interrompu : Pardon, mon cher confrère, mais voilà une expression dont la *modeste fierté* me semble difficile à admettre. [...] Un autre académicien s'est mis à murmurer : « Mes vœux sont ceux d'un simple bachelier ! » Bref, la phrase a été modifiée.
>
> Toujours à propos de M. Claude Bernard. On sait que plus heureux en science qu'en ménage, il soutient en ce moment un procès en séparation de corps.
>
> On a beaucoup remarqué, dans la partie de son discours où il fait l'éloge de son prédécesseur M. Flourens, une phrase à peu près ainsi conçue : « Il eut le bonheur d'avoir pour compagne une femme qui s'intéressait à ses travaux... ». Pourvu, disait, en sortant du palais Mazarin, un des membres de la commission académique, pourvu que, le jour de sa réception, M. Claude Bernard n'aille pas se tromper, et lire, au lieu des pages de son discours, les feuillets destinés à son avoué[44] !

Parmi les papiers de Bernard au Musée de Saint-Julien se trouvent les placards de la version présentée à la commission académique[45]. Ils sont surchargés de corrections et d'ajouts. La phrase critiquée par l'écrivain Abel-François Villemain (1790-1870) y figure, dans le premier alinéa, sous la forme suivante :

> Je ne suis qu'un savant, et vos suffrages bienveillants ont voulu honorer en moi l'Académie des sciences à laquelle j'appartiens...

Le début de ce texte est corrigé sur le placard en « Je suis simplement un savant... » (voir fig. 1) pour prendre, dans la version définitive, une tournure tout à fait anodine : « C'est l'homme de science que vous avez élu... »

---

44. *Le Figaro*, rubrique « Échos de Paris » du numéro paru le 26 mai et portant la date du 27 mai 1869.

45. Cf. Godart, 1939, p. 27.

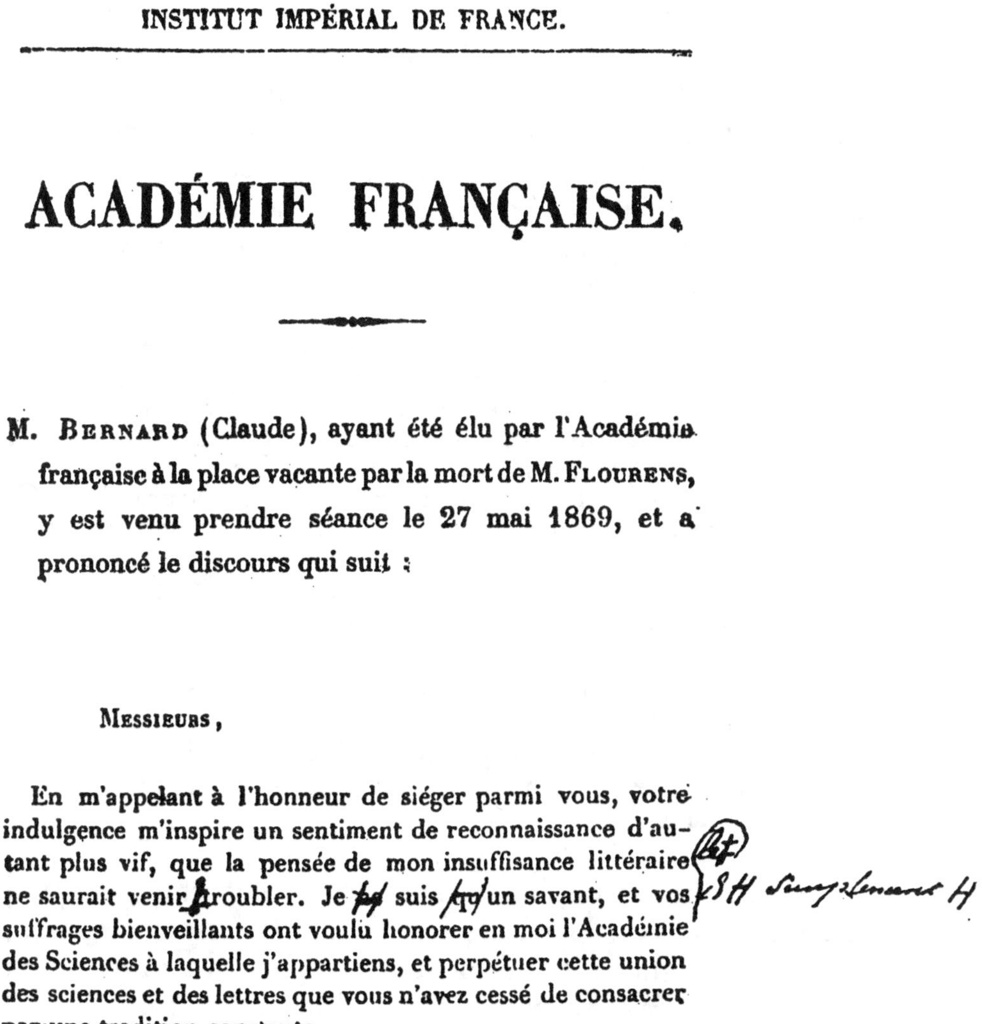

INSTITUT IMPÉRIAL DE FRANCE.

ACADÉMIE FRANÇAISE.

M. Bernard (Claude), ayant été élu par l'Académie française à la place vacante par la mort de M. Flourens, y est venu prendre séance le 27 mai 1869, et a prononcé le discours qui suit :

Messieurs,

En m'appelant à l'honneur de siéger parmi vous, votre indulgence m'inspire un sentiment de reconnaissance d'autant plus vif, que la pensée de mon insuffisance littéraire ne saurait venir troubler. Je ne suis qu'un savant, et vos suffrages bienveillants ont voulu honorer en moi l'Académie des Sciences à laquelle j'appartiens, et perpétuer cette union des sciences et des lettres que vous n'avez cessé de consacrer par une tradition constante.

Figure 1. Premières épreuves du discours de Bernard.
(Musée Claude Bernard, Saint-Julien-en-Beaujolais)

En soulignant d'emblée son « insuffisance littéraire » et en justifiant son élection par ses seuls mérites scientifiques, Bernard fit montre d'une fausse modestie dont le caractère offensant n'échappa point à certains confrères de l'autre bord, bien qu'ils ignorassent la vraie nature et la profondeur des sentiments de Bernard. Il se peut aussi qu'en se disant seulement un savant, Bernard ait voulu d'emblée justifier son agnosticisme. Quoi qu'il en soit, la plupart des académiciens auraient été scandalisés et vexés s'ils avaient eu connaissance de cette note confidentielle du grand physiologiste :

> Un littérateur est un homme qui parle agréablement pour ne rien dire. Un savant qui écrit bien ne sera jamais un littérateur, parce qu'il n'écrit pas pour écrire, mais pour dire quelque chose. Le littérateur est l'homme qui, par sa spécialité, doit sacrifier le fond à la forme. C'est le confectionneur d'habit, le tailleur qui pare un mannequin aussi bien qu'un grand homme[46].

Dans la version définitive de son discours, Bernard avait donné à son mépris la forme d'un compliment :

> On a raison de dire que les lettres sont les sœurs aînées des sciences. C'est la loi de l'évolution intellectuelle des peuples qui ont toujours produit leurs poètes et leurs philosophes avant de former leurs savants[47].

Le compliment est empoisonné car – pour celui qui reconnaît dans ce texte l'allusion à la loi de Comte sur les trois états du développement historique –, il est évident que l'antériorité indique l'infériorité et non la prééminence.

La cérémonie de réception eut lieu, comme prévu, le 27 mai 1869, sous la Coupole et – selon le correspondant du *Figaro* – devant un public « panaché de jeunes

46. *Cahier de notes*, 1965, p. 117.
47. Bernard, *Discours de réception*, 1869.

femmes prétentieuses et de vieillards atrabilaires». Après les journées d'une chaude lutte politique, l'atmosphère régnant dans ces hauts lieux de l'esprit paraissait sereine. Le calme fut interrompu par l'entrée de Jules Favre, éloquent candidat de l'opposition qui venait juste de subir un échec aux élections générales; son apparition à l'Académie fut saluée par des salves d'applaudissements. D'après le témoignage d'Armand de Pontmartin, correspondant du *Journal des débats*, «c'est le seul incident particulier qui ait signalé la séance.» Selon ce même journaliste, «M. Claude Bernard s'est présenté entre M. Lebrun et M. Mignet qui lui servaient de parrains». Visiblement mal à l'aise, il a lu son texte d'une voix monocorde, sans artifices oratoires.

> Le mouvement et la vie ont manqué au discours du profond analyste de la vie en mouvement. Il faut dire aussi qu'une indisposition qui s'accusait tristement sur les traits altérés et dans la voix de l'illustre récipiendaire a pu faire paraître ce discours plus languissant[48].

Un observateur particulièrement instruit et consciencieux, Albert Wolff (1835-1891), explique ainsi l'insuccès d'un discours qui, à ses yeux, est un chef-d'œuvre:

> Il paraît que la *première* de M. Claude Bernard à l'Académie française n'a pas eu le succès voulu: l'assemblée blasée, froide, indifférente, qui encombrait la salle des séances n'a pas été satisfaite: dans ce discours magnifique, où chaque ligne est l'affirmation d'une idée, l'expression d'une intelligence hors ligne, le public ordinaire des *premières* de l'Académie française n'a pas trouvé le petit couplet politique, l'égratignure à l'adresse du gouvernement, l'aimable perfidie des sous-entendus, enfin, la rengaine ordinaire qui fait le fond de presque tous les discours de réception. La

---

48. *Journal des débats*, du 28 mai 1869. Voir aussi A. DE PONTMARTIN, *Nouveaux samedis*, 7e série, Paris, 1870, p. 200.

> pièce n'a pas eu de succès et cependant, à mon humble avis, c'est le morceau capital qui nous soit venu de l'Académie depuis de longues années [49].

Le rédacteur principal du *Figaro*, Francis Magnard (1837-1894), considère que le discours de Bernard manquait

> non seulement de gaieté, mais de l'élément imprévu, allusionniste, qui fait le meilleur charme des fêtes académiques [50].

Il ne faut pas se fier entièrement à ces jugements de journalistes professionnels ni sous-estimer l'auditoire des séances solennelles de l'Académie française. Le discours de Bernard mécontenta moins par la forme que par le fond : le public eut l'impression d'un matérialisme cachant son vrai visage et d'une attaque voilée contre les fondements de la religion. C'est pourquoi il réagit par un silence glacial.

Un éloge mitigé de Flourens

Avant d'examiner encore quelques documents illustrant les réactions au discours de Bernard, il nous paraît indispensable d'analyser brièvement ce texte dans sa version officielle imprimée [51]. Cette version ne

---

49. *Le Figaro* du 31 mai 1869.

50. *Le Figaro* du 28 mai 1869.

51. La publication officielle est une publication in-4° : *Discours prononcés dans la séance publique tenue par l'Académie française pour la réception de M. Bernard, le 27 mai 1869*, Paris, Imprimerie de F. Didot frères, 1869, 42 pages. Une autre édition, in-8°, a été publiée la même année : *Discours de réception de M. Claude Bernard; réponse de M. Patin, directeur de l'Académie, lue à la séance publique annuelle du 27 mai 1869*, Paris, Didier, 1869, 53 pages. Le même texte est réimprimé dans Bernard, *La science expérimentale*, 1878, pp. 404-440.

correspond pas exactement à celle qui fut lue au cours de la séance publique, mais les derniers changements concernent seulement le style et non le contenu[52].

Le discours du récipiendaire est un éloge très mitigé de Flourens, une apologie fougueuse de la neurophysiologie et un plaidoyer pour l'application de la méthode expérimentale dans tous les domaines du savoir. À propos des jugements sur Flourens, Bernard reconnaît honnêtement et lucidement qu'il n'est pas impartial et qu'il lui manque le recul historique.

> Je crains – dit-il – de ne pas répondre à ce que vous attendez de moi; car je sens, peut-être plus qu'un autre, les difficultés de juger et de louer convenablement, devant vous, mon illustre prédécesseur.

Ce n'est point une clause de style. Du vivant de Flourens, l'antagonisme entre les deux savants avait été trop profond pour pouvoir être effacé par la mort, surtout parce qu'il concernait davantage la mentalité et la méthode de travail que la personnalité du défunt. Bernard, enthousiaste de l'expérimentation, n'avait connu Flourens qu'à l'époque où celui-ci se dépensait comme administrateur et écrivain scientifique ayant cessé d'être un véritable homme de laboratoire. Par ailleurs, Bernard se sentait en quelque sorte héritier de Magendie dans le conflit qui, dès 1847, avait opposé ce dernier à Flourens[53]. L'ancien secrétaire de l'Académie des sciences s'était mis dans son tort en niant les droits du maître de Bernard à la découverte de deux sortes de nerfs rachidiens. Et, comme le remarquent bien James Olmsted et Evangelina Harris Olmsted, « il était

52. Nous avons comparé la version sur les placards d'imprimerie (conservés au Musée Claude Bernard) avec le texte paru dans le *Journal des débats* du 28 mai 1869 et avec celui de la publication académique officielle.

53. Voir Bernard, *Rapport*, 1867, pp. 154-155.

difficile pour Bernard de rendre justice à Flourens qui a été certainement injuste envers Magendie[54]. »

Bien que, au fil des diverses ébauches de son discours, Bernard ait cherché à parler de plus en plus aimablement de son prédécesseur, l'éloge final manque de vraie chaleur. Flourens est présenté avant tout comme un « illustre secrétaire perpétuel » et un « vulgarisateur heureux ». Le compliment le plus fort n'est, dans la pensée intime de Bernard, qu'un reproche doré : « Il [Flourens] se montra physiologiste habile, unissant toujours les ressources d'un esprit ingénieux aux vues larges du généralisateur. »

Seules les recherches expérimentales de Flourens sur l'encéphale et sur les « centres nerveux fonctionnels inconscients » sont bien mises en valeur. Rien sur le perfectionnement de la technique d'expérimentation, sur les expériences concernant le cervelet ni, chose plus étonnante, sur la preuve expérimentale du rôle des canaux semi-circulaires dans la physiologie de la posture et de l'équilibre. Sans doute, les historiens récents attribuent-ils à Flourens plus de mérites dans le champ propre de la physiologie expérimentale que ne lui en accorda Bernard dans son éloge académique[55].

S'il n'est pas tout à fait équitable en ce qui concerne les travaux de Flourens, Bernard l'exalte comme homme. La version finale conserve le passage sur le « foyer domestique » où Flourens

> retrouvait le calme et le repos si nécessaires au savant qui travaille. Sa compagne si dévouée, si digne de le comprendre et de l'apprécier, s'était identifiée à sa vie intellectuelle qu'elle agrandissait en lui dissimulant les soucis mêmes de l'existence.

---

54. Olmsted et Harris Olmsted, 1952, p. 166.

55. Voir notamment Légée, 1992. Il est instructif de comparer l'éloge de Flourens par Bernard à celui que Vulpian présenta le 27 décembre à l'Académie des sciences.

L'auditoire mondain a dû goûter cette déclaration qui, venant d'un orateur en instance de séparation d'avec son épouse, exprimait d'une manière transparente son propre espoir déçu d'une vie conjugale heureuse.

C'est avec une admiration sincère que Bernard s'incline devant le comportement digne et courageux de Flourens lors de sa première maladie :

> M. Flourens fut affecté d'une paralysie qui s'empara successivement des organes de son corps ; il avait parfaitement conscience de son état, et dès que le mal ne lui permit plus d'être le maître de sa parole et de ses idées, il cessa de paraître dans les académies. Il suivait les progrès du mal sans que sa sérénité d'esprit en fût atteinte.

D'après une note manuscrite de Bernard citée ci-dessus, Flourens serait mort « en physiologiste », c'est-à-dire en observant avec lucidité le dépérissement progressif de son corps et en refusant de « dire des bêtises ». Bernard soulignait ainsi l'importance du refus de toute déclaration pieuse à l'article de la mort, comme s'il pressentait la polémique autour de ses propres « derniers mots », de son « repentir » et de sa « réconciliation *in extremis* avec l'Église[56] ». Toutefois, ces considérations n'apparaissent pas dans le texte définitif de son discours.

56. Pour cette polémique, voir la notice nécrologique rédigée par le prédicateur dominicain Henri Didon (DIDON, 1878), l'article « Le dernier entretien du père Didon avec Claude Bernard », publié dans la *Chronique médicale*, t. 7, 1900, pp. 207-208, et les réactions passionnées d'auteurs différents dans la même revue, t. 7, 1900, pp. 254-255, 318-320, 350-352, 382-384, 410-415 et 541-53, et t. 10, 1903, pp. 401-402.

Apologie de la neurophysiologie expérimentale

Dans la partie du discours où à l'éloge de son prédécesseur se substitue la défense de ses convictions personnelles, Bernard soutient fermement qu'il existe un seul ordre de vérités et que cela implique nécessairement un accord parfait entre les « sciences de l'esprit » et les « sciences de la nature ». L'union entre ces deux activités cognitives sera réalisée par la physiologie.

D'après Bernard,

> les lettres, la philosophie et les sciences doivent s'unir et se confondre dans la recherche des mêmes vérités ; car, si, dans le langage des écoles, on sépare, sous le nom de *sciences de l'esprit*, les lettres et la philosophie des sciences proprement dites, qu'on appelle les *sciences de la nature*, ce serait une grave erreur de croire qu'il existe, pour cela, deux ordres de vérités distinctes ou contradictoires, les unes philosophiques ou métaphysiques, les autres scientifiques ou naturelles. Non, il ne peut y avoir au monde qu'une seule et même vérité, et cette vérité entière et absolue que l'homme poursuit avec tant d'ardeur ne sera que le résultat d'une pénétration réciproque et d'un accord définitif de toutes les sciences, soit qu'elles aient leur point de départ en nous, dans l'étude des problèmes de l'esprit humain, soit qu'elles aient pour objet l'interprétation des phénomènes de la nature, qui nous entourent. [...]
>
> La physiologie, qui explique les phénomènes de la vie, constitue une science en quelque sorte intermédiaire qui prend ses racines dans les sciences physiques de la nature, et élève ses rameaux jusque dans les sciences philosophiques de l'esprit. Elle paraît donc naturellement destinée à former le trait d'union entre les deux ordres de sciences, ayant son point d'appui solide dans les premières, et donnant aux dernières le support qui leur est indispensable.

Sans doute, certains romanciers devaient se réjouir de ces déclarations car elles semblaient accorder à la littérature, ou du moins à une tendance « réaliste » de celle-ci, le statut de recherche scientifique. Plusieurs écrivains français de cette époque affichaient un vif intérêt pour la « physiologie » qu'ils confondaient d'ailleurs le plus souvent avec l'éthologie et la psychologie expérimentale, deux branches encore balbutiantes de l'investigation scientifique. Cette même année 1869, les frères Goncourt affirmèrent être à la fois « des physiologistes et des poètes ». Plus tard, Émile Zola subira l'influence des idées de Bernard, mais en dépassant, par son analogie entre l'expérimentation du savant et celle du romancier, les intentions du grand physiologiste[57].

Selon Bernard, l'« intelligence » est un phénomène naturel, accessible à l'étude physiologique et déterminé par la structure de l'axe cérébro-spinal. La diversité de ses manifestations dépend essentiellement de la disposition hiérarchique des « centres nerveux ». Si l'essence de la conscience nous est inconnue, cela n'a rien de gênant, car la science s'intéresse non pas aux « essences » mais aux « conditions » des phénomènes.

Voici à ce sujet quelques phrases clés de la version finale du discours de Bernard :

> La physiologie établit d'abord clairement que la conscience a son siège exclusivement dans les lobes cérébraux ; mais, quant à l'intelligence elle-même, si on la considère d'une manière générale et comme une force qui harmonise les différents actes de la vie, les règle et les approprie à leur but, les expériences physiologiques nous démontrent que cette force n'est point concentrée dans le seul organe cérébral supérieur, et qu'elle réside au contraire, à des degrés divers, dans une foule de centres nerveux inconscients, échelonnés dans tout l'axe cérébro-spinal, et pouvant agir d'une façon indépendante, quoique coordonnés et subordonnés hiérarchiquement les uns aux autres. [...]

57. Voir Millet, 1945, pp. 182-184, et Virtanen, 1960, 117-128.

Maintenant, quelle idée le physiologiste se fera-t-il sur la nature de la conscience ? Il est porté d'abord à la regarder comme l'expression suprême et finale d'un certain ensemble de phénomènes nerveux et intellectuels, car l'intelligence consciente supérieure apparaît toujours la dernière, soit dans le développement de la série animale, soit dans le développement de l'homme. Mais, dans cette évolution, comment concevoir la formation du sens intime et le passage, si gradué qu'il soit, de l'intelligence inconsciente à l'intelligence consciente ? Est-ce un développement organique naturel et une intensité croissante des fonctions cérébrales qui fait jaillir l'étincelle de la conscience, restée à l'état latent, jusqu'à ce qu'une organisation assez perfectionnée puisse permettre sa manifestation, et est-ce pour cette raison que nous voyons la conscience se montrer d'autant plus lumineuse, plus active et plus libre qu'elle appartient à un organisme plus élevé, plus complexe, c'est-à-dire qu'elle coexiste avec des appareils intellectuels inconscients plus nombreux et plus variés ? En admettant que la science vienne confirmer ces opinions, nous n'en comprendrions pas mieux pour cela, au point de vue physiologique, l'essence de la conscience que nous ne pouvons comprendre, au point de vue chimique, l'essence du feu ou de la flamme. Le physiologiste ne doit donc pas trop s'arrêter, pour le moment, à ces interprétations ; il lui suffit de savoir que les phénomènes de l'intelligence et de la conscience, quelque inconnus qu'ils soient dans leur essence, quelque extraordinaires qu'ils nous apparaissent, exigent, pour se manifester, des conditions *organiques* ou *anatomiques*, des conditions *physiques* et *chimiques* qui sont accessibles à ses investigations, et c'est dans ces limites exactes qu'il circonscrit son domaine. [...]

En un mot, il y a dans toutes les fonctions du corps vivant, sans exception, un côté idéal et un côté matériel. Le côté de la fonction se rattache par sa forme à l'unité du plan de création ou de construction de l'organisme, tandis que son côté matériel répond, par son mécanisme, aux propriétés de la matière vivante. Les types des formations organiques ou fonctionnelles des êtres vivants sont développés et construits

> sous l'influence de forces qui leur sont spéciales ; les propriétés de la matière organisée se rangent toutes, au contraire, sous l'empire des lois générales de la physique et de la chimie ; elles sont soumises aux mêmes conditions d'activité que les propriétés de la matière minérale avec lesquelles elles sont en relations nécessaires et probablement équivalentes. Les manifestations de l'intelligence ne constituent pas une exception aux autres fonctions de la vie ; il n'y a aucune contradiction entre les sciences physiologiques et métaphysiques ; seulement elles abordent le même problème de l'homme intellectuel par des côtés opposés.

Ce passage montre bien ce que la « philosophie biologique » de Bernard doit à la distinction magendienne entre les « fonctions » et les « propriétés » de la matière organisée[58].

Le discours se termine par une apologie de la méthode expérimentale. Celle-ci est présentée comme la seule voie sûre du progrès des connaissances :

> S'il nous a été donné de connaître les lois de la nature, ce n'est qu'à la condition de les déduire par expérience de l'examen direct des phénomènes, et non des seules conceptions spéculatives de notre esprit. La méthode expérimentale ne se préoccupe pas de la cause première des phénomènes qui échappe à ses procédés d'investigation ; c'est pourquoi elle n'admet pas qu'aucun système scientifique vienne lui imposer à ce sujet son ignorance, et elle veut que chacun reste libre dans sa manière d'ignorer et de sentir. C'est donc seulement aux causes secondes qu'elle s'adresse. [...]
>
> Le connu et l'inconnu, tels sont les deux pôles scientifiques nécessaires. Le connu nous appartient et

---

58. Cette distinction constitue l'un des points de départ de la « nouvelle physiologie » de François Magendie. C'est surtout grâce à elle que le maître de Bernard croyait pouvoir concilier une méthodologie matérialiste avec une philosophie vitaliste. Voir MAGENDIE, 1809, la notice de BERNARD, 1856, les commentaires de ALBURY, 1974.

> se dépose dans l'expérience des siècles. L'inconnu seul nous agite et nous tourmente et c'est lui qui excite sans cesse nos aspirations à la recherche des vérités nouvelles dont notre sentiment a l'intuition certaine, mais dont notre raison, aidée de l'expérience, veut trouver la formule scientifique. Ce serait donc une erreur de croire que le savant qui suit les préceptes de la méthode expérimentale doive repousser toute conception a priori et imposer silence à son sentiment pour ne plus consulter que les résultats de l'expérience.

Effort manqué de séduction intellectuelle

Pour celui qui connaît les premières ébauches, la fin du discours imprimé surprend dans la mesure où elle comporte, à la place d'un agnosticisme ferme, une sorte de justification de la curiosité métaphysique de l'homme. Certes, le texte publié ne contient rien qui serait en désaccord flagrant avec les idées exprimées dans ses manuscrits, mais il n'en est pas moins vrai que la critique du spiritualisme et les réactions aux articles de Chauffard et de Marchal ont été habilement autocensurées. Le récipiendaire ne voulait pas froisser les sentiments de ceux qui avaient contribué à son élection.

Une réflexion inédite de Bernard montre à quel point il considérait comme indispensable de minimiser, devant les académiciens, ses liens idéologiques avec le volet matérialiste de la recherche physiologique de son temps :

> Si Brücke, Helmholtz, Ludwig et Du Bois-Reymond étaient en France, ils ne seraient pas de l'Académie française[59] !

Malgré les efforts considérables de séduction intellectuelle et de conformisme politique, ce discours

---

59. Remarque autographe de Claude Bernard sur une feuille détachée, que m'a donnée Léon Delhoume.

académique se termina dans une ambiance froide, presque hostile. Il y eut peu d'applaudissements. Le correspondant du *Journal des débats* souligne que l'orateur « n'était point à son aise devant le public de l'Académie française. On eût dit un prêtre officiant dans un temple étranger ».

La réponse traditionnelle, confiée à Guillaume Patin (1793-1876), historien de la littérature classique, contrasta, par ses pirouettes de style et ses effets oratoires, avec la sobre monotonie de l'exposé bernardien.

> Pour M. Patin, un pur lettré, c'était un vrai tour de force d'avoir à apprécier et réunir dans une même étude deux savants : le récipiendaire et M. Flourens, son prédécesseur. Eh bien ! il a fait merveille, et son succès a été très grand. C'est que tel est le privilège des lettrés : tout est de leur domaine[60].

Or, en lisant aujourd'hui le discours de Patin, nous avons du mal à comprendre son succès : ce texte est d'une insigne banalité. L'orateur loue, chez Bernard, « la singulière habileté à interroger la nature et à surprendre ses secrets », sans montrer vraiment en quoi consistait l'apport de l'illustre physiologiste à la science. Formellement correcte, cette réponse littéraire nous paraît peu originale dans le fond et, somme toute, assez incolore.

La presse réagit au discours de Bernard par des appréciations assez variées et, en général, conformes aux options politiques de chaque journal. Citons trois exemples. *L'Univers*, feuille cléricale militante, passa cet événement sous silence, mieux encore : ce journal signala l'événement en faisant allusion aux ovations faites à Jules Favre mais sans mentionner à ce propos qu'il s'agissait de la réception académique de Bernard. La déception des catholiques se traduisit par un mutisme désapprobateur.

---

60. Notice de L. Ratisbonne dans le *Journal des débats* du 28 mai 1869.

Le correspondant du *Figaro* trouva le discours franchement matérialiste et sembla s'en réjouir : « Autant que peut juger un profane qui se reconnaît fort petit clerc en ces questions, M. Claude Bernard a fait nettement sa profession de foi matérialiste[61]. »

Le correspondant du *Journal des débats* eut l'impression contraire et regretta une certaine retenue du récipiendaire : « M. Cl. Bernard semble avoir eu peur, en généralisant, de ne pas être en communion de pensée avec ceux qui l'ont nommé » ; il a fait de belles découvertes sur le corps humain, mais « il n'a pas osé le dire à l'auditoire spiritualiste de l'Académie[62] ».

INACCEPTATION SOCIALE DE LA PROFESSION DE FOI AGNOSTIQUE

Le discours de Bernard mécontenta la plupart de ses amis. L'ambiguïté de ses déclarations et son refus de prendre clairement parti dans le débat entre le matérialisme et le spiritualisme déplurent à tous ceux qui se croyaient en possession définitive de la vérité. Aux contemporains de Bernard, il était difficile d'admettre que ses hésitations entre les deux camps provenaient non pas d'un désir d'éviter les conséquences politiques mais d'une réflexion approfondie sur les insuffisances de deux conceptions exclusives du monde. C'est à tort mais non sans quelques bonnes raisons que les représentants des diverses idéologies voulaient annexer Bernard. Les bien-pensants étaient convaincus que, au fond de son âme, il chérissait encore la foi de ses ancêtres. D'autant plus grande devait être leur indignation devant un discours philosophique, un *credo*, qui évitait soigneusement toute référence à un Être suprême[63].

---

61. Article de F. Magnard dans le *Figaro* du 29 mai 1869.
62. *Journal des débats* du 28 mai 1869.
63. Voir MAURIAC, 1954, et CARDAHI, 1964.

On le guettait, ce mot Dieu dans la bouche de Claude Bernard ! Voici ce qu'en dit Prosper Mérimée (1803-1870) dans une lettre adressée le 2 juin 1869 à la duchesse Colonna :

> Vous aurez dû remarquer que, dans la dernière réception académique, M. Claude Bernard n'a pas dit un mot de M. Delettre[64], bien qu'il ait longuement parlé des rapports de l'anatomie avec la métaphysique. Je crains que le monde ne divise bientôt en deux parties bien tranchées, les uns pour, les autres contre M. Delettre. Je n'aime pas ce terrain[65].

L'omission du nom de Dieu chagrinait les catholiques sans satisfaire pour autant les matérialistes qui considéraient Bernard comme un partisan trop tiède, honteux de ses convictions véritables[66].

Dans ses souvenirs sur son maître à penser, Georges-Marie Jousset de Bellesme (1839-1925), professeur à l'École de médecine de Nantes et rationaliste militant, remarque qu'il n'est pas surprenant de voir que

> Cl. Bernard ait observé à peu de chose près la même réserve que Descartes dans la manifestation de ses opinions. Ce n'était certainement pas par crainte du fagot. Il n'y a plus heureusement de bûchers de nos jours, mais il y a encore l'Académie française. On ne craint plus d'être brûlé vif, mais peut-être craint-on encore de n'être pas académicien. Fut-il exempt de cette faiblesse ? Je le crois, sans oser l'affirmer. Mais quand il l'aurait eue ? Quel est le soleil qui peut se flatter de n'avoir pas quelques taches[67] ?

Ce passage, inclus dans le projet d'un discours solennel que Jousset de Bellesme devait prononcer à Nantes

---

64. Mérimée désigne ainsi « M. de l'Être », c'est-à-dire Dieu.
65. P. Mérimée, *Correspondance générale*, Paris, 1961, série II, t. 8, p. 504.
66. Voir Faure, 1925.
67. Jousset de Bellesme, 1882, p. 444.

en 1882, fut frappé d'interdiction ministérielle. Il est amusant de rappeler ici la réponse de son auteur à la lettre de Jules-Antoine Duvaux, ministre de l'Instruction publique, qui s'insurgeait contre « les sentiments de réserve calculés que l'auteur prête à Claude Bernard sacrifiant ses convictions à des intérêts d'ordre secondaire » :

> J'aurais présenté Claude Bernard – écrit Jousset de Bellesme – comme sacrifiant ses convictions à des intérêts d'ordre secondaire. Ceci vise le passage où je dis que peut-être une des raisons pour lesquelles Cl. Bernard a été réservé dans l'expression de ses opinions, c'est qu'il désirait entrer à l'Académie française. Je me permettrai de faire observer d'abord à M. Duvaux que je n'exprime cette idée que sous une forme dubitative ; en second lieu, que, grammaticalement parlant, être réservé dans l'affirmation de ses opinions ne veut pas dire du tout sacrifier ses convictions, et qu'en substituant ces expressions à celles dont je me suis servi, le ministre me prête des intentions que je n'ai pas eues. Je ne me serais même pas permis, comme le fait M. Duvaux, de rabaisser l'Académie française au rang d'une considération d'ordre secondaire, appréciation peu honorable pour cette assemblée, surtout de la part d'un ministre de l'Instruction publique. L'intérêt auquel Cl. Bernard aurait cédé ici, c'est la gloire, et, s'il est une faiblesse humaine avouable et honorable, c'est assurément celle-là. Si M. Duvaux apprécie avec tant de sévérité un pareil mobile, que dira-t-il de ceux qui sacrifient leurs convictions à des intérêts beaucoup moins nobles que l'Académie française ? Il n'en est pas moins très digne de remarque que ce passage a été incriminé à la fois par le ministre et par l'École de Nantes. Il n'y a pas assurément de plus belle maxime que celle qui consiste à ne pas subordonner ses convictions à ses intérêts, mais il n'en existe pas qui soit si peu observée dans la pratique[68].

68. *Ibid.*, p. 460.

Notre connaissance des manuscrits de Bernard confirme qu'il n'a rien dit publiquement de contraire à ce qu'il a vraiment pensé mais – en quoi Jousset de Bellesme ne se trompe pas – qu'il s'est effectivement montré réservé dans l'expression de certaines de ses opinions.

Mieux qu'un long discours, deux citations brèves, deux pensées fixées à la hâte sur des bouts de papier, nous révèlent la fierté agnostique et le scepticisme agissant de Claude Bernard :

> Je supporte l'ignorance. C'est là ma philosophie. J'ai la tranquillité de l'ignorance et la foi de la science. La science nous apprend que nous ignorons. Les autres ne peuvent vivre sans foi, sans croyance, sans théorie. Moi, je m'en passe. Je dors sur l'oreiller de l'ignorance[69].
>
> L'homme devient puissant quand il apprend qu'il ne sait rien. Mais il est orgueilleux parce que le déterminisme est sa foi[70].

---

69. Voir Grmek, 1963, p. 342.
70. *Ibid.*, p. 343.

CHAPITRE III

La nécessité et la liberté dans les phénomènes de la vie

> Le déterminisme est le vrai principe scientifique. J'ai, je crois, le premier introduit ce mot dans la science, mais il a été employé par les philosophes dans un autre sens.
>
> Claude BERNARD [1]

Dans l'activité scientifique de Claude Bernard, la réflexion philosophique n'a pas précédé la pratique expérimentale. Envisagées chronologiquement, ses publications montrent bien comment des préoccupations d'ordre méthodologique et des raisonnements synthétiques s'ajoutent progressivement à une approche essentiellement pragmatique et analytique. Les considérations théoriques de portée très générale et les notions qui se situent à la frontière de la physiologie et de la philosophie n'apparaissent sous sa plume que dans un second temps : elles ne fondent pas sa pratique mais servent à la justifier.

Bernard l'a joliment exprimé lui-même dans l'un de ses cahiers de notes :

---

1. *Pensées*, 1937, pp. 62.

> Chacun suit sa voie. Les uns sont préparés de longue main et marchent en suivant le sillon qui était tracé. Moi je suis arrivé dans le champ scientifique par des voies détournées et je me suis délivré des règles en me jetant à travers champs, ce que d'autres n'auraient peut-être pas osé faire. Mais je crois qu'en physiologie cela n'a pas été mauvais, parce que cela m'a conduit à des vues nouvelles[2].

Lorsque Bernard, donc, sous l'influence du pragmatisme ingénu de Magendie, se jette ainsi « à travers champs », il ne voit pas encore la nécessité de savoir avec précision où il se trouve ni comment et vers où il avance. On peut caractériser son attitude initiale en modifiant un vieil adage latin : *Primum experiri deinde philosophari.*

Aux prises avec deux exigences contradictoires

Commençant à réfléchir sur son activité et voulant fonder philosophiquement ce que Magendie lui a appris de façon quasi artisanale, Bernard se trouve pris entre deux exigences épistémologiques apparemment contradictoires. D'un côté, il affirme avec insistance que « le premier principe des sciences expérimentales est le déterminisme », et de l'autre côté il admet que « la liberté humaine est une vérité de fait ». Pour fonder le raisonnement expérimental dans le domaine des sciences de la vie, Bernard doit postuler, d'une part, que tous les faits observables sont enchaînés l'un à l'autre de manière nécessaire, et, d'autre part, que l'observateur est libre de créer les conditions particulières d'un dispositif expérimental. L'expérimentateur est, d'après Bernard, le contremaître de la nature qui, elle, est

2. *Cahier de notes, 1850-1860*, Paris, 1965, pp. 128-129.

strictement déterminée dans toutes ses manifestations. Cette affirmation fait surgir un problème philosophique grave : l'expérimentateur, ce « contre-maître de la création », fait, lui aussi, partie de la nature et, par conséquent, toutes ses actions devraient être soumises à la loi générale de nécessité absolue.

En appliquant dans le domaine des êtres vivants l'investigation expérimentale telle qu'elle est pratiquée dans les recherches physico-chimiques, Bernard doit admettre d'une part le déterminisme absolu, la nécessité stricte, du côté de l'objet sur lequel on agit, et d'autre part, la liberté du sujet qui agit. Il faut que les organismes tels qu'ils se présentent à l'expérimentateur soient soumis à une causalité sans faille et que l'expérimentateur lui-même puisse agir librement. Toutefois, libre comme sujet, l'expérimentateur n'en est pas moins, en tant qu'objet, lié par les conditions du déterminisme.

Pour résoudre cette contradiction et pour justifier sa conviction profonde que le *quid proprium* de la vie, sa particularité essentielle, est précisément la création libre (opinion qu'il croyait fondée empiriquement, car « on sent » et « on sait » qu'on est libre), Bernard trouve une solution de compromis par laquelle il dépasse la controverse entre le matérialisme et le vitalisme de son temps.

La position intermédiaire, conciliatrice, de Bernard, explique à la fois le succès et l'insuccès de toute tentative de son annexion idéologique. Émile Littré, partisan de Comte, le déclarait positiviste, tandis que le jésuite Guillaume Hahn insistait sur son spiritualisme[3]. Certains, comme Jean-Louis Faure et Henri Roger, affirment que Bernard était un matérialiste de type classique, vulgaire dirait-on aujourd'hui ; Ernest Kahane le veut adepte du matérialisme dialectique ; Pierre Lamy et Pierre Mauriac le voient vitaliste ; pour

3. LITTRÉ, 1878 ; HAHN, 1880.

le père Antonin Sertillanges, il est un thomiste qui s'ignore[4]. On peut donner assez facilement des «preuves» de ces rattachements idéologiques, mais à coup de citations partiales et partielles, en passant sous silence des passages qui s'y opposent formellement.

Considérées comme un ensemble cohérent, les déclarations de Bernard résistent à toute entreprise de classification simpliste parmi les chapelles philosophiques de son temps. Il le sait et il le dit:

> J'ai vu souvent, pour ma part, que des faits que j'avais avancés dans les sciences étaient interprétés à la fois par des vitalistes et par des matérialistes comme étant à l'appui de leurs opinions. Je dois déclarer cependant qu'en faisant mes recherches, je n'avais l'intention de soutenir ni le matérialisme, ni le vitalisme, et encore moins les deux à la fois[5].

C'est dans une note non destinée à la publication que Bernard a exprimé d'une manière lapidaire son opinion intime:

> Ni matérialiste, ni vitaliste; les deux. C'est la vérité qui l'exige. On est matérialiste ou spiritualiste par sentiment ou par les conséquences que cela entraîne, et non par conviction[6].

Dans une lettre écrite à Saint-Julien au cours de l'automne qui suivit la cérémonie académique, Bernard s'en explique ainsi à sa confidente, Mme Raffalovich:

> Suivant moi, ce n'est pas dans les opinions extrêmes, qu'on appelle matérialisme ou spiritualisme, que se trouve la solution. Ce n'est pas non plus dans

---

4. Faure, 1925; Lamy, 1939; Mauriac, 1938 et 1954; Sertillanges, 1944.

5. *Principes*, 1947, p. 192. Voir aussi *Pensées*, 1937, p. 29, et Archives du Collège de France, C VIII e, *Ms. 24c*, f. 48.

6. *Ms. 24c*, f. 48.

> l'éclectisme qui confond tout dans l'identité du non identique, comme dirait Hegel. Je sens autre chose qui me semble être la vérité, mais je n'en puis encore exprimer la formule, parce qu'elle me paraît toujours impliquer contradiction dans ses termes [7].

Puis, tout à la fin de sa vie, Bernard précise ainsi sa position :

> Est-il possible de nous rattacher à un système philosophique ? On pourrait être tenté de nous comprendre parmi les matérialistes, ou physico-chimistes. Nous ne leur appartenons point. Car, envisageant l'état actuel des choses, nous admettons une *modalité spéciale* dans les phénomènes physico-chimiques de l'organisme. Sommes-nous parmi les vitalistes ? Non encore, car nous n'admettons aucune forme [8] exécutive en dehors des forces physico-chimiques. Sommes-nous donc enfin des expérimentateurs empiriques, qui croyons, avec Magendie, que le fait se suffit et que l'expérimentation n'a pas besoin d'une doctrine pour se diriger ? Pas davantage ; nous trouvons, au contraire, qu'il est nécessaire, surtout aujourd'hui, d'avoir un critérium pour juger et une doctrine pour réunir tous les faits de la science. Quelle est donc cette doctrine ? Le déterminisme [9].

Un concept clé : le déterminisme

Bernard déclare à plusieurs reprises et de la façon la plus explicite que le « déterminisme » constitue une doctrine qui permet de concilier le matérialisme et le

---

7. Lettre de Bernard à Mme Raffalovich, du 15 octobre 1869, Bibl. de l'Institut, *Ms. 3653*. cf. Bernard, *Lettres beaujolaises*, 1950, pp. 8-9.

8. *Sic.* Probablement coquille typographique à la place de « force ».

9. *Leçons sur les phénomènes de la vie*, t. I, 1878, Appendice, p. 396. Voir aussi *Introduction*, 1865, pp. 383-384.

vitalisme ou, plus exactement, de les dépasser en tant qu'options métaphysiques. Cela peut étonner un lecteur ingénu puisque, dans l'optique du siècle dernier, se dire déterministe équivalait à une profession de foi matérialiste. Cependant, le déterminisme de Bernard a des caractéristiques particulières dont la portée a échappé à la plupart des commentateurs. Avant les années trente de notre siècle, il était presque impossible de comprendre correctement Bernard, car on ne disposait pas encore des outils intellectuels nécessaires pour comprendre ses tâtonnements, sa tentative extraordinaire de formuler les bases d'une théorie biologique générale du type qu'on appellerait aujourd'hui néo-vitaliste.

Le déterminisme est donc le concept clé de la « philosophie » de Bernard. Voici quelques citations concluantes :

> Le premier principe des sciences expérimentales est le déterminisme. Dans les phénomènes de la vie, il y a un déterminisme aussi absolu que dans les phénomènes des corps bruts. Cherchons dans l'histoire de la médecine ; nous voyons des systèmes, des doctrines, des théories. Mais il faut, au milieu de cette évolution, chercher le principe sur lequel doit reposer la médecine scientifique : c'est le déterminisme[10].

> Un phénomène vital a, comme tout autre, un déterminisme rigoureux, et jamais ce déterminisme ne saurait être autre chose qu'un déterminisme physico-chimique[11].

> En résumé, il n'y a dans les sciences comme partout qu'une chose qui soit fixe et vraie absolument, c'est le déterminisme des phénomènes. [...] Le déterminisme est tout. On y revient par tous les côtés[12].

---

10. *Principes*, 1947, p. 264.
11. *Leçons sur les phénomènes de la vie*, t. I, 1878, p. 49.
12. *Pensées*, 1937, p. 71.

> Il y a un déterminisme absolu dans les conditions d'existence des phénomènes naturels, aussi bien dans les corps vivants que dans les corps bruts. Il faut admettre comme un axiome expérimental que chez les êtres vivants aussi bien que dans les corps bruts, les conditions d'existence de tout phénomène sont déterminées d'une manière absolue. Ce qui veut dire en d'autres termes que la condition d'un phénomène une fois connue et remplie, le phénomène doit se reproduire toujours et nécessairement, à la volonté de l'expérimentateur. La négation de cette proposition ne serait rien autre chose que la négation de la science même [13].

La dernière de ces citations comporte une expression curieuse : « axiome expérimental ». Pour un philosophe, ce syntagme n'est pas seulement maladroit, il est contradictoire dans les termes. S'il s'agit vraiment d'un axiome, l'expérience n'a pas à y intervenir. Cependant l'expression est heureuse dans la mesure où elle permet de saisir le fond de l'effort gnoséologique de Bernard : pour lui, le déterminisme est tout d'abord un postulat, un principe *a priori*, indépendant de toute expérience vécue ou observation expérimentale ; cependant, ce postulat possède la particularité de rendre possible l'expérimentation biologique. C'est dans ce sens que Bernard parle d'un « axiome expérimental ». Pour lui, le déterminisme est un axiome qui fonde l'expérimentation dans l'ensemble de la nature.

Les conditions d'existence des phénomènes

En définissant le déterminisme comme un « axiome », préalable aux données de l'expérience, Bernard enlève à ce concept sa portée métaphysique et infirme son application au monde des « choses en soi ». C'est

---

13. *Introduction*, 1865, pp. 115-116.

volontairement que j'utilise ici les termes du système philosophique de Kant. En affirmant de façon appuyée qu'il y a « un déterminisme absolu dans les conditions d'existence des phénomènes naturels[14] », Bernard se sert de l'expression « conditions d'existence » dans un sens dont l'inspiration kantienne est évidente. Il n'a probablement jamais lu les œuvres originales de ce penseur allemand, mais il connaissait néanmoins les fondements de sa philosophie par les conversations et par la lecture d'ouvrages français de deuxième main.

Pour Claude Bernard, le déterminisme concerne uniquement les conditions d'existence[15]. Il n'a pas de portée métaphysique dans la mesure où il ne se rapporte pas à des événements tels qu'ils sont indépendamment de toute expérience sensible, mais tels qu'ils nous apparaissent. Il s'agit simplement, pour ce physiologiste, de connaître la cause prochaine ou immédiate d'un phénomène, c'est-à-dire un autre phénomène qui le précède et dont il découle nécessairement. La recherche scientifique n'a qu'un but immédiat : rattacher chaque phénomène étudié à ses conditions d'existence, ce qui, dans le langage de Bernard, revient à dire « trouver la loi de ce phénomène » :

> Nous savons que ce que nous appelons déterminisme d'un phénomène ne signifie autre chose que la cause déterminante ou la cause prochaine qui détermine l'apparition des phénomènes. On obtient nécessairement ainsi les conditions d'existence des phénomènes sur lesquels l'expérimentateur doit agir pour faire varier les phénomènes. Nous regardons

---

14. Bernard considère cette phrase, imprimée en gras dans l'édition originale de *l'Introduction*, comme la clé de voûte de son argumentation sur la valeur de la méthode expérimentale dans l'investigation des phénomènes vitaux.

15. VENDRYÈS, 1940. Pour une analyse très fine des idées de Bernard sur le déterminisme et la finalité comme catégories de la pensée humaine, voir BUCHHOLZ, 1985.

> donc comme équivalentes les diverses expressions qui précèdent, et le mot déterminisme les résume toutes [16].

Dans le dernier texte dont Bernard, sur son lit de mort, a révisé lui-même les épreuves, il déclare ceci :

> Le déterminisme fixe les conditions des phénomènes. Il permet d'en prévoir l'apparition et de la provoquer lorsqu'ils sont à notre portée. Il ne rend pas compte de la nature, il ne sert à rien pour la connaissance, mais il nous en rend maître. Le déterminisme est donc la seule philosophie scientifique possible [17].

Ainsi, le but ultime de la science n'est pas de « comprendre » au sens fort du terme, c'est-à-dire de révéler l'essence des choses, mais de prévoir les phénomènes, de les maîtriser, d'agir sur eux et de les provoquer à loisir [18].

Distinction entre le déterminisme et le fatalisme

Claude Bernard est censé avoir introduit le terme *déterminisme* dans la langue française. C'est à la fois vrai et faux. Pris à la lettre, c'est faux car le mot apparaît déjà dans certains textes antérieurs aux écrits de Bernard, mais c'est vrai dans la mesure où ce mot n'était utilisé avant lui que dans une autre acception.

Bernard a inventé ce terme, ne sachant pas qu'il existait déjà. Ayant appris que Leibniz s'en était servi avant lui et que le calque de son terme allemand se trouve dans des textes français au moins depuis 1836, Bernard s'est penché sur ces documents pour constater qu'il s'agissait du même mot mais pas de la même chose :

---

16. *Introduction*, 1865, pp. 150-151. Voir aussi *Pensées*, 1937, p. 33.
17. *Leçons sur les phénomènes de la vie*, t. I, 1878, p. 397.
18. Voir *Introduction*, 1865, pp. 99.

Le but de toute science de la nature, en un mot, est de fixer le déterminisme des phénomènes. Le principe du *déterminisme* domine donc l'étude des phénomènes de la vie comme celle de tous les autres phénomènes de la nature. Depuis longtemps j'ai émis cette opinion, mais lorsque j'employai pour la première fois le mot de *déterminisme* [19] pour introduire ce principe fondamental dans la science physiologique, je ne pensais pas qu'il pût être confondu avec le déterminisme philosophique de Leibniz. Toutefois si le mot *déterminisme*, que j'ai employé, n'est pas nouveau, l'acception que je lui ai donnée en physiologie expérimentale est nouvelle [20].

Le déterminisme est le vrai principe scientifique. J'ai, je crois, le premier introduit ce mot dans la science, mais il a été employé par les philosophes dans un autre sens. Il sera utile, je pense, de bien fixer le sens de ce mot dans un livre que je ferai : *Du déterminisme dans la science.* Ce sera en quelque sorte une seconde édition de mon *Introduction* [21].

On nous a reproché d'avoir employé un mot nouveau, le *déterminisme*, mot malsonnant. On m'a beaucoup critiqué sur ce mot : déterminisme. Les uns m'ont dit que c'est un mot barbare, que je forgeais inutilement. Je dois dire tout d'abord que j'ai employé ce mot pour dire tout simplement que tout phénomène de la nature avait ses *conditions déterminantes.* Mais j'ai vu ensuite que je n'étais pas l'inventeur du mot. Il se trouve donné, dans le dictionnaire de Bouillet, comme synonyme de fatalisme. Or je l'emploie dans un sens opposé. Mais, quoi qu'il en soit, voici ma pensée : je pose comme un principe scientifique que personne ne conteste, je pense, que dans les phénomènes de la nature brute ou vivante, il n'y a pas d'*effet sans cause* ; c'est-à-dire que quand un phénomène apparaît, c'est qu'il y a une condition

19. Pour le tout premier emploi du mot « déterminisme » dans le sens nouveau, Bernard renvoie à son *Introduction*, 1865, p. 115.
20. *Leçons sur les phénomènes de la vie*, t. I, 1878, p. 55.
21. *Pensées*, 1937, pp. 61-62.

> déterminante de cette manifestation. Hé bien ! je dis : le savant n'a pas d'autre objet que de chercher à connaître cette condition déterminante, afin de régler ensuite le phénomène à son gré, ou, en d'autres termes et d'une manière générale, le savant doit rechercher le *déterminisme* des phénomènes qu'il observe. Fallait-il dire le *conditionalisme* ? J'avoue que j'aurais reculé[22].

Chez Leibniz, Kant et Laplace, le « déterminisme » est un fatalisme absolu, une sorte de « prédéterminisme ». En réduisant le champ du déterminisme aux causes immédiates, Bernard confère un sens nouveau au mot et renverse la signification du concept sous-jacent.

LA NÉCESSITÉ COMME CONDITION DE L'EXPÉRIMENTATION

La notion de nécessité est très ancienne. Depuis l'Antiquité, on cite volontiers Leucippe : « Aucune chose ne se produit de façon absurde, mais tout se produit à la suite d'une raison (*logos*) et d'une nécessité (*anankê*)[23]. » Pour fonder une médecine libérée aussi bien de la religion que de la spéculation philosophique pure, les médecins hippocratiques devaient supposer la soumission stricte des processus vivants à certaines règles de la nature. Au début du IVe siècle avant J.-C., le traité de l'*Art médical* souligne que « pour tout fait on peut découvrir un pourquoi, le spontané (*automaton*) n'a manifestement aucune réalité, si ce n'est en tant que nom[24] ».

Dans ses digressions historiques, notamment dans le *Rapport sur les progrès et la marche de la physiologie générale en France*, Bernard mentionne Pierre Simon de

---

22. *Principes*, 1947, p. 265.
23. Édition Diels-Kranz, 67 B 2.
24. HIPPOCRATE, *De arte*, 6 (éd. Jouanna, 230).

Laplace comme fondateur du déterminisme dans le domaine des corps bruts. Cet illustre mathématicien, astronome et philosophe, aurait été son inspirateur dans l'élaboration de son propre concept de déterminisme. Il me semble toutefois que la véritable origine de ce concept est plus pragmatique que philosophique : le déterminisme, comme l'entend Bernard, est un concept opératoire qui s'impose comme suite logique au conflit par lequel Magendie, en s'opposant à Bichat, justifia et fonda l'expérimentation biologique.

Selon François-Xavier Bichat, les actions des êtres vivants, et même les simples réactions des tissus vivants, ne sont pas prévisibles : elles ne sont pas quantitativement déterminées, car il n'y a pas de relation fixe entre la quantité de stimulus externe et la quantité de la réaction. Entre les deux phénomènes se place une propriété vitale qui change sans cesse par un processus intrinsèque absolument imprévisible. Bichat en déduit que l'expérimentation sur les êtres vivants se heurte à des limitations particulières. François Magendie, en bon disciple qui s'efforce de dépasser le maître, s'oppose à la doctrine de Bichat par une profession de foi qui devient en quelque sorte le dogme fondamental de la biologie expérimentale :

> Deux corps vivants de même organisation, présenteront les mêmes phénomènes vitaux ; deux corps vivants d'une organisation différente, présenteront des phénomènes vitaux dont la diversité sera toujours en raison directe de la différence d'organisation[25].

Le conflit entre les points de vue de Bichat et de Magendie se prolongera pendant une bonne partie du XIXe siècle. Une anecdote illustre parfaitement comment Bernard a dû lutter pour imposer la justification magendienne de l'expérimentation physiologique :

---

25. MAGENDIE, 1809, p. 159.

> En 1845, je faisais à la Société philomathique une communication dans laquelle je discutais des expériences de Brodie et de Magendie sur la ligature du canal cholédoque. [...] À ce propos, un membre de la Société, Gerdy, chirurgien de la Charité, professeur à la Faculté de médecine et connu par divers ouvrages de chirurgie et de physiologie, demanda la parole pour attaquer mes conclusions. L'explication anatomique que vous donnez, me dit-il, des expériences de Brodie et de Magendie est juste, mais je n'admets pas la conclusion générale que vous en tirez. En effet, vous dites qu'en physiologie les résultats des expériences sont identiques quand on opère dans des conditions identiques ; je nie qu'il en soit ainsi. Cette conclusion serait exacte pour la nature brute, mais elle ne saurait être vraie pour la nature vivante. Toutes les fois – ajouta-t-il – que la vie intervient dans les phénomènes, on a beau être dans des conditions identiques, les résultats peuvent être différents [26].

Pour Bernard, le concept de déterminisme devait servir justement pour répondre à ce type de critique vitaliste de l'expérimentation sur les êtres vivants.

La spontanéité des êtres vivants

L'opposition de Bernard au vitalisme est loin d'être radicale. Si le concept de déterminisme appartient indubitablement au versant « matérialiste » de sa philosophie biologique, il est contrebalancé par un concept qui appartient au versant opposé : la *spontanéité des êtres vivants.*

En admettant cette spontanéité, Bernard semble au premier abord donner raison au docteur Pierre Nicolas Gerdy (1797-1856). C'est que, en effet, « la spontanéité

26. *Introduction*, 1865, pp. 322-324. Cet incident est exposé d'une manière plus détaillée dans *Principes*, 1947, pp. 202-204.

dont jouissent les êtres de la vie a été une des principales objections que l'on a élevées contre l'emploi de l'expérimentation dans les études biologiques». Mais Bernard est convaincu de pouvoir démontrer que, contrairement aux idées reçues, «la spontanéité des êtres vivants ne s'oppose pas à l'emploi de l'expérimentation[27]».

Dire que la spontanéité des êtres vivants ne s'oppose pas à l'expérimentation, c'est déjà admettre qu'elle existe. Bernard le reconnaît, en se séparant sur ce point des adeptes du matérialisme classique. Il faut noter toutefois qu'il utilise le terme de *spontanéité* et non celui d'*autonomie* que lui prêtent certains commentateurs[28]. S'il parle de l'autonomie des cellules et des tissus par rapport à l'organisme, il préfère le terme de spontanéité lorsqu'il s'agit de l'organisme dans sa totalité.

Certaines impropriétés de langage à ce propos trahissent un embarras véritable. Il y a des désaccords dans ses déclarations. Dans son *Introduction*, Bernard présente la spontanéité des organismes comme une sorte d'illusion due à notre entendement et non à la réalité :

> Mais si l'on y réfléchit, on verra bientôt que cette spontanéité des corps vivants n'est qu'une simple apparence et la conséquence de certains mécanismes de milieux parfaitement déterminés[29].

> Dans les sciences biologiques comme dans les sciences physico-chimiques, le déterminisme est possible parce que, dans les corps vivants comme dans les corps bruts, la matière ne peut avoir aucune spontanéité. [...] En résumé, la matière vivante, pas plus que la matière brute, ne peut se donner l'activité et le mouvement par elle-même[30].

27. *Introduction*, 1865, p. 101.
28. Par exemple Vendryès, 1967.
29. *Introduction*, 1865, p. 105.
30. *Ibid.*, pp. 132 et 135.

Dans d'autres textes, Bernard reconnaît la particularité du vivant et le rôle actif de l'« idée directrice ». Il semble osciller entre deux convictions contradictoires. En fait, Bernard utilise un terme impropre en parlant de la spontanéité « apparente », car le contexte prouve qu'il pense à une sorte de spontanéité « circonscrite ». D'après la réflexion bernardienne, la spontanéité des êtres vivants serait réelle mais limitée. Elle serait d'un type particulier.

La solution de l'aporie : la médiation du « milieu intérieur »

Les réflexions de Bernard sur la spontanéité ont abouti à une illumination, à une solution originale et particulièrement élégante. Elle résulte de la rencontre de ses méditations sur le déterminisme et la liberté avec celles sur les hiérarchies biologiques et le milieu intérieur. La spontanéité n'existe que dans les rapports entre la totalité des organismes et leurs milieux extérieurs.

> Quand il s'agit des organismes élevés et complexes, ce n'est point dans les rapports de l'organisme total avec le milieu cosmique général que le physiologiste et le médecin doivent étudier les excitants des phénomènes vitaux, mais bien dans les conditions organiques du milieu intérieur. En effet, considérées dans le milieu général cosmique, les fonctions du corps de l'homme et des animaux supérieurs nous paraissent libres et indépendantes des conditions physico-chimiques de ce milieu, parce que c'est dans un milieu liquide organique intérieur que se trouvent leurs véritables excitants. Ce que nous voyons extérieurement n'est que le résultat des excitations physico-chimiques du milieu intérieur ; c'est là que le physiologiste doit établir le déterminisme réel des fonctions vitales. Les machines vivantes sont créées et construites de telle façon qu'en se perfectionnant, elles deviennent de plus en plus libres dans le milieu cosmique général. Mais il

> n'en existe pas moins toujours le déterminisme le plus absolu dans leur milieu interne, qui, par suite de ce même perfectionnement organique, s'est isolé de plus en plus du milieu cosmique extérieur[31].

La notion de milieu intérieur est le moyen intellectuel qui permet à Bernard de conserver le déterminisme absolu de la machine vitale, de tous les événements qui se passent à l'intérieur de l'organisme et de permettre en même temps à l'être vivant dans sa totalité une certaine liberté, une sorte de spontanéité.

En s'efforçant de concilier le comportement « spontané » à un niveau supérieur avec les « mécanismes parfaitement déterminés » qui siègent aux niveaux inférieurs, Bernard découvre qu'il peut aller encore plus loin : la liberté au niveau suprême est, dit-il, non seulement compatible avec la nécessité aux niveaux fondamentaux mais elle en est la conséquence. Bernard arrive donc à la conclusion surprenante, ressentie comme un paradoxe par ses contemporains, que le déterminisme physico-chimique est la condition de la liberté des organismes supérieurs. Le libre arbitre n'est possible que parce que les structures des niveaux inférieurs obéissent à un déterminisme strict.

On cite toujours, et à juste titre, la belle phrase de Bernard : « La fixité du milieu intérieur est la condition de la vie libre, indépendante[32] », mais on ne cite presque jamais cette autre qui, dénuée d'élégance et un peu perdue dans un paragraphe touffu de *l'Introduction*, éclaire singulièrement la pensée bernardienne :

> Mais cependant il faut reconnaître que le déterminisme dans les phénomènes de la vie est non seulement un déterminisme très complexe, mais que c'est en même temps un déterminisme qui est harmoniquement hiérarchisé[33].

---

31. *Ibid.*, pp. 136-137.
32. *Leçons sur les phénomènes de la vie*, t. I, 1878, p. 113.
33. *Introduction*, 1865, p. 151.

Selon Bernard, il existe une hiérarchie des déterminismes biologiques. La liberté du vivant, sa spontanéité, est une « acquisition physiologique ». Le mode de relation entre le milieu intérieur et le milieu extérieur change tout au long de l'échelle des êtres vivants. Bernard le constate et s'en sert pour établir une classification fondamentale des différentes formes d'existence biologique. Il distingue trois degrés de cette existence : la vie latente ; la vie oscillante (ou dépendante du milieu extérieur) et la vie libre (ou constante, largement indépendante des changements du milieu extérieur). La distinction entre ces trois degrés de vie est analysée de façon magistrale dans les *Leçons sur les phénomènes de la vie communs aux animaux et aux végétaux*. La troisième forme de la vie, à savoir la vie constante ou libre, appartient aux animaux les plus élevés en organisation. La vie ne s'y montre suspendue dans aucune condition, car le milieu intérieur qui enveloppe les organes, les tissus et les cellules ne change pas. Un organisme supérieur s'est mis lui-même en serre chaude, les changements perpétuels du milieu cosmique ne l'atteignent donc point : « il ne leur est pas enchaîné, il est libre et indépendant[34] ».

La pensée de Bernard ressort très bien de cette note manuscrite pour sa leçon au Muséum du 15 juin 1877 :

> La vie latente et la vie engourdie s'expliquent par ce fait que les cellules vivantes sont atteintes par les variations du milieu extérieur. Si cela n'avait pas lieu et si un milieu intérieur était assez perfectionné pour ne pas laisser ressentir ces variations, la vie serait libre en permanence. Ce qui arrive dans le milieu intérieur des animaux à sang chaud. La vie libre n'est donc qu'un perfectionnement de l'organisme[35].

34. *Leçons sur les phénomènes de la vie*, t. I, 1878, pp. 112-113. Pour l'exégèse de ce texte, voir chapitre IV.

35. Ms. autographe conservé dans la collection privée de Maurice Fontaine.

La particularité intrinsèque de la vie

Pour Bernard, la vie tout d'abord n'est ni un principe, ni une résultante, mais consiste essentiellement en un phénomène de relations, en une sorte de contact ou, mieux, en un conflit. Elle se réalise par le conflit « entre l'organisme qui tend à se conserver » et « le milieu extérieur qui tend à le détruire », ou, dit de manière plus fondamentale, « elle est un conflit entre des conditions organiques préétablies (ancêtres) et des conditions physico-chimiques déterminées[36]. »

Dans un passage célèbre, Bernard a admirablement exprimé sa conviction que l'énigme de la vie réside non pas dans la composition « d'une machine qui fonctionne nécessairement en vertu des propriétés physico-chimiques de ses éléments constituants », mais dans la « création de cette machine ». La vie, s'exclame Bernard, « c'est la création[37] ».

À plusieurs reprises, Bernard admet l'existence d'une « force vitale ou organique[38] », mais ce terme le gêne. Il se heurte manifestement à une difficulté de vocabulaire : en effet, il ne dit qu'il existe une force vitale que pour préciser immédiatement que ce n'est pas une force comme les autres. Bernard ignore la formulation exacte de la loi de conservation de l'énergie (clairement exprimée en 1842 par Julius Robert Mayer et précisée en 1847 par Hermann Helmholtz) mais, guidé par son principe de déterminisme, il en pressent l'existence. Le concept de déterminisme implique en fait la loi de conservation aussi bien de la matière que de l'énergie. Or, la « force vitale » est une force qui n'entre pas dans

---

36. Leçon au Muséum du 20 juin 1877. Cf. chapitre IV.

37. *Introduction*, 1865, p. 161-162. Cf. chapitre XI.

38. Par exemple *Introduction*, 1865, pp. 353-354, et *Principes*, 1947, p. 205. Sur cette notion de « force », voir Renouvier, 1887.

le bilan énergétique. C'est là une grande découverte des physiologistes du XIXe siècle. Pour les adeptes du vitalisme classique, la force vitale était une force qui agissait comme les forces physico-chimiques et entrait donc dans le bilan énergétique mais qui variait de façon imprévisible.

Bernard conçoit la « force vitale » d'une tout autre façon : elle agit sur la matière sans que ses interventions puissent être comptabilisées. Ce n'est pas une « force » au sens habituel du terme mais une « idée directrice[39] ». C'est un « pouvoir législatif ».

Bernard tient à préciser qu'il faut distinguer le pouvoir législatif du pouvoir exécutif :

> On peut dire certainement qu'il y a dans les êtres vivants la force vitale qui donne à l'être son évolution, sa forme. Cette forme est indépendante de la matière ; c'est le pouvoir législatif qui est au-dessus de la matière et qui la dispose ; mais le pouvoir exécutif de cet arrangement est tout à fait matériel et physico-chimique[40].

La spontanéité du vivant est de l'ordre du législatif et non de l'exécutif. Par son usage des termes « idée directrice » et « pouvoir législatif », Bernard a eu un pressentiment vague, très vague, de la notion d'information. Malheureusement, il a posé trop étroitement les limites de la scientificité : ni l'origine, ni la nature intrinsèque, ni même la façon d'agir de l'idée directrice ne concernent la science proprement dite. L'idée directrice n'est pas, selon Bernard, une cause immédiate des phénomènes et échappe donc à l'analyse expérimentale. La cause première appartient donc à l'ordre du législatif et, selon Bernard, elle échappe et échappera toujours à l'investigation scientifique.

---

39. *Introduction*, 1865, pp. 162-163.
40. *Principes*, 1947, p. 243.

Voici comment notre savant se refuse l'accès à la compréhension scientifique de la genèse des formes :

> La morphologie est ce que nous appelons la synthèse organisée. La synthèse organisée suppose la synthèse organique mais ne l'explique pas. La morphologie suit des lois préétablies. Ces lois sont de la finalité. Causes finales et causes premières. La morphologie n'est pas de la chimie. C'est métaphysique. Cela vient des ancêtres. Une cellule n'est pas la chimie[41].

Bernard place les problèmes fondamentaux de la génétique hors de la portée du savant expérimentateur. Il pèche en cela par prudence.

Le libre arbitre

Considérant que les connaissances dans le domaine de la génétique étaient encore à l'état rudimentaire et que l'absence de la notion sophistiquée d'information rendait absolument insoluble l'antinomie entre la préformation et l'épigenèse, Bernard n'avait pas entièrement tort de renoncer aux recherches sur la transmission héréditaire et la morphogenèse des formes vivantes. Il est d'autant plus remarquable que, en dépit de la réserve que lui impose sa profession de foi positiviste, Bernard ne recule pas devant le problème du libre arbitre. Certes, il place ce problème, lui aussi, dans la zone qu'il désigne par le terme ambivalent de « métaphysique » et qu'il croit interdite à l'analyse expérimentale. Pour Bernard, « la volonté est une sensation[42] » et le libre arbitre de l'homme, un fait que l'on constate par l'expérience quotidienne :

41. Leçon au Muséum du 18 juillet 1877 (collection Fontaine).
42. Collège de France, C VIII e, *Ms. 22a*, f. 12.

> L'homme est libre de faire le bien ou le mal; mais, quand il a fait le mal, le remords lui prouve qu'il était libre et qu'il aurait fait autrement s'il avait voulu[43].
>
> La liberté humaine est une vérité de fait contre laquelle il n'y a pas à s'élever. Mais cette liberté dont jouit notre être n'a rien à faire avec les mécanismes de notre organisme. Le jeu de nos organes n'en reste pas moins réglé d'une façon absolue par des conditions organiques matérielles qu'on peut déterminer. L'âme, qui a conscience de cette liberté et la dirige, reste également étrangère aux lois de notre organisme. J'ai souvent raisonné de ces choses avec des philosophes et jamais il ne m'a paru nécessaire de faire pénétrer dans nos organes une âme libre et raisonnante, ou même une âme instinctive, pas plus qu'il n'est nécessaire d'en supposer une dans les organes d'une machine à vapeur. Nous sommes conscients et libres et nous agissons librement d'après notre conscience; qui oserait le nier ? Mais tous nos organes sont inconscients et liés aux conditions matérielles déterminées qui provoquent l'action; personne ne saurait le contester. La volonté, qui est le pouvoir exécutif de notre âme libre, ou conscience, si l'on veut l'appeler ainsi, n'est que la cause déterminante primitive d'une foule de mécanismes auxquels elle reste d'ailleurs complètement étrangère[44].

Par ces méditations sur le rapport entre le déterminisme et la spontanéité du vivant, Bernard est arrivé à la conclusion que ces deux notions ne sont contradictoires qu'en apparence et qu'en fait l'une est la condition nécessaire de l'autre. Appliqué à l'homme, ce même raisonnement fait dire à Bernard que le déterminisme physiologique est la condition indispensable de l'exercice du libre arbitre :

> La physiologie ne saurait borner son rôle à expliquer les fonctions les plus grossières du corps humain;

43. *Cahier de notes*, 1965, p. 196.
44. *Principes*, 1947, p. 205.

> elle doit éclairer aussi les mécanismes de la psychologie, elle est appelée par conséquent à réagir directement sur les opinions philosophiques. Peut-être se rencontrera-t-il des esprits qui, poursuivant à l'aide de la logique les conséquences extrêmes de ce que nous avons dit sur la possibilité de régler tous les phénomènes de la vie, seront portés à voir dans cette prétention physiologique une contradiction avec la philosophie et même une négation de la liberté. De semblables oppositions ne sont pas à craindre, car la science ne saurait détruire les faits évidents d'eux-mêmes, seulement elle peut arriver à les comprendre autrement. Je me bornerai à dire, par exemple, que le déterminisme absolu que le physiologiste reconnaît et démontre dans les phénomènes de la vie est lui-même une condition nécessaire de la liberté[45].
>
> Le monde psychique ne se passe point du monde physico-chimique ; et c'est là un fait d'expérience toujours vérifié. Les phénomènes de l'âme, pour se manifester, ont besoin de conditions matérielles exactement déterminées. [...] Personne ne contestera qu'il y ait un déterminisme de la non-liberté morale. Certaines altérations de l'organe cérébral amènent la folie, font disparaître la liberté morale comme l'intelligence et obscurcissent la conscience chez l'aliéné. Puisqu'il y a un déterminisme de la non-liberté morale, il y a nécessairement un déterminisme de la liberté morale, c'est-à-dire un ensemble de conditions anatomiques et physico-chimiques qui lui permettent d'exister. [...] Le déterminisme, en un mot, loin d'être la négation de la liberté morale, en est au contraire la condition nécessaire, comme de toutes autres manifestations vitales. [...] Dans la doctrine du déterminisme physiologique, l'homme est forcément libre[46].

Autrement dit, si je veux lever mon bras, je suis libre de le faire seulement parce que tous les mouvements de ce bras sont strictement déterminés[47]. S'il n'y avait pas

45. *Science expérimentale*, 1878, pp. 147-148.
46. *Leçons sur les phénomènes de la vie*, t. I, 1878, pp. 61-62.
47. *Op. cit.*, p. 62. Cf. Olmsted et Harris Olmsted, 1952, p. 141.

un déterminisme de l'exécutif physiologique, le libre arbitre dans ma conscience n'aurait pas de prise sur les phénomènes de mon corps.

Cependant, Bernard sait très bien que derrière ces déclarations péremptoires se cache une difficulté logique énorme. Il hésite entre deux attitudes. D'une part, il admet l'impact réel de notre volonté, c'est-à-dire l'exercice du libre arbitre, mais, d'autre part, il soupçonne qu'il pourrait s'agir d'une illusion.

La volonté, dit-il, est une sensation, donc une vérité de fait que nous connaissons par l'introspection. Mais qu'est-ce qui nous garantit que cette sensation correspond à l'état réel des choses ? Et sommes-nous libres d'être libres ?

Le principe de l'action

Bernard déclare en plusieurs endroits que l'expérimentateur – parce que c'est celui-là qui l'intéresse au premier chef – « dans les sciences des corps vivants comme dans celles des corps bruts, ne crée rien ; il ne fait qu'obéir aux lois de la nature[48] ». Mais Bernard croit aussi que l'expérimentateur est le « contremaître de la nature » : s'il ne lui est pas donné de créer les phénomènes, ni de les anéantir, il peut les modifier et les diriger. Mais on peut diriger les phénomènes seulement en obéissant totalement aux lois de la nature.

Dans son *Rapport sur les progrès et la marche de la physiologie générale en France*, il insiste sur une conception du but de la science, et même de l'humanité tout court, qui peut surprendre :

> Le principe de l'action comme but de l'humanité, substitué à la contemplation, a pénétré aujourd'hui

48. *Introduction*, 1865, p. 145.

> partout, dans les sciences, dans l'histoire, dans la morale. Les sciences modernes, en admettant le déterminisme, en font la condition de la liberté, ce qui distingue radicalement le déterminisme du fatalisme. En effet, l'acte libre ne peut exister que dans la période directrice du phénomène, mais une fois dans la période exécutrice le déterminisme doit être absolu pour que la liberté en découle nécessairement[49].

Pour expliquer comment, dans la période directrice, l'âme peut agir par le truchement de la volonté sur les conditions physico-chimiques des phénomènes, Bernard imagine l'existence de situations d'équilibre, de « balance[50] ». Les organismes supérieurs se trouvent, grâce aux mécanismes régulateurs du milieu intérieur, dans des états équilibrés. L'idée peut agir sur de tels états, comme elle peut intervenir – pour le dire en termes actuels – dans une équation chimique et dans un bilan énergétique en conservant les quantités mais en décidant du sens des réactions. Le vivant peut modifier les conditions des phénomènes, en changeant par exemple la direction des réactions physico-chimiques, sans que cela entame le déterminisme, puisque le déterminisme ne se place pas entre la cause directrice et les phénomènes, mais s'exerce dans l'enchaînement des phénomènes eux-mêmes[51].

Le déterminisme psychique

Il ne semble pas que Bernard ait été pleinement satisfait de la manière dont il assurait la sauvegarde de la liberté. Dans le brouillon de son éloge de Pierre

49. *Rapport*, 1867, p. 233.
50. Voir par exemple *Cahier de notes*, 1965, p. 81.
51. Pour l'influence du déterminisme de Bernard sur la neurologie, voir Riese, 1934.

Flourens, physiologiste célèbre, comme on l'a vu, par ses découvertes sur le fonctionnement du système nerveux central, Bernard dit ceci :

> Tous les actes intellectuels sont déterminés par la structure du cerveau. [...] La volonté est une échappatoire. Mais faut-il séparer la psychologie de la physiologie ? Non. Monsieur Flourens les sépare ; je ne les sépare pas à mesure que la physiologie expérimentale les rapproche[52].

Après avoir étendu le déterminisme laplacien du monde physico-chimique au monde vivant dans sa dimension matérielle, Bernard devait être tenté de continuer sur le même chemin et d'étendre le déterminisme strict des phénomènes physiologiques au monde psychique. Si le principe de déterminisme fondait la physiologie en tant que science au sens moderne, le même principe ne pouvait-il pas, ne devait-il pas, fonder la psychologie scientifique ? Bernard en conçoit très bien l'idée et en entrevoit les perspectives, mais il ne veut pas s'engager sur cette piste. Son problème à lui, c'est la fondation de la médecine expérimentale. Aller plus loin pouvait compromettre ce à quoi il tenait par-dessus tout.

La liberté, certes, est un fait, mais en y regardant bien, dit Bernard, nous ne sommes pas aussi libres que nous le croyons. Au cœur de la liberté se cache la nécessité, tout comme la mort participe à chaque expression de la vie :

> On n'est pas libre de penser, de sentir d'une manière ou d'une autre, de même que nous ne sommes pas libres de souffrir ou de ne pas souffrir dans une circonstance donnée. Nous ne sommes libres que de dissimuler ou de manifester notre pensée, notre douleur, notre plaisir, etc. En un mot, la sensibilité et le sentiment ne sont pas libres et facultatifs ; le mouvement

52. *Ms. 22*, f. 25. Cf. chapitre II.

> seul est libre et volontaire dans son expression la plus élevée[53].
>
> Notre liberté même nous ne la créons pas. Nous sommes fatalement libres, c'est-à-dire d'une manière nécessaire (dans sentiment et raison pure); c'est une propriété de notre organisme dont nous nous servons. Mais nous ne sommes pas libres d'empêcher notre libre arbitre d'agir, pas plus que nous ne pouvons empêcher toute autre fonction du corps de s'accomplir suivant ses lois. Nous ne sommes pas libres de ne pas être libres; nous nous croyons libres comme nous croyons que nous vivons. Cependant nous mourons quand nous vivons. Ce sont des illusions, comme nous croyons que le soleil se couche et se lève. [...] En résumé, la liberté humaine elle-même a donc son déterminisme et ses lois; elle n'est nullement incompatible avec le déterminisme que la science poursuit; elle en fait au contraire partie en quelque sorte[54].

D'après Bernard, nous ne sommes pas libres de penser comme nous le voulons. On pense d'une manière nécessaire. Bernard accepte pleinement le déterminisme intellectuel mais accorde à l'âme d'autres fonctions, notamment la volonté et le sentiment, qui pourraient être libres. Tout ce qu'on fait, on le fait de manière nécessaire dans la mesure où cela constitue une chaîne causale de phénomènes, mais on peut ne pas déclencher un événement psychique ou certains événements physiologiques qui sont soumis à notre volonté. Il y aurait dans l'homme une seule chose libre: la volonté. Personne ne semble avoir remarqué qu'il y a des convergences curieuses entre la pensée de Bernard et celle du philosophe allemand Arthur Schopenhauer.

Toutefois, Bernard ne peut se décider à admettre définitivement une volonté métaphysique libre. Parfois, il

53. *Pensées*, 1937, pp. 28-29.
54. *Principes*, 1947, pp. 206-207.

penche en faveur de la liberté des sentiments; parfois, il ne peut s'empêcher de considérer que toute liberté n'est qu'une illusion. Dans un passage cité ci-dessus, il affirme que « la sensibilité et le sentiment ne sont pas libres » et que « le mouvement seul est libre et volontaire dans son expression la plus élevée », mais ailleurs il déclare juste le contraire :

> La liberté nous échappe. Les sciences expérimentales ont la liberté qui est à la tête du déterminisme absolu. Les sciences de l'observation n'ont pas de liberté. La liberté a-t-elle un déterminisme ? Voir ce qu'en dit Janet. Je pense que la liberté a son déterminisme forcé. C'est l'ignorance et l'action par sentiment et non par raison. Celui qui agit par raisonnement absolu n'est pas libre. Le nerf sensitif seul est libre, le nerf moteur n'est pas libre [55].

LE NÉOVITALISME AVANT LA LETTRE

Certains penseurs du XVIIIe siècle, notamment Emmanuel Kant (1724-1804) [56] et Roger Joseph Boscovich (1711-1787) [57], avaient envisagé une conciliation philosophique entre la nécessité physico-chimique et la liberté biologique. Kant et Boscovich étaient des déterministes absolus, croyaient en même temps à l'existence des causes finales et cherchaient, bien avant Darwin, à en donner une explication rationnelle. Bernard est arrivé à sa propre solution en connaissant peut-être les

---

55. Collège de France, C VIII e, *Ms. 1*, feuille de garde.

56. En particulier KANT, 1790. Pour le volet biologique des idées de Kant sur la finalité, la liberté et les limites de l'investigation expérimentale, voir notamment ROLL-HANSEN, 1976, pp. 59-91; LENOIR, 1982; ZUMBACH, 1984; REY, 1996, pp. 133-134.

57. BOSCOVICH, 1763. Pour cet aspect de l'œuvre de Boscovich, voir GRMEK, 1993 et 1996.

idées de Kant d'une manière indirecte, par leur écho chez certains savants français, mais en ignorant les réflexions de Boscovich. Et pourtant tous les trois affrontaient le même problème avec le même désir de sauver les deux façons d'appréhender la réalité du vivant et préconisaient dans leurs écrits le néovitalisme du XXe siècle[58].

Dans le monde tel que l'imagine Claude Bernard, la nécessité joue un rôle prépondérant mais non décisif. Elle domine de manière absolue le déroulement des phénomènes, leur exécution, mais non leur direction. L'autre membre du couple qui régit le monde, ce n'est pas selon lui le hasard mais l'idée créatrice. Selon Bernard, les deux principes explicatifs ne sont pas le hasard et la nécessité mais l'idée et la nécessité. Toutefois, la nécessité est le seul aspect de la réalité accessible à l'investigation scientifique. Pour Bernard, agnostique invétéré, la liberté en fin de compte n'appartient qu'au domaine de la métaphysique et de la foi, autrement dit au règne des illusions et des mots dont les hommes aiment tant à se bercer.

58. Pour la naissance du néovitalisme et son opposition au vitalisme traditionnel, voir en particulier VIRCHOW, 1856; DRIESCH, 1922; BENTON, 1974.

CHAPITRE IV

La naissance d'un concept clé : le milieu intérieur

> Je n'ai pas connaissance qu'on ait distingué avant moi un milieu extérieur et un milieu intérieur. Je crois avoir été un des premiers à émettre et à développer cette idée du sang considéré comme milieu intérieur des éléments organiques.
>
> Claude BERNARD [1]

Entre les années 1843 et 1878, c'est-à-dire entre la première et la dernière publication scientifique de Claude Bernard, les notions biologiques connurent un changement radical dont jusqu'alors il n'y avait pas d'exemple dans l'histoire des sciences de la vie. Bernard subit ce changement mais en fut aussi l'un des artisans. Conscient de toutes ces métamorphoses, l'illustre physiologiste nous prévient lui-même de l'erreur que nous pourrions commettre en considérant ce qu'il écrit comme une opinion fixée, établie une fois pour toutes. La confrontation de ses affirmations formulées à des époques différentes révèle – dit-il – non les contradictions de sa pensée, mais son progrès [2].

---

1. BERNARD, *Rapport*, 1867, p. 182.
2. *Leçons sur le diabète*, 1877, p. 343.

En analysant et en comparant les idées et les déclarations de Bernard, il faut tenir compte de leurs dates respectives et tenter de reconstituer leur évolution. Cette tâche est rendue difficile par le caractère pédagogique (c'est-à-dire essentiellement logique et non chronologique) d'une grande partie de ses publications. S'il est parfois possible de suivre de près le développement de la pensée bernardienne, c'est surtout grâce aux notes manuscrites dont la plupart sont conservées aux Archives du Collège de France[3].

Un cas exemplaire

Tout au long des publications et des notes manuscrites de Bernard, les mêmes sujets sont abordés, l'écho des mêmes réflexions se fait entendre. Cette réitération témoigne de ce que l'esprit de Bernard ne considérait aucun problème comme définitivement résolu ; il ruminait sans cesse les mêmes questions, soit par des biais différents, soit en reprenant, parfois à plusieurs années de distance, le chemin que sa pensée avait déjà parcouru[4]. Mais lors de ces répétitions, on peut déceler des modifications, des variations par lesquelles, presque imperceptiblement, le sujet s'enrichit, l'idée se précise, la notion centrale se délimite davantage, se clarifie. Ainsi, dans un effort continuel et dans une préoccupation intellectuelle incessante, la pensée de Bernard évolue et avance.

Ce processus est parfaitement illustré par l'exemple de la naissance et du développement d'un concept que Bernard considérait comme le véritable pivot de l'élaboration théorique de ses recherches. Il s'agit de la notion de « milieu intérieur », notion polyvalente et, par ses

3. Voir Grmek, 1967 a.

4. Pour cette particularité de la vie intellectuelle de Bernard, voir nos commentaires dans l'édition du *Cahier de notes*, Paris, 1965.

diverses facettes, à la fois embarrassante pour l'historien et féconde pour le biologiste.

D'après Olmsted[5], Karlik[6], Holmes[7] et la plupart des autres historiens et physiologistes qui se sont penchés sur la question de l'origine du concept de « milieu intérieur », la première expression publique de cette idée bernardienne daterait de 1857. Holmes cependant est revenu sur cette opinion après avoir consulté le compte rendu, publié en 1854 dans le *Moniteur des hôpitaux*, du cours tenu par Bernard cette année-là à la Sorbonne[8]. Claude Bernard lui-même fait remonter le premier enseignement de ce concept à l'année scolaire 1854-1855. En effet, il déclare en 1867 :

> Depuis douze ans je professe mes idées sur le milieu organique intérieur dans les cours de physiologie générale à la Sorbonne[9].

À qui faut-il donner raison ? Les deux affirmations peuvent se justifier ; mais, peu nuancées, elles ont un caractère arbitraire. À vrai dire, la formation du concept de « milieu intérieur » fut graduelle et son éclosion ne peut pas être datée exactement. Le premier enseignement public des idées sur le sang comme milieu intermédiaire (placé entre la nature environnante et les tissus organiques) remonte effectivement à l'année scolaire 1854-1855. Toutefois, c'est à partir de 1851 que le concept de « milieu intérieur » a commencé à prendre corps dans les méditations de Bernard et ce n'est qu'en 1857 qu'il se sert pour la première fois de l'expression « milieu intérieur » ou « milieu organique ».

---

5. Olmsted, 1938, p. 251 ; Olmsted et Harris Olmsted, 1952, pp. 107-108 et 224-225.

6. Karlik, 1964, pp. 136-137.

7. Holmes, 1963 a, pp. 315-335, et 1963 b, pp. 369-376.

8. Holmes, 1967 et 1986.

9. *Rapport*, 1867, p. 183.

Il est fort instructif de voir comment toute une série de ses recherches et de ses réflexions convergèrent précisément vers cette notion. Elle naquit de la généralisation de la théorie des blastèmes et aussi des contradictions entre celle-ci et les formes nouvelles que prenait la théorie cellulaire. Elle se fortifia par le conflit entre le vitalisme de Bichat et la nécessité du déterminisme physico-chimique des phénomènes vitaux. D'autres facteurs sont intervenus dans sa genèse, tels que le désir de concilier le solidisme et l'humorisme, la découverte de la constance relativement grande du taux de sucre dans le sang, les recherches sur le maintien de l'homéothermie chez les animaux à sang chaud, les réflexions sur le caractère « aquatique » des tissus, et également l'attrait d'une généralisation qui ramène les tissus des organismes supérieurs aux principes d'existence des organismes inférieurs plongés dans le milieu marin.

Premier faisceau d'idées sur le milieu intermédiaire

Au début de l'année 1851, Bernard écrivit dans un de ses cahiers de notes :

> Plan de mon livre. Janvier 1851. *Préliminaires. Idées principales qui devront être développées...* Il y a deux conditions indispensables à l'accomplissement des manifestations de la vie : 1° l'*organisme animé* (qui tient de parents semblables à lui) ; 2° le *milieu extérieur* qui recèle toutes les conditions matérielles nécessaires à l'évolution de l'individu. Ces deux grandes conditions sont indispensables, d'où nécessité pour le physiologiste non seulement de connaître l'organisme vivant, mais encore les phénomènes de la nature morte au milieu de laquelle vit l'individu [10]...

10. Collège de France, C VIII e, *Ms. 5*, p. 183.

> Il y a du *sang* qui doit s'entretenir dans une certaine composition pour faire vivre l'individu. Toutes les fonctions de la sanguification se groupent autour de cela [11]...
>
> *De la division des fonctions chez les animaux.* L'animal doit se mettre en rapport avec le monde externe. La vie résulte du contact de l'organisme avec le milieu. Or, dans une cellule ce contact est possible directement, mais dans un animal gros il faut des moyens indirects localisés ; ce sont les appareils, etc. Ainsi, pour les aliments – appareil digestif, etc. ; air – poumons, etc. Mais il faut ensuite que ces aliments, cet air soient portés dans l'organisme, dans toutes les cellules organiques ; il y a le sang – circulation (appareil de distribution). Puisque l'individu se mettra en rapport avec les corps externes : système musculaire, organes des sens, l'appareil nerveux est comme le système sanguin un harmonisateur et distributeur [12].

Certes, l'expression « milieu intérieur » n'intervient pas encore, le concept n'est pas encore formé, mais il est tout prêt à jaillir de ce faisceau d'idées : la vie résulte du contact entre l'organisme et le milieu ; dans les animaux supérieurs, le contact direct entre la cellule et le milieu n'est pas possible ; le sang qui baigne les tissus doit garder une certaine constance dans sa composition ; le système nerveux joue le rôle d'harmonisateur.

Le terme « milieu intérieur » n'est-il pas déjà pressenti par l'utilisation de l'expression pléonastique « milieu extérieur » ? Pourquoi Bernard emploie-t-il cette épithète, à l'époque où le mot « milieu » implique forcément l'« extérieur » ? Il y a certainement là une recherche de style (comme dans la tautologie correspondante « organisme animé »), mais on y pressent déjà le germe de la terminologie future.

---

11. *Ibid.*, p. 201.
12. *Ibid.*, p. 252.

Les physiologistes de la première moitié du XIXe siècle, et Bernard avec eux, savaient très bien que la vie est liée au maintien de certaines propriétés de l'organisme dans des limites bien déterminées. Les changements du milieu provoquent le plus souvent des réactions de l'organisme qui tendent à conserver ou à rétablir l'état optimal. Bernard appliqua, nous l'avons vu, cette idée générale au cas spécial de la composition chimique du sang. Il étudia même cette règle générale dans le cas particulier de l'homéothermie et découvrit le phénomène de l'hypercompensation initiale. En 1851, il nous livre cette pensée judicieuse et remarquable par son image :

> *Chaleur animale.* Quand un animal est échauffé ou refroidi il revient à sa température initiale en outrepassant et en revenant ensuite : absolument comme un pendule qui oscillerait pour se remettre en repos [13].

LES ANNÉES CRUCIALES : 1854-1857

Dans la vie de Claude Bernard, le 1er mai 1854 fut un grand jour, sa première véritable consécration scientifique. Devant « un nombreux et brillant auditoire, composé surtout d'un grand nombre d'internes des hôpitaux, et dans lequel M. Rayer n'avait point dédaigné de venir prendre sa place [14] », Bernard fit sa leçon d'ouverture à la chaire de physiologie générale nouvellement créée à la Faculté des sciences de Paris [15]. Il n'aurait pu avoir d'occasion plus propice pour exprimer publiquement ses idées sur la vie en général, sur la

---

13. *Cahier de notes*, 1965, p. 43.

14. CASTELNAU, 1854, pp. 409-410.

15. Les notes préparatoires de Bernard pour cette leçon inaugurale ont été publiées en 1967 par la Fondation Singer-Polignac sous forme d'une plaquette contenant les feuilles bernardiennes en facsimilé. Le discours effectivement prononcé lors de cette leçon est connu grâce au compte rendu de Paul LORAIN publié dans le *Moniteur des hôpitaux*, 2, 1854, pp. 409-410.

physiologie et sur la méthode expérimentale. Il ne manqua point de le faire, mais en ce qui concerne ses conceptions sur le rapport entre les éléments anatomiques et le milieu, il se contenta d'effleurer le sujet :

> Or, il y a deux conditions générales nécessaires pour la connaissance du mécanisme de la vie : 1° le milieu ; 2° l'organisme. La vie n'est ni dans l'un ni dans l'autre ; elle est dans la réunion de l'un et de l'autre. C'est pour cela que la physiologie ne saurait se passer des sciences anatomique, physique et chimique. Ces deux conditions, milieu et organisme, sont indispensables : supprimez le milieu et supprimez l'organisme, la vie cesse, car elle n'existe que par leur réunion. La vie elle-même siège dans l'organisme vivant, dans la molécule vivante[16].

Toutefois, Bernard reprit cette question et, quelques jours plus tard, dans sa deuxième leçon, il déclara :

> Si nous étudions les phénomènes élémentaires de la vie dans leur cause prochaine, nous trouvons que, parmi ces propriétés élémentaires, la plus générale est la faculté de *nutrition*. Ce mot est souvent employé d'une manière générale pour exprimer la faculté qu'ont les êtres vivants de se nourrir... Mais il peut servir aussi à désigner la faculté qu'a la molécule organique elle-même de s'accroître.
>
> La nutrition est donc une propriété fondamentale appartenant à tous les êtres vivants, animaux et végétaux ; c'est une sorte d'attraction élective qu'exerce une molécule vivante sur le milieu ambiant pour attirer à elle les éléments qui doivent la constituer.

---

16. Cité d'après le compte rendu de LORAIN, *l. cit.*, p. 410. La note originale utilisée par Bernard lors de cette leçon est rédigée ainsi : « Or, quelles sont les conditions nécessaires aux manifestations de la vie ? Il y en a deux absolument indispensables : la première, c'est un organisme vivant ou plutôt apte à vivre ; la deuxième est un milieu favorable pour que la vie se manifeste. La manifestation de la vie ne peut avoir lieu que par l'union ou le contact de ces deux éléments conditionnels » (*Ms. 24b*, f. 11).

Cette propriété appartient à tous les tissus élémentaires, qu'ils soient cellule, fibre ou corpuscule nerveux ; quelque forme qu'ait la molécule, elle se nourrit en attirant à elle les principes qui lui conviennent.

Pour donner une idée de cette nutrition de tous les éléments organiques, qui s'effectue aux dépens du milieu ambiant avec discernement, nous pouvons prendre une comparaison dans la nature inorganique ; nous aurons alors une idée très exacte de ce qui se passe dans la nature organique. Supposez que l'on prenne des cristaux de différents sels, soit un cristal de sulfate de soude et un cristal de nitrate de potasse... Eh bien ! si l'on met ces deux cristaux dans une dissolution de sulfate de soude et nitrate de potasse, on verra le sulfate de soude s'accroître, et il en sera de même du nitrate de potasse ; il n'y aura point confusion ni mélange : le sulfate de soude ira vers le sulfate de soude, et le nitrate de potasse vers le nitrate de potasse. Il en est de même des molécules animées, pour lesquelles le milieu ambiant est le sang ou la sève; chacune prend les principes nécessaires à sa constitution, et rien que ceux-là.

Je n'ai voulu par ce qui précède que faire une simple comparaison, attendu que dans le règne organique et dans le règne inorganique, les phénomènes sont de nature différente. Il y a dans la nutrition un mouvement incessant et rapide qu'on ne retrouve pas à l'état continu dans les êtres inorganiques. Tandis qu'un tissu se nourrit incessamment aux dépens des substances qu'il puise dans son milieu, en même temps qu'il se dénourrit...

Il faut donc, pour l'entretien de l'organisme, un mouvement incessant qui suppose un renouvellement rapide. Le milieu ambiant dans lequel les molécules puisent les principes qui doivent les reconstituer est, chez les animaux supérieurs, le sang ; donc le sang est destiné surtout à reproduire les solides, fibres musculaires, nerfs, etc. En un mot, si l'on suppose une molécule organique vivante, isolée, accessible aux matières alimentaires qui doivent être prises par elle pour l'entretien de ses fonctions, on comprend que cette molécule puisse vivre dans ce milieu ; mais si l'on arrive à l'individu, où existent un grand nombre de molécules, il est impossible qu'elles soient toutes en rapport avec

> l'extérieur ; il faut donc, pour qu'elles soient en rapport avec le milieu, un artifice... Cet artifice, c'est la circulation ; le sang est le milieu.
>
> Donc le sang doit être considéré comme un milieu contenant toutes les substances nécessaires à l'entretien de la vie et les mettant en contact avec tous les éléments vivants[17].

À maints égards, ce texte est révélateur. Nous ne discuterons pas de l'emploi ambigu du terme « milieu ambiant » qui, ici, signifie tantôt le monde extérieur, tantôt les liquides de l'organisme. Un grand pas est fait : désormais, pour Bernard, le sang est un milieu qui, à l'intérieur même de l'organisme, environne les éléments tissulaires, les « molécules animées ».

Le flottement de la terminologie bernardienne à propos de ces éléments est symptomatique. Le terme vague de « molécule animée », « organique » ou « vivante » est préféré à celui de « cellule ». De toute évidence, Bernard s'inspire de la théorie contemporaine selon laquelle la cellule n'est que le centre nutritif puisant électivement sa substance dans le liquide blastématique. Son exposé se ressent fortement des idées de Theodor Schwann ; on peut trouver des formulations analogues dans les publications de John Goodsir (1814-1867), de Jules Béclard (1818-1887) et de Charles Robin (1821-1885) par exemple. Il n'y a pas de doute que Bernard était sous l'influence de ces auteurs. À la théorie des blastèmes nutritifs et germinatifs, il doit sa propre idée de la nutrition indirecte. En fait, sa notion de sang comme milieu n'est initialement qu'une généralisation du concept de la nutrition indirecte des éléments tissulaires.

Il y a plus. On connaît la prédilection de Claude Bernard pour des solutions de compromis, pour des théories qui, face aux antinomies des principes explicatifs,

---

17. *Moniteur des hôpitaux*, 1854, pp. 449-450.

sauvegardent les deux points de vue. Comme dans le cas du conflit entre vitalisme et matérialisme, entre déterminisme et liberté, entre causalité et téléologie, entre organicisme et rôle de l'organisme total, Bernard, confronté au dilemme du solidisme et de l'humorisme, veut les réunir dans une vision synthétique. Il le dit expressément dans sa leçon d'ouverture :

> Haller a établi toute la physiologie sur les solides ; il a tout fait avec la fibre irritable et sensible... Il n'est pas permis aujourd'hui de ne pas tenir compte de ces différents agents vitaux, chimiques et physiques. Haller, et après lui Bichat, furent exclusivement solidistes. Il faut réunir le solidisme à l'humorisme ; il ne faut pas voir simplement les organes, mais les organes et les fonctions, afin de comprendre comment l'individu placé dans son milieu accomplit sa destinée la plus prochaine : vivre et se reproduire [18].

Si dans les autres cas cités plus haut on peut douter de la validité de son effort de conciliation, dans celui du solidisme-humorisme le résultat est certainement heureux. Et c'est précisément grâce à l'idée d'un milieu intermédiaire liquide que Bernard pourra surmonter l'antinomie qui, depuis la dispute entre les dogmatiques et les méthodiques grecs, divisait les médecins. Cette sorte d'éclectisme lui permettra aussi, plus tard, de voir plus juste que Virchow, défenseur d'un nouveau solidisme.

Nous avons vu que, par plusieurs voies, les recherches bernardiennes convergeaient vers la notion de milieu intermédiaire et vers la nécessité de sa constance. Ajoutons encore ses investigations sur la glycémie et sur la chaleur animale, qui devaient attirer son attention sur des mécanismes régulateurs.

Pourtant, cette notion de milieu intermédiaire demeure vague, imprécise et sans désignation propre et elle est passée sous silence dans la *Notice sur les travaux*

---

18. *Ibid.*, p. 412.

de M. Claude Bernard, professeur à la Faculté des sciences (rédigée en juin 1854). Les leçons de physiologie expérimentale données au Collège de France pendant le semestre de l'hiver 1854-1855 montrent également le peu de cas qu'il faisait de son idée, bien que le sujet de ce cours s'y prêtât à merveille : il s'agissait de la glycogénie animale et de la glycémie.

Claude Bernard formula pour la première fois, à cette époque, le concept et l'expression de « sécrétions internes[19] ». Comme l'a bien montré Eugène Gley (1857-1930), il n'était pas encore question d'un message chimique se transmettant d'une partie de l'organisme à l'autre[20]. La sécrétion interne est, pour Bernard, une sécrétion nutritive destinée non à la régulation chimique des processus vitaux, mais à la régénération chimique du plasma, au maintien de sa constitution. Les glandes versent dans le milieu liquide les principes constitutifs que les tissus y puisent. Cette notion se rattache donc à celle de milieu intermédiaire, mais, curieusement, dans ses leçons de 1854-1855, Bernard ne fit aucun rapprochement explicite.

À l'homme de laboratoire que fut Claude Bernard, les années 1855, 1856 et 1857 apportèrent quelques succès brillants : l'expérience du « foie lavé », l'isolement du glycogène, les expériences sur l'osmose à travers les membranes vivantes, les découvertes fondamentales sur l'action du curare, la poursuite triomphante des expériences sur la topographie de la chaleur animale et sur le rôle du suc pancréatique dans la digestion des matières grasses. Ses études sur les matières sucrées le firent vraiment pénétrer dans l'intérieur chimique de l'organisme vivant. Et en 1857, il a toutes les raisons de déclarer avec fierté :

---

19. *Leçons de physiologie expérimentale*, 1855, t. I, pp. 96-97 et 107-109.

20. Gley, 1921, pp. 17-22.

> Je suis le premier qui ait étudié l'intermédiaire. On connaissait les deux extrêmes et on faisait de la physiologie de probabilité avec le reste. Il faudrait développer les conséquences fâcheuses de la physiologie des probabilités[21].

La mort de Magendie, le 7 octobre 1855, fut ressentie par Bernard comme une grave perte, mais aussi, pour le penseur qu'il était, comme une libération. La nomination aux chaires de la Faculté des sciences et du Collège de France et une renommée scientifique peu commune le mirent dans l'obligation de réviser constamment ses opinions générales sur les phénomènes vitaux et de tailler comme un roc ses *verba magistri.*

L'EXPRESSION SURGIT

Les historiens des sciences considèrent généralement que, chez Claude Bernard, le premier énoncé non équivoque et clair du concept de « milieu intérieur » apparaît dans deux leçons données les 9 et 16 décembre 1857 et imprimées deux ans plus tard.

Avant de citer ce texte, nous examinerons un autre document qui nous semble antérieur. Bernard a noté sur une feuille volante :

> La démonstration d'un orifice qui communique à l'extérieur chez les mollusques vient à l'appui de mon idée que le liquide sanguin est un milieu. Ici, l'animal peut prendre de l'eau ou la rejeter pour augmenter ou diminuer la masse de son milieu. Le sang est un milieu dans lequel l'animal sécrète des éléments divers et excrète aussi, de sorte que le sang est une sécrétion interne. Développer cette idée.
>
> Tous les tissus vivent dans les liquides : végétaux – sèves ; animaux – sang. La sécheresse éteint la vie complètement ou passagèrement. L'hémorragie est la soustraction du milieu.

21. Collège de France, C VIII e, *Ms. 10b,* f. 105.

> Le froid, le chaud du milieu fait l'animal à sang chaud ou à sang froid. Indiquer ces idées dans mon livre en indiquant que je les développerai plus tard.
>
> Introduire dans le volume. Le sang est un milieu intérieur alcalin comme l'eau de la mer. Toutes les excrétions, tous les éléments, tout s'y trouve pêle-mêle. Tous les tissus organiques vivent dans l'eau. Tous les animaux sont aquatiques. Réaction alcaline forcée du liquide intérieur des tissus[22].

Malheureusement, ce texte n'est pas daté. Mais il est écrit sur une feuille au liséré noir et portant en tête le filigrane « C. B. ». Nous avons pu établir que c'est là le papier de deuil utilisé par Claude Bernard après le 4 mai 1857, date de la mort de son fils Claude-Henri. Certes, cela nous indique seulement le *terminus post quem* du texte étudié ; toutefois, il est peu probable que ce papier ait été employé à une date beaucoup plus tardive.

Le mot « intérieur » ne fut pas écrit immédiatement, dans le premier jet de la phrase ; il a été intercalé entre « milieu » et « alcalin » sans nul doute au moment même de la rédaction du texte. Il apparaît ainsi comme un brusque ajout, une inspiration. Or, quelques années avant cette date, le terme a été utilisé au moins une fois déjà dans un contexte semblable à celui du premier faisceau des idées bernardiennes[23]. En effet, dans l'introduction d'un manuel de chimie physiologique publiée en 1853, Charles Robin (1821-1885), premier professeur d'histologie à la Faculté de médecine de Paris, a désigné incidemment, entre parenthèses, les humeurs de l'organisme comme « ce "milieu" de l'intérieur[24] ». Bernard connaissait et appréciait l'œuvre de Robin. Les deux savants se rencontraient à l'époque

---

22. Collège de France, C VIII e, *Fasc. 24c*, f. 61.

23. Holmes, 1967, pp. 181-182, et 1986, pp. 6-8 ; Robin E. D., 1979, pp. 257-258.

24. Robin et Verdeil, 1853, t. I, p. 13.

assez régulièrement lors des séances de la Société de Biologie dont ils étaient, depuis 1849, membres fondateurs[25]. Certes, il est possible que Bernard ait lu l'expression forgée par Robin et qu'il s'en soit servi de manière inconsciente, en oubliant la source.

Chez Robin, l'expression surgit au cours d'une réflexion sur la nécessité de s'occuper, dans les études anatomiques, des parties liquides de l'organisme et non seulement des structures solides. Il y a de cela chez Bernard aussi, mais d'une manière secondaire, sous-jacente à des considérations plus originales. La priorité de Robin dans l'invention de l'expression en question paraît aujourd'hui bien établie, mais cela ne diminue pas les mérites historiques de Bernard dans l'établissement du concept à facettes multiples qu'elle désignera par la suite. Dans ses écrits postérieurs, Robin ne fera que répéter son idée initiale, tandis que Bernard ne cessera de la développer et de l'enrichir par des considérations inattendues[26].

Sur la feuille au liséré noir, le mot « intérieur » apparaît à la suite d'une observation concrète, d'un exemple emprunté à l'anatomie comparée. On peut désigner, certes, le liquide sanguin comme un milieu, mais cela ne devient vraiment important qu'en considérant ses rapports avec l'extérieur, avec le milieu au sens traditionnel du terme. Bernard constate que, chez les Mollusques, la séparation entre les deux milieux saute aux yeux, se présente comme une réalité anatomique évidente. On ignorait que le parallèle entre le sang et l'eau de mer – parallèle qui, grâce aux travaux de Léon Frédéricq, de Filippo Botazzi, de René Quinton et d'Archibald

25. Pour la vie et l'œuvre de Robin, voir Genty, 1931 ; pour l'histoire de la Société de Biologie et les activités de Bernard et de Robin dans son cadre, voir Gley, 1900, pp. 168-312, et Schnitter, 1992.

26. Holmes, 1986, pp. 10-11.

Macallum, connut un grand succès dans la biologie marine[27] – se trouvait à l'origine même du concept bernardien.

Dans ses leçons de décembre 1857, c'est par un tout autre biais que Claude Bernard aborde le problème :

> Dans les corps vivants [...] il y a une évolution organique spontanée qui, bien qu'elle ait besoin du milieu ambiant pour se manifester, en est cependant indépendante dans sa marche. Ce qui le prouve, c'est qu'on voit un être vivant naître, se développer, devenir malade et mourir sans que cependant les conditions du monde extérieur changent pour l'observateur, et réciproquement [...] Cette sorte d'indépendance que possède l'organisme dans le milieu extérieur vient de ce que, chez l'être vivant, les tissus sont en réalité soustraits aux influences extérieures directes et qu'ils sont protégés par un véritable milieu intérieur qui est surtout constitué par les liquides qui circulent dans le corps. Cette indépendance devient d'ailleurs d'autant plus grande que l'être est plus élevé dans l'échelle de l'organisation, c'est-à-dire qu'il possède un milieu intérieur plus complètement protecteur. Chez les végétaux et chez les animaux inférieurs, ces conditions d'indépendance diminuent d'intensité et créent des rapports plus directs entre l'organisme et le milieu ambiant. Dans les vertébrés à sang froid, nous voyons encore le milieu extérieur avoir une grande influence sur l'aspect des phénomènes ; mais chez l'homme et les animaux à sang chaud, l'indépendance du milieu extérieur et du milieu interne est telle qu'on peut considérer ces êtres comme vivant dans un milieu organique propre. Nous n'avons pas encore pu pénétrer avec nos instruments dans ce milieu intérieur de l'être vivant, mais son influence est très grande. Nous désignerons pour le moment cette activité vitale spontanée sous le nom de conditions organiques ou physiologiques[28]...

---

27. Voir HOLMES, 1965, pp. 321-325.

28. *Leçons sur les propriétés... des liquides,* 1859, t. I, pp. 9-10 (Leçon du 9 décembre 1857).

> Ce qui caractérise tous les liquides dont nous venons de parler, c'est-à-dire le sang, le chyle et la lymphe et ce qui doit les rapprocher les uns des autres, c'est qu'ils sont mis en mouvement dans l'organisme. Le sang, chassé dans toutes les parties du corps, est ramené au centre pour être ensuite renvoyé dans toute l'économie. Il résulte de là que le sang se met en contact incessamment avec toutes les molécules organiques de nos tissus, en même temps qu'il se trouve en rapport médiat avec le milieu extérieur dans lequel il puise des matériaux de réparation et auquel il rend des produits devenus impropres à la vie, au moyen d'un certain nombre d'appareils spéciaux.
>
> Considéré ainsi d'une manière générale, le sang constitue un véritable milieu organique, intermédiaire entre le milieu extérieur dans lequel vit l'individu tout entier et les molécules vivantes qui ne sauraient être impunément mises en rapport direct avec le milieu extérieur. Aussi le sang contient-il tous les éléments nécessaires à la vie, éléments qu'il vient puiser au dehors par le moyen de certains appareils organiques. Ensuite il agit comme véhicule de toutes les influences qui, venues du dehors, agissent sur les fibres des tissus : oxygène, substances nutritives, conditions de température, etc.
>
> Comme je le disais, le sang est donc un véritable milieu dans lequel tous les tissus rejettent leurs produits de décomposition, et dans lequel ils trouvent pour l'accomplissement de leurs fonctions des conditions invariables de température, d'humidité, d'oxygénation, en même temps que les matériaux azotés, hydro-carbonés et salins sans lesquels les organes ne peuvent se nourrir. Toutefois, dans cette nutrition des organes, il faut considérer que les tissus sont actifs et agissent sur le sang pour s'approprier, suivant leur nature, les différents matériaux dont ils sont constitués[29].

Dans cet exposé bernardien, l'argument majeur réside – on le voit bien – dans le rôle protecteur du milieu intérieur et beaucoup moins dans les fonctions régulatrices.

---

29. *Ibid.*, pp. 42-43 (Leçon du 16 décembre 1857).

La tâche principale du sang est de protéger l'organisme des variations des conditions externes et de lui assurer ainsi l'autonomie. Le degré d'indépendance des organismes vis-à-vis du milieu extérieur serait – selon Bernard – proportionnel au rang de l'organisme sur l'échelle de l'organisation. Cette dernière idée est fort belle et sera reprise avec éclat par les partisans de l'évolutionnisme. Cependant, Bernard ne l'entendait pas de la même façon que ces derniers : sa notion de série zoologique n'impliquait pas l'évolution réelle des espèces dans le temps.

Claude Bernard répète ses opinions sur le rôle essentiellement nutritif du milieu intérieur liquide et, de plus, considère cette fois-ci son rôle épurateur. Il énumère les conditions du sang considéré comme milieu : oxygénation, teneur en eau, température, substances nutritives (matériaux azotés, sucrés, sels). Dans d'autres parties du même cours (non citées ici), il rappelle en outre la réaction alcaline et la pression sous laquelle circule le sang. Holmes a bien remarqué que le choix bernardien des conditions du « milieu intérieur » ne dérive pas de la constatation empirique de ses propriétés, mais qu'il relève des catégories traditionnellement utilisées pour décrire les conditions externes de la vie[30]. Claude Bernard définit les conditions du milieu qui entoure les éléments organiques par des termes parfaitement calqués sur ceux employés par les physiologistes de l'époque (par exemple Friedrich Tiedemann et Jules Béclard dans leurs traités de physiologie humaine) pour décrire l'influence du monde externe sur l'organisme.

30. Holmes, 1963b, p. 370.

Quelques notes du « Cahier rouge »

La formation du concept de « milieu intérieur » appartient à l'époque où Bernard tenait une sorte de journal scientifique et confiait régulièrement ses pensées à un cahier à couverture rouge. Ce précieux document nous dévoile ainsi quelques aspects de la notion de « milieu intérieur » qui ressortent moins bien des textes destinés dès le départ à la publication. Tout d'abord, nous voyons se confirmer son attachement à l'idée de blastèmes, substances organiques liquides ou semi-liquides auxquelles on attribuait le pouvoir d'engendrer des structures anatomiques[31].

Dans le cahier perce une hantise du chercheur : la difficulté de pénétrer par les moyens habituels de l'expérimentation dans le véritable univers interne de l'organisme. L'existence d'un milieu interposé constitue un obstacle particulier dans l'expérimentation sur les êtres pluricellulaires. L'expérimentateur ne peut agir directement sur les éléments histologiques, car le milieu liquide le sépare des tissus. Bernard songe comme il serait instructif de « nous promener la canne à la main dans le sang et voir nos tissus aquatiques », comme il serait passionnant « si nous pouvions être un globule de sang ». Hélas, déplore-t-il, le chercheur n'est pas placé dans le milieu sanguin, et ainsi une grande partie de ses expériences comportent un vice d'origine.

Voici quelques-unes des notes bernardiennes :

> Faire la chaîne des corps bruts aux corps vivants jusqu'à l'homme. Plus l'individu s'élève, plus le milieu intermédiaire augmente et plus nous en sommes loin expérimentalement, parce que le milieu n'agit plus sur lui et que nous ne mesurons que l'extérieur. Nous

31. *Cahier de notes*, 1965, pp. 57, 60, 192-195, 229-230, etc.

n'avons que la résultante. Il faudrait nous promener la canne à la main dans le sang et voir nos tissus aquatiques. Y a-t-il des tissus aériens [32] ?

Il s'agit avant tout d'introduire ces conditions comme pierre angulaire de toute expérimentation physiologique. L'avenir de toute expérimentation physiologique en dépend. Sans cela on ne parviendra jamais. Les efforts si louables que nous avons signalés de la part des expérimentateurs resteront toujours dans une fausse exactitude, car les organes sont réellement dans un autre milieu extérieur, dans le milieu sanguin. C'est dans les modifications de ce milieu intérieur qu'il faut chercher les conditions et les étudier.

Nous sommes comme les gens qui mesurent les conditions de l'air pour faire des expériences sur des poissons dans l'eau. Nos tissus ne reçoivent pas plus l'influence de l'air que les poissons. Nos tissus sont aquatiques comme les poissons. Ils meurent quand on les met à l'air. Si nous pouvions être un globule de sang, nous verrions que les propriétés de chaque tissu sont en rapport avec le milieu sanguin, mais nous n'y sommes pas [33].

Les corps bruts n'ont qu'un seul milieu : le milieu ambiant. Les corps vivants ont deux milieux : 1° le milieu ambiant physico-chimique et 2° le *milieu organique*. Dans ce dernier milieu l'animal porte tout ce qui lui faut, ses matériaux liquides et gazeux dans son sang, sa température propre. Plus l'animal est élevé, plus ce milieu organique est protecteur, mais aussi plus ses organules sont délicats et moins le milieu physico-chimique agit directement. Chez les animaux à sang froid et chez les végétaux, le milieu extérieur agit bien plus directement que chez les animaux à sang chaud.

Faire un conspectus général des êtres d'après ces idées, comme introduction à la physiologie générale. Toute cette harmonie impossible à méconnaître pour le naturaliste. Physicien et chimiste dans un cas différent : il ne voit qu'un coin infiniment petit.

32. *Ibid.*, pp. 152-153.
33. *Ibid.*, p. 153.

> Rien ne se fait dans le sang lui-même, mais tout dans son contact avec les tissus[34].

La notion de contact intervient très souvent dans les méditations bernardiennes. L'essence de la vie – insiste-t-il à maintes reprises – tient dans des phénomènes de contact entre les matières brutes et vivantes[35]. La vie n'appartient à aucune structure prise isolément ; elle est un phénomène de relation.

Ce contact entre l'organisme et le milieu, Bernard l'envisagea tout d'abord au niveau de la surface de l'être vivant. Il comprenait aisément que le tube digestif appartient au monde extérieur et non à l'organisme proprement dit ; mais ce n'est qu'en développant l'idée de « milieu intérieur » qu'il déplaça la zone des manifestations essentiellement vitales au niveau du contact entre les tissus et le plasma. C'est précisément ce déplacement de l'intérêt physiologique, c'est cette importance toute nouvelle de la surface cellulaire et c'est cette pénétration vers l'intérieur qui séduisirent Bernard et qui le poussèrent à constituer la notion de « milieu intérieur ». N'avait-il pas suivi le même chemin en étudiant le métabolisme des glucides et en établissant la conception de la « nutrition indirecte » ?

Le régulateur suprême, qui est aussi le lien entre le monde et l'être, c'est le système nerveux qui agit de plusieurs façons sur le « milieu intérieur » :

> Importance du système nerveux qui communique avec le monde extérieur d'une part, et qui fait fonctionner les organes intérieurs pour constituer leur milieu intérieur dans lequel ils doivent vivre[36].

34. *Ibid.*, pp. 104 et 192.
35. *Ibid.*, p. 97. Voir aussi Bernard, *Introduction*, 1865, p. 120.
36. *Cahier de notes*, 1965, p. 93.

LE REGARD SE TOURNE VERS LES CELLULES

Dans l'étude de la relation entre les humeurs et les parties solides du corps animal ou végétal, le regard de Bernard s'était primitivement tourné vers la partie liquide, vers le *medium* lui-même. Il appréciait à leur juste valeur les éléments histologiques, mais ne les décrivait que d'une manière volontairement imprécise, empruntant à la fois à Bichat et à Schwann. Ce n'est pas par hasard que son ouvrage majeur de la première période porte le titre *Leçons sur les propriétés physiologiques et les altérations pathologiques des liquides de l'organisme*. Mais il fut suivi, à sept ans de distance, des *Leçons sur les propriétés des tissus vivants*.

Que s'était-il passé entre-temps ? Peu à peu, les éléments histologiques acquirent, dans la vision bernardienne, une place primordiale. Ce déplacement du centre de gravité de son intérêt s'opéra en grande partie sous l'influence des nouvelles formes que prenait la théorie cellulaire dans les pays de langue allemande. Il est important de noter que Claude Bernard développa l'idée de « milieu intérieur » à peu près à l'époque où Rudolf Virchow forgea le concept de « pathologie cellulaire ». Le physiologiste français eut connaissance des théories du pathologiste allemand au plus tard en mars 1859 et en fut certainement impressionné. Au cours de cette année 1859, il avait soigneusement étudié les publications de Virchow, ce dont nous trouvons trace dans le cours de pathologie expérimentale professé en 1859-1860 au Collège de France[37]. De plus en plus s'imposait à lui l'idée de la primauté de la physiologie et de la pathologie des composants solides sur celles des parties liquides :

---

37. Voir le chapitre XI.

> La physiologie, comme la pathologie, doit se ramener aux propriétés des éléments histologiques, éléments qui ne sont eux-mêmes que des organules vivants plus ou moins délicats et élevés, et dont l'assemblage constitue un organisme total[38].

Ne niant pas une certaine influence des auteurs allemands, Bernard insiste sur le caractère indépendant de son revirement. Certaines coïncidences dans les opinions exprimées lui paraissent témoigner de l'évolution naturelle de la science[39].

Désormais, pendant chaque année scolaire, Bernard va reprendre et remodeler ses idées sur le sang comme milieu intérieur et, maintenant, y ajouter des réflexions et des données plus précises sur les éléments histologiques.

Son cours de pathologie expérimentale de l'année 1860-1861, demeuré inédit, montre qu'il exploite des renseignements de l'anatomie comparée et qu'il n'a nullement oublié les aperçus consignés auparavant sur le papier de deuil mentionné plus haut. En particulier, il met en évidence avec plus de détails la séparation progressive entre les milieux extérieur et intérieur en montant dans l'échelle zoologique.

> COURS DE PATHOLOGIE EXPÉRIMENTALE AU COLLÈGE DE FRANCE, 1860-1861. *Deuxième leçon*, le 19 décembre 1860. – Du milieu intérieur ou sang. Nécessité de reprendre l'histoire du sang, en le considérant comme un véritable milieu intérieur dans lequel vivent les éléments histologiques, comme autant d'êtres distincts et conservant leur autonomie. En effet, les éléments organiques ne sont point imbibés par le sang. Ils se nourrissent dans le sang par leur activité propre.
>
> La circulation du sang répond au renouvellement du milieu. Les nerfs règlent ces renouvellements du milieu et le contact entre le sang et les organules. C'est là le

38. *Ms. 24c*, f. 56.
39. *Principes*, 1947, p. 272, note 2.

point important à déterminer expérimentalement. Nous verrons ainsi les influences nerveuses et morales se traduire par des phénomènes de circulation et des conséquences physico-chimiques. Nous lierons par là les phénomènes physiologiques avec les phénomènes physico-chimiques de l'organisme et ce sera, nous l'espérons, une nouvelle ère pour la chimie physiologique.

Quand on soustrait le milieu ambiant, l'individu meurt ; quand on soustrait le sang, milieu intérieur, la même chose arrive. Si on restitue rapidement l'un ou l'autre milieu, la vie reprend son cours.

Dans le sang tous les éléments histologiques rejettent les produits de décomposition en même temps qu'ils y trouvent leurs éléments nutritifs, comme les poissons dans la mer, les mammifères et oiseaux dans l'air et sur la terre. Le sang est le théâtre de tous les phénomènes pathologiques et de tous les phénomènes physiologiques[40].

Troisième leçon, le 21 décembre 1860. – Du sang comme milieu (suite). L'idée de considérer le sang comme milieu trouve des arguments dans l'anatomie comparée. Cette comparaison faite dans les animaux supérieurs donne toujours une solution plus étendue et une interprétation plus exacte des phénomènes.

D'abord les systèmes digestif et circulatoire sont confondus (actinies). Ensuite, le système circulatoire ne présente pas un système clos (dentale et autres mollusques) ; chez les animaux supérieurs il est clos (observations de Brücke sur les lymphatiques)[41].

Ces fragments sont extraits de notes autographes de Bernard, et nous pouvons les compléter par un compte rendu du Dr Auguste Tripier, son élève, qui faisait alors œuvre de secrétaire scientifique.

Voici la relation de Tripier :

Troisième leçon, le 21 décembre 1860. – Le sang est le milieu des organules. Comment est divisé, comment est limité ce milieu ? Ce point a été résolu diversement

40. *Ms. 21b*, f. 2-3.
41. *Ibid.*, f. 3.

> suivant les théories générales. Est-il immédiatement en communication avec le milieu extérieur, ou bien est-il séparé ?
>
> Les faits d'anatomie humaine sont toujours éclairés par l'anatomie comparée. Dans les animaux tout à fait inférieurs, le système sanguin n'existe pas ; il est tout à fait confondu avec le système digestif, par exemple actinies, animaux dans lesquels il n'y a pas de milieu intérieur.
>
> À mesure qu'on remonte, le système se clôt de plus en plus. Chez certains mollusques, on trouve que le système circulatoire présente des ouvertures qui font communiquer le milieu intestinal avec le milieu intérieur. Delle Chiaje avait démontré des canaux à circulation d'eau ; mais indépendamment de cela il y a des communications entre le système sanguin et l'extérieur (Lacaze-Duthiers). Chez certains mollusques acéphales, un sphincter fait au besoin communiquer le cœur avec l'extérieur. Lorsque le sang manque d'eau, l'animal peut en prendre directement [42]...

En 1862, 1863 et 1864, les mêmes idées sont reprises et présentées d'une façon légèrement modifiée. Ce remaniement perpétuel, cette « rumination » de Bernard se traduit bien dans les notes prises par ses divers auditeurs. Par exemple, les notes de Pasteur, prises au cours de Bernard pendant le semestre d'hiver 1862-1863, illustrent parfaitement l'importance qu'il attribuait à la notion de « milieu organique » et montrent en même temps l'irruption de nouveaux courants de la théorie cellulaire [43]. C'est que juste alors, Bernard venait de lire et, dictionnaire à la main, de traduire pour son propre usage l'étude d'Ernst von Brücke (1819-1892) sur les « organismes élémentaires [44] ». Il en conserva un souvenir profond et durable.

42. *Ms. 20d*, f. 14-15.

43. Voir chapitre x.

44. E. Brücke, « Die Elementarorganismen », *Sitzungsberichte der Akademie der Wissenschaften*, 1861, pp. 381-406. – La traduction

Dans les cours de 1863-1864 et de 1864-1865, la discussion sur « le milieu intérieur comme champ d'action de la médecine expérimentale » se poursuit[45]. Citons comme exemple la leçon donnée à la Sorbonne le 19 mars 1864. Nous en présentons un extrait d'après les notes autographes de Bernard[46] qui sont légèrement différentes du discours recueilli et publié par Émile Alglave[47] :

> La considération d'un seul milieu cosmique peut suffire pour la phytologie et la zoologie, mais au point de vue de la physiologie générale qui remonte aux éléments organiques des manifestations de la vie, cela ne suffit plus. En effet, pour comprendre la vie de l'organisme tout entier, il nous faut connaître ses rapports avec le *milieu cosmique général.* Mais pour concevoir aussi la vie de l'élément anatomique, il nous faut connaître le *milieu organique* au sein duquel seul il peut vivre.
>
> C'est pourquoi dans mes cours de Physiologie générale, j'ai toujours professé qu'il fallait admettre deux ordres de milieux pour les êtres vivants : 1° les *milieux cosmiques* ou *extérieurs*, appartenant à l'individu ; 2° les *milieux organiques* ou *intérieurs*, appartenant aux éléments anatomiques qui composent l'être vivant.
>
> Cette idée, que je crois avoir développée le premier, est déjà adoptée par plusieurs physiologistes et vous verrez, si je ne me trompe, qu'elle permet de comprendre et d'analyser avec plus de facilité les phénomènes élémentaires de la vie.
>
> Chez les êtres inférieurs, il n'y a, pour ainsi dire, pas de milieu intérieur (infusoires s'imbibent du sucre,

---

française de ce texte se trouve dans le Fonds Claude Bernard au Collège de France, *Ms. 13a*, pp. 87-113.

45. Voir par exemple *Revue des cours scientifiques*, 1863-1864, pp. 273-278, et 1864-1865, pp. 102-107 ; *Leçons de pathologie expérimentale*, 1872, pp. 434-444 ; *Science expérimentale*, 1878, pp. 45-49.

46. *Ms. 21a*, f. 77-82.

47. *Leçons sur les propriétés des tissus vivants*, 1866, pp. 26-60.

vorticelles ressentent toutes les influences immédiates du milieu extérieur, vivent dans l'eau). Ce seraient en quelque sorte des éléments organiques libres vivant directement dans le milieu extérieur[48].

À mesure que les phénomènes de la vie s'élèvent, l'organisation est plus délicate et se complique, les éléments organiques deviennent plus délicats et ne peuvent plus vivre directement dans le milieu extérieur. Ou bien il se crée un milieu intérieur, ou bien ces êtres deviennent parasites et vivent dans les autres; exemple: infusoires hématozoaires, helminthes, etc., qui vivent dans les autres organismes. Ces organismes parasitaires empruntent en quelque sorte les milieux d'autres êtres vivants. Cette nécessité de milieux spéciaux entraîne chez ces animaux des migrations les plus singulières, comme cela arrive aussi chez des animaux élevés qui changent de climat (œstre de cheval, anguillule du froment, trichine, etc.).

Dans les organismes plus élevés et à mesure que la masse augmente, comme les éléments organiques ne pourraient plus être en rapport avec les influences chimico-physiques extérieures, le milieu intérieur prend de l'importance et il se constitue sous la forme d'un liquide circulant et se mettant en rapport incessamment avec les organes et les éléments. Ce liquide prend le nom de sang ou liquide nourricier.

Le sang n'est pas autre chose qu'un milieu intérieur ou intermédiaire. Les éléments anatomiques sont dans le sang comme les poissons dans l'eau, c'est-à-dire ne sont pas imbibés dans leur substance. Exemple: globules du sang, fibres musculaires, etc.[49].

À mesure que ce milieu intérieur s'élève et tend à s'isoler du milieu extérieur et à ne présenter que les conditions modifiées d'une manière spéciale en vue de la vie des éléments organiques qui sont de plus en plus

---

48. Le texte imprimé est modifié, sans doute par Bernard lui-même: « Ce sont en quelque sorte des éléments organiques libres, vivant en quelque sorte dépourvus des milieux intérieurs, bien qu'ils aient cependant une organisation assez complexe, et que nous n'allions pas jusqu'à les considérer comme des cellules simples. » (*Ibid.*, p. 56.)

49. Le texte recueilli et publié par Alglave comporte ici une explication sur « des phénomènes d'endosmose à travers les parois des éléments histologiques » (*ibid.*, p. 57).

protégés contre les variations externes, le sang conserve sa température, donne des matières nutritives spéciales, etc.

Je comprends sous le nom de milieu intérieur le sang et tous les liquides plasmatiques ou blastématiques qui en dérivent. Exemple : greffes d'os, de nerfs placés dans le tissu cellulaire se développent dans ce milieu mais pas dans tous organes[50].

Les milieux intérieurs sont donc des produits de l'organisme. C'est le produit des organes et des appareils dits de nutrition (digestion, respiration, sécrétion) qui n'ont pas d'autre but que de préparer un liquide général nourricier dans lequel vivent les éléments organiques essentiels à la vie, tels que les éléments musculaires et nerveux.

Il y a de plus des organes que j'ai appelés de *sécrétion interne*, tels que le foie, la rate, les glandes sanguines qui ne sont que des organes formateurs du sang par divers éléments qu'ils y versent. Le rôle des cellules glycogènes n'a pas d'autre but que de faire du sucre qui est un élément du sang...

Dans un article rédigé en septembre 1864, Claude Bernard s'exprime ainsi :

Notre corps entier ou notre organisme n'est, nous le répétons, qu'un agrégat d'éléments organiques, ou mieux d'organismes élémentaires innombrables, véritables infusoires qui vivent, meurent et se renouvellent chacun à sa manière. Cette comparaison exprime exactement ma pensée, car cette multitude inouïe d'organismes élémentaires associés qui composent notre organisme total existent, comme des infusoires, dans un milieu liquide qui doit être doué de chaleur et contenir de l'eau, de l'air et des matières nutritives. Les infusoires libres et disséminés à la surface de la terre trouvent ces conditions dans les eaux où ils vivent. Les infusoires de notre corps, plus délicats, groupés en tissus et en organes, trouvent ces conditions, entourés de protecteurs spéciaux, dans notre fluide sanguin, qui est leur véritable liquide nourricier. C'est dans ce liquide, qui ne les imbibe pas, mais qui

50. Cet exemple n'est pas mentionné dans la version imprimée.

> les baigne, que s'accomplissent tous les échanges matériels, solides, liquides ou gazeux, que leur vie exige ; ils y prennent leurs aliments et y rejettent leurs excréments, absolument comme des animaux aquatiques. D'ailleurs, la vie ne s'accomplit jamais que dans un milieu liquide. Ce n'est que par des artifices de construction que les organismes de l'homme, ainsi que ceux d'autres animaux, peuvent vivre dans l'air ; mais tous les éléments actifs de leurs fonctions vivent sans exception, à la façon des infusoires, dans un milieu liquide intérieur. C'est pourquoi j'ai donné le nom de *milieu intérieur organique* au sang et à tous les liquides blastématiques qui en dérivent[51].

Il est significatif que ce passage soit inclus dans une étude sur le curare. Bernard veut appliquer sa conception du « milieu intérieur » à un problème concret : l'action des poisons. En effet, ceux-ci n'agissent pas directement sur un organisme supérieur mais doivent franchir la barrière du milieu intermédiaire. Les conséquences logiques en sont multiples et l'une d'elles, d'ordre pratique, frappe l'esprit de Bernard : quand la physiologie sera définitivement fondée, « nous pourrons, par des modifications du milieu sanguin, exercer notre empire sur tout ce monde d'organismes élémentaires qui constituent notre être ; en connaissant les lois qui régissent leurs rapports divers, nous pourrons régler et modifier à notre gré les manifestations vitales[52] ».

Le véritable champ d'action de la médecine – déclare Bernard – ne peut être que le milieu intérieur[53]. Toute la science des êtres vivants se résume dans la connaissance des modificateurs normaux, pathologiques et

51. BERNARD, « Le curare », 1864 ; repris dans *La Science expérimentale*, 1878, pp. 275-277.

52. *Ibid.*, p. 314.

53. BERNARD, « Du milieu intérieur comme champ d'action de la médecine expérimentale », *Revue des cours scientifiques*, 2, 1854, pp. 102-107.

thérapeutiques des éléments histologiques. Or, en règle générale, ces modificateurs n'agissent qu'en passant par le milieu intérieur. Cela ouvre des perspectives nouvelles aux explications des phénomènes toxiques et à l'application pratique des médicaments. Bernard ne tardera donc pas à introduire son concept de « milieu intérieur » dans la médecine.

LE PROJET DE L'*INTRODUCTION*

Dès 1863, Bernard avait décidé d'écrire un ouvrage majeur, un exposé systématique de sa « philosophie biologique », précédé ou plutôt introduit par des réflexions sur l'application de la méthode expérimentale dans l'étude des phénomènes biologiques normaux et pathologiques. Cette décision prise, il avait rédigé, sous le titre « Plan de l'*Introduction* », une série de petits paragraphes dont certains montrent à quel point la notion de « milieu intérieur » était devenue le pivot de sa conceptualisation des problèmes fondamentaux de la biologie. Voici le canevas de ce que sera l'œuvre la plus célèbre de Bernard :

> PLAN DE *L'INTRODUCTION*. – *Première partie : Considérations sur l'expérimentation chez les êtres vivants.* – Identité des principes de l'expérimentation sur les corps bruts et sur les corps vivants. But semblable du physiologiste et du physicien. Déterminer les causes les plus prochaines ou les conditions d'existence les plus immédiates des phénomènes...
>
> Les conditions de milieu que le physicien doit étudier et connaître sont les conditions du milieu cosmique général que j'appellerai *conditions macrocosmiques*. Les conditions de milieu que le physiologiste doit connaître sont également les conditions du milieu macrocosmique dans lequel l'organisme vivant entier manifeste son activité. Mais il doit également connaître la constitution et les conditions d'un milieu organique propre à l'être vivant et que

j'appellerai *milieu microcosmique* parce qu'il appartient à l'organisme qui forme un microcosme dans le grand tout, le macrocosme. (Je suis le premier à avoir considéré le milieu microcosmique.)

Quand les corps bruts n'ont pas d'autre milieu que le milieu cosmique, ils tombent en indifférence chimique avec lui quand on les abandonne, et pour manifester leurs propriétés, il faut les placer dans un nouveau milieu avec lequel ils ne sont plus en indifférence chimique (c'est le cas de l'excitant). On peut créer un milieu inorganique intérieur ou microcosmique pour les corps bruts; exemple: une machine à vapeur possède un milieu microcosmique. Une montre possède un milieu ou des conditions intérieures microcosmiques. (Mais alors la machine à vapeur, la montre forment des microcosmes, c'est-à-dire des systèmes dans le grand tout. C'est l'homme qui les a créés). Ces conditions microcosmiques sont en équilibre instable ou en opposition avec les conditions macrocosmiques. Ainsi la vapeur, l'élasticité des ressorts dans une machine, agit contre l'attraction terrestre qui est une condition macrocosmique.

Les corps vivants possèdent des milieux ou conditions microcosmiques indépendants ou dépendants du milieu macrocosmique (organismes inférieurs, végétaux, animaux à sang froid et sang chaud).

Un système intérieur ou microcosmique, une machine brute, a été créé par l'homme; elle est entretenue en mouvement par une force physique ou chimique que l'homme a utilisée à cet effet. Un système intérieur ou microcosmique *vivant* est créé par un auteur que nous ignorons; elle est éternelle, c'est-à-dire elle se transmet par génération ou par propagation; elle est maintenue en activité par la force vitale qui l'a créée et qui fait repousser et nourrit constamment les organes.

Les conditions essentielles de tout milieu macroscopique ou microscopique sont l'eau, l'air, la chaleur, la pression atmosphérique, l'électricité et la lumière. En général, les corps actifs sont solides; les liquides et les gaz ne sont que des véhicules...

Les microcosmes bruts ont une action limitée; les vivants une durée éternelle par génération.

Dans les systèmes bruts l'homme connaît toujours les conditions d'action puisqu'il les a créées. Dans les systèmes vivants que l'homme n'a pas créés, il ignore la nature de la force active; il l'appelle vitale et ce n'est au fond qu'une force créatrice et directrice que l'homme considère comme analogue à son principe intellectuel...

En résumé, les conditions de spontanéité d'une machine quelconque, brute ou vivante, proviennent des conditions de son milieu intérieur. Dans une machine brute, ces conditions s'épuisent; dans une machine vivante, ces conditions se renouvellent toujours par l'évolution vitale qui a une durée définie et fixée.

Par conséquent, les conditions organiques ou microcosmiques d'un être vivant sont les seules causes de sa spontanéité. Plus ce milieu microcosmique est séparé et indépendant du milieu macrocosmique, plus l'individu est indépendant.

Le milieu intérieur ou microcosmique d'une machine brute, quand il communique avec le milieu macrocosmique, participe à ses conditions générales (chaleur, humidité, pression barométrique, etc.). De même, le milieu microcosmique vivant communique avec le milieu macrocosmique et participe à ses propriétés générales.

L'organisme vivant se compose donc de deux choses: 1° les éléments organiques définis spécifiquement; 2° le milieu dans lequel ces éléments agissent.

Les éléments organiques (histologiques) doivent être définis spécifiquement comme l'individu entier lui-même. S'ils ont des propriétés générales, ils ont aussi des aptitudes *sui generis* d'impressionnabilité. De sorte que, originairement, chaque élément est individuel comme l'individu tout entier.

Les éléments organiques sont tous aquatiques, c'est-à-dire que si l'on peut distinguer des animaux qui vivent dans l'air, tous les éléments histologiques vivent dans un liquide. Par conséquent, tous les milieux microcosmiques sont liquides...

En résumé, quand on veut constater l'influence des conditions cosmiques sur des corps vivants ou bruts, il faut que ces conditions externes altèrent les corps

> actifs eux-mêmes. Or, dans les animaux à sang chaud, ces influences n'agissent pas. Ce qui fait que ces animaux conservent une indépendance et une liberté parfaite au milieu des autres corps qui sont enchaînés aux conditions terrestres.
>
> Mais il y a des conditions spéciales aux êtres vivants. Le milieu liquide dans lequel vivent leurs éléments histologiques n'est pas seulement de l'eau; il y a des matières salines, des matières organiques spéciales, une réaction particulière. Tout cela caractérise le milieu organique. Il y a des conditions de pression différentes, etc.
>
> Il faut suivre la détermination des conditions organiques à l'état physiologique, à l'état pathologique et à l'état de retour thérapeutique. La maladie doit toujours être en rapport avec des conditions du milieu organique. La thérapeutique doit toujours avoir pour but de modifier le milieu organique pour réagir ensuite sur les éléments. On agira sur le milieu organique soit en introduisant directement des substances actives dans ce milieu organique, soit en modifiant les sécrétions qui forment ce liquide qui n'est lui-même qu'un milieu *sécrété*[54].

La rédaction de ces notes manuscrites est, certes, beaucoup moins prudente que celle de la version imprimée de *l'Introduction*. La terminologie, et non seulement elle, se ressent de la philosophie kantienne et de la biologie romantique. L'analogie machine-organisme (microcosme brut et microcosme vivant) séduit Bernard sans vraiment le satisfaire. Sa préoccupation principale reste le paradoxe de la spontanéité des vivants. N'est-ce pas là l'objection majeure de ses adversaires, des ennemis de l'expérimentation biologique? Ainsi, tout en employant des termes tels que « force vitale », « force créatrice et directrice », « liberté parfaite » et « principe intellectuel », Bernard se dirige vers un but non vitaliste

54. Collège de France, C VIII e, *Ms. 3,* f. 38-46.

(dans le sens que ce mot avait à l'époque), vers la preuve du déterminisme physiologique.

C'est à ce moment-là que, dans une note restée inédite de son vivant, il souligne l'importance du concept de « milieu intérieur » et en revendique la paternité :

> La médecine scientifique moderne est fondée sur la connaissance de la vie des éléments dans un milieu intérieur ; c'est donc une conception différente du corps humain. Ces idées sont de moi et c'est là le point essentiel de la médecine expérimentale. C'est la seule chose que je veuille démontrer dans mes ouvrages et dans mon enseignement. Mais, je le répète encore, ces idées nouvelles et ce point de vue nouveau, je ne les ai pas inventés dans mon imagination, ni créés de toutes pièces. Ils se sont montrés à moi comme étant le résultat pur et simple de l'évolution de la science et c'est ce que j'espère bien prouver. D'où il résulte que mes idées sont bien plus solides que si elles étaient une vue purement personnelle[55].

LA PLACE DU CONCEPT DE « MILIEU INTÉRIEUR » DANS L'*INTRODUCTION*

La formulation la plus connue des idées générales et méthodologiques de Bernard est certainement celle qui figure dans l'*Introduction à l'étude de la médecine expérimentale* :

> *Les phénomènes physiologiques des organismes supérieurs se passent dans des milieux organiques intérieurs perfectionnés et doués de propriétés physico-chimiques constantes.* – Quand on examine un organisme vivant supérieur, c'est-à-dire complexe, et qu'on le voit accomplir ses différentes fonctions dans le milieu cosmique général et commun à tous les phénomènes

55. BERNARD, *Principes*, 1947, p. 273.

de la nature, il semble, jusqu'à un certain point, indépendant dans ce milieu. Mais cette apparence tient simplement à ce que nous nous faisons illusion sur la simplicité des phénomènes de la vie. Les phénomènes extérieurs que nous apercevons dans cet être vivant sont au fond très complexes, ils sont la résultante d'une foule de propriétés intimes d'éléments organiques dont les manifestations sont liées aux conditions physico-chimiques de milieux internes dans lesquels ils sont plongés. Nous supprimons, dans nos explications, le milieu interne, pour ne voir que le milieu extérieur qui est sous nos yeux. Mais l'explication réelle des phénomènes de la vie repose sur l'étude et sur la connaissance des particules les plus ténues et les plus déliées qui constituent les éléments organiques du corps. Cette idée, émise en biologie depuis longtemps par de grands physiologistes, paraît de plus en plus vraie à mesure que la science de l'organisation des êtres vivants fait plus de progrès. Ce qu'il faut savoir en outre, c'est que ces *particules intimes* de l'organisme ne manifestent leur activité vitale que par une relation physico-chimique nécessaire avec des *milieux intimes* que nous devons également étudier et connaître. Autrement, si nous nous bornons à l'examen des phénomènes d'ensemble visibles à l'extérieur, nous pourrons croire faussement qu'il y a dans l'être vivant une force propre qui viole les lois physico-chimiques du milieu cosmique général, de même qu'un ignorant pourrait croire que, dans une machine qui monte dans les airs ou qui court sur la terre, il y a une force spéciale qui viole les lois de la gravitation [...] Dans l'expérimentation sur les corps bruts, il n'y a à tenir compte que d'un seul milieu, c'est le milieu cosmique extérieur; tandis que chez les êtres vivants élevés, il y a au moins deux milieux[56] à considérer: le *milieu extérieur* ou extra-organique et le *milieu intérieur* ou intra-organique. Chaque année, je développe dans mon cours de physiologie à la Faculté des

56. Bernard envisage-t-il la possibilité de distinguer trois milieux ? Probablement, oui. Il en est question dans le *Ms. 24d*, f. 148.

sciences ces idées nouvelles sur les milieux organiques, idées que je considère comme la base de la physiologie générale; elles sont nécessairement aussi la base de la pathologie générale, et ces mêmes notions nous guideront dans l'application de l'expérimentation aux êtres vivants. Car, ainsi que je l'ai déjà dit ailleurs[57], la complexité due à l'existence d'un milieu organique intérieur est la seule raison des grandes difficultés que nous rencontrons dans la détermination expérimentale des phénomènes de la vie et dans l'application des moyens capables de les modifier...

Chez tous les êtres vivants, le milieu intérieur, qui est un véritable *produit de l'organisme*, conserve des rapports nécessaires d'échanges et d'équilibre avec le milieu cosmique extérieur; mais à mesure que l'organisme devient plus parfait, le milieu organique se spécialise et s'isole en quelque sorte de plus en plus du milieu ambiant. Chez les végétaux et chez les animaux à sang froid, ainsi que nous l'avons dit, cet isolement est moins complet que chez les animaux à sang chaud; chez ces derniers le liquide sanguin possède une température et une constitution à peu près fixes et semblables. Mais ces conditions diverses ne sauraient établir une différence de nature entre les divers êtres vivants; elles ne constituent que des perfectionnements dans les mécanismes isolateurs et protecteurs des milieux.

C'est par l'intermédiaire du milieu organique modifié au moyen de certaines substances toxiques ou médicamenteuses que la thérapeutique peut agir sur les éléments organiques[58].

Dans les corps vivants de même que dans les corps bruts, les phénomènes ont toujours une double condition d'existence. – Nous voyons les organismes supérieurs manifester uniformément leurs désirs vitaux,

---

57. Bernard demande dans une note infrapaginale de se reporter à sa leçon d'ouverture du 17 décembre 1856 et à son cours de pathologie expérimentale de 1860. Chose étonnante, dans ces deux publications, il n'y a rien sur ce sujet.

58. Bernard, *Introduction*, 1865, pp. 107-111 (Deuxième partie, chap. premier, § III).

malgré la variabilité des circonstances cosmiques ambiantes, et d'un autre côté nous voyons la vie s'éteindre dans un organisme au bout d'un certain temps, sans que nous puissions trouver dans le milieu extérieur les raisons de cette extinction. Mais nous avons déjà dit qu'il y a là une illusion qui est le résultat d'une analyse incomplète et superficielle des conditions des phénomènes vitaux. La science antique n'a pu concevoir que le milieu extérieur ; mais il faut, pour fonder la science biologique expérimentale, concevoir de plus un *milieu intérieur*. Je crois avoir le premier exprimé clairement cette idée et avoir insisté sur elle pour mieux comprendre l'application de l'expérimentation aux êtres vivants. D'un autre côté, le milieu extérieur s'absorbant dans le milieu intérieur, la connaissance de ce dernier nous apprend toutes les influences du premier. Ce n'est qu'en passant dans le milieu intérieur que les influences du milieu extérieur peuvent nous atteindre, d'où il résulte que la connaissance du milieu extérieur ne nous apprend pas les actions qui prennent naissance dans le milieu intérieur et qui lui sont propres. Le milieu cosmique général est commun aux corps vivants et aux corps bruts ; mais le milieu intérieur créé par l'organisme est spécial à chaque être vivant. Or, c'est là le vrai *milieu physiologique*, c'est celui que le physiologiste et le médecin doivent étudier et connaître, parce que c'est par son intermédiaire qu'ils pourront agir sur les éléments histologiques qui sont les seuls agents effectifs des phénomènes de la vie. Néanmoins, ces éléments, quoique profondément situés, communiquent avec l'extérieur ; ils vivent toujours dans les conditions du milieu extérieur, perfectionnés et régularisés par leur jeu dans l'organisme. L'organisme n'est qu'une machine vivante construite de telle façon qu'il y a, d'une part, une communication libre du milieu extérieur avec le milieu intérieur organique, et, d'autre part, qu'il y a des fonctions protectrices des éléments organiques pour mettre les matériaux de la vie en réserve et entretenir sans interruption l'humidité, la chaleur et les autres conditions indispensables à l'activité vitale. La maladie et la mort ne sont qu'une dislocation ou une perturbation de ce mécanisme qui règle l'arrivée des excitants vitaux au contact des éléments organiques. L'atmosphère extérieure viciée, les poisons liquides ou gazeux n'amènent la mort qu'à la condition que les substances nuisibles soient portées dans le milieu intérieur, en contact avec les éléments organiques. En un mot, les phénomènes vitaux ne sont que les résultats du contact des éléments organiques du corps avec le *milieu intérieur physiologique* ; c'est le pivot de toute la médecine expérimentale[59].

Conditions physico-chimiques du milieu intérieur. – La vie est manifestée par l'action des excitants extérieurs sur les tissus vivants qui sont irritables et réagissent en manifestant leurs propriétés spéciales [...] Nous savons que les propriétés de l'atmosphère extérieure générale passent dans l'atmosphère organique intérieure dans laquelle se rencontrent toutes les conditions physiologiques de l'atmosphère extérieure, plus un certain nombre d'autres qui sont propres au milieu intérieur. Il nous suffira de nommer ici les conditions physico-chimiques principales du milieu intérieur sur lesquelles l'expérimentateur doit porter son attention. Ce ne sont d'ailleurs que les conditions que doit présenter tout milieu dans lequel la vie se manifeste [...] L'*eau* est la condition première indispensable à toute manifestation vitale [...] La *température* influe considérablement sur la vie [...] Dans le milieu cosmique extérieur, les variations de température constituent les saisons qui ne sont en réalité caractérisées que par la variation des manifestations de la vie animale ou végétale à la surface de la terre. Ces variations n'ont lieu que parce que le milieu intérieur ou l'atmosphère organique des plantes et de certains animaux se met en équilibre avec l'atmosphère extérieure. Si l'on place les plantes dans des serres chaudes, l'influence hibernale cesse de se faire sentir, il en est de même pour les animaux à sang froid et hibernants. Mais les animaux à sang froid maintiennent en quelque sorte leurs éléments organiques en serre chaude [...] L'*air* est

59. *Ibid.*, pp. 127-131 (Deuxième partie, chap. premier, § VIII).

> nécessaire à la vie de tous les êtres végétaux ou animaux; l'air existe donc dans l'atmosphère organique intérieure. Les trois gaz de l'air extérieur: oxygène, azote et acide carbonique, sont en dissolution dans les liquides organiques où les éléments histologiques respirent directement comme les poissons dans l'eau. [...] La *pression* existe dans l'atmosphère extérieure [...]; dans l'atmosphère intérieure des animaux à sang chaud, les liquides nourriciers circulent sous l'influence d'une pression supérieure à la pression atmosphérique extérieure. [...] L'influence des variations de pressions sur les manifestations de la vie des éléments organiques est d'ailleurs peu connue. [...] La *composition chimique* du milieu cosmique ou extérieur est très simple et constante [...]; la composition chimique des milieux internes ou organiques est beaucoup plus complexe, et cette complication augmente à mesure que l'animal devient lui-même plus élevé et plus complexe. [...] L'animal le plus inférieur a son milieu organique propre; un infusoire possède un milieu qui lui appartient, en ce sens que, pas plus qu'un poisson, il n'est imbibé par l'eau dans laquelle il nage. Dans le milieu organique des animaux élevés, les éléments histologiques sont comme de véritables infusoires, c'est-à-dire qu'ils sont encore pourvus d'un milieu propre, qui n'est pas le milieu organique général. Ainsi le globule du sang est imbibé par un liquide qui diffère de la liqueur sanguine dans laquelle il nage[60].

Ces extraits de l'*Introduction* nous apprennent comment Bernard savait tirer profit du concept de « milieu intérieur » pour la solution simple et élégante d'un problème qui lui tenait à cœur: il trouva ici un nouveau support dans la lutte contre le vitalisme de Bichat et de l'école de Montpellier, contre l'idée du non-déterminisme et du caractère inconditionnel des phénomènes vitaux, contre l'hypothèse d'une puissance vitale capricieuse[61]. Si les êtres vivants réagissent d'une façon

60. *Ibid.*, pp. 206-211 (Deuxième partie, chap. II, § VI. 2).

61. Voir GOODFIELD, 1960.

imprévisible aux changements des conditions externes, comme l'affirment les vitalistes, c'est – rétorque Bernard – parce que celles-ci ne sont pas leur conditions immédiates. Dans les conditions du milieu organique interne, le déterminisme des manifestations vitales est sans faille.

Claude Bernard passe en revue, une à une, les principales conditions du « milieu intérieur », mais son exposé ne dépasse guère l'énumération. Aucune explication technique des mécanismes régulateurs n'est encore élaborée. N'oublions pas que, dans l'esprit de Bernard, l'ouvrage cité n'est que la propédeutique, l'introduction à la véritable analyse.

Fidèle à son idée de base et la poursuivant dans ses conséquences, il exprime maintenant, dans une phrase jetée presque en marge, comme par hasard, toute une nouvelle théorie, la théorie de l'« emboîtement des milieux » : dans le sang, milieu intérieur de l'organisme, vivent les globules pourvus d'un milieu intérieur au second degré.

L'intermède fécond de la maladie

En octobre 1865, Bernard tombe malade et se retire à Saint-Julien. Ses cours de 1865-1866, 1866-1867 et 1867-1868 n'eurent pas lieu. Coupé de son laboratoire, il médite sur l'orientation générale de son travail. Dans l'atmosphère paisible de son pays natal, il rédige des notes et se propose de donner une orientation nouvelle (plus « dogmatique », dit-il) à son enseignement. « Ma maladie – remarque Bernard en marge d'un de ses projets – m'a laissé le loisir de réfléchir à la nouvelle direction de mon enseignement, de sorte que tout n'a pas été perdu[62]. »

Voici quelques-unes des idées que Bernard se préparait à enseigner et des expériences qu'il se proposait d'effectuer :

62. *Ms. 1a*, p. 65.

Le 10 novembre 1865. Plan général d'étude. – Il y a dans l'organisme deux grandes classes de phénomènes à considérer : 1° les phénomènes d'autonomie histologique ; 2° les phénomènes de rapport et d'influences histologiques.

1° Phénomènes d'autonomie histologique. Chaque élément est autonome ; exemple, *cellules* : globules du sang, cellules glandulaires, œufs, épithélium ; *fibres* : fibres musculaires, fibres nerveuses, etc.

Il faut étudier les propriétés de chacun de ces éléments dans son *milieu organique*. Le milieu organique général est formé par le plasma du sang, c'est-à-dire par le sang moins les globules, ou par quelque chose d'analogue à la lymphe. Puis chaque élément est imprégné d'un liquide organique qui lui est propre comme un infusoire dans l'eau. Chaque élément peut à la rigueur se développer dans toutes les parties de l'organisme à raison de son autonomie ; aussi, en mettant du périoste sous la peau, il se développe un nerf *idem*, mais une cellule du foie, c'est-à-dire un morceau de l'organe, de la glande, de l'épithélium pris sur une queue, tout cela se développerait-il ? Le cancer ne se développe pas, parce qu'il ne trouve pas un milieu convenable. Mais probablement que le cancer s'inoculerait chez les cancéreux. Y a-t-il des régions où le milieu serait propre au développement de certaines cellules et pas d'autres ? Guérin dit que le muscle ne se développait que dans le suc musculaire (c'est peut-être pourquoi le muscle ne se greffe pas ; il faudra greffer un muscle dans un autre muscle). L'état de digestion change-t-il les propriétés du milieu général ? Les diathèses, les virus ne sont que des altérations du milieu. Dans quel milieu se développent les cellules glycogènes ? Dans le jus du foie ? Faire de ces développements artificiels à basse température, dans des milieux saturés de CO_2, etc. Il faut faire l'étude physiologique de chaque élément dans le milieu général. Schmidt l'indique. Le milieu général, avons-nous dit, est le plasma[63].

---

63. *Ms. 17a*, pp. 1-3.

De l'autonomie des éléments organiques. – On peut concevoir en effet que chaque élément organique soit autonome, et on peut concevoir que l'organisation ne soit qu'une agrégation de toutes ces individualités organiques. Cependant, si l'*autonomie* est un fait, la *dépendance* et l'*harmonie* n'en sont pas moins une réalité incontestable. En effet, l'élément organique est autonome, mais il est lié à un *milieu déterminé* qui appartient à l'être entier et qui, ce milieu unifiant, détruit ces individualités organiques. Ainsi, la cellule sanguine, musculaire, glandulaire ou nerveuse ne peut exister en dehors du milieu organique intermédiaire que l'organisme total a créé.

Or, je ne conçois pas que la cellule puisse devenir malade toute seule. Il faut que ce milieu organique lui fournisse la cause de l'orientation ou de l'altération quelconque.

Donc, l'autonomie de l'élément organique est l'autonomie d'un individu en société. Il y a à la fois dépendance et liberté, comme dans la nature il y a à la fois unité et variété, de sorte qu'on a pu dire : tout est relatif, tout est variable et déterminé. Voilà le seul principe absolu.

Une seule glande salivaire enlevée de sa place et de ses rapports n'est plus une glande salivaire. Donc, chaque chose est caractérisée par sa relativité. De même pour les éléments histologiques qui ont une relativité fonctionnelle malgré leur autonomie[64].

Nous devinons dans ces notes le germe d'une nouvelle étape ; nous assistons au passage du stade des déclarations sur le « milieu intérieur » à celui de l'analyse détaillée de ses propriétés et des mécanismes régulateurs qui assurent sa constance. La nouvelle direction de la pensée bernardienne se concrétisera dans le *Rapport* de 1867.

64. *Ibid.*, pp. 7-8.

LE *RAPPORT* (1867)

Le *Rapport sur les progrès et la marche de la physiologie générale en France*, rédigé par Bernard à la demande du ministre de l'Instruction publique, devait être un document officiel, administratif. Il fait partie d'une série de rapports sur le progrès des lettres et des sciences sollicités par l'administration à l'occasion d'une exposition universelle. Or, l'ouvrage de Bernard renie presque son origine : ce n'est pas une étude historique, ni même un panorama de la physiologie française de l'époque, c'est tout simplement l'exposé des opinions personnelles de l'auteur. Mais ne regrettons pas cette trahison de la destination première : le résultat est un livre passionnant, profondément original et autrement instructif qu'une mise au point historico-encyclopédique[65].

Dans le *Rapport* de Bernard, la notion de « milieu intérieur » tient réellement, et non seulement d'une façon déclaratoire, la place centrale. Elle domine tout l'exposé, à tel point que la citation de quelques extraits ne pourrait nullement rendre compte de son importance. Il faudrait se référer au livre dans son ensemble. Bien sûr, en parcourant les pages du *Rapport*, nous entendons souvent l'écho des idées et des phrases que nous avons déjà évoquées et cueillies dans certains de ses écrits antérieurs[66]. Toutefois, l'intérêt de Bernard s'est déplacé, et dorénavant l'aspect « régulation » prime l'aspect « protection » :

> Le milieu intérieur doit être liquide parce que l'eau est indispensable aux réactions chimiques, ainsi qu'à la manifestation des propriétés de la nature vivante. Ce

---

65. Sur la genèse de ce *Rapport*, voir BERNARD, *Notes*, 1979.

66. Nous ne transcrivons donc pas ici la partie introductive sur le concept de « milieu intérieur » qui, dans le *Rapport*, occupe les pages 40-41.

n'est que par un artifice de construction que des organismes animaux et végétaux existent dans l'air. Aucun de leurs éléments histologiques ne pourrait y vivre ; il y périrait infailliblement ou tomberait à l'état de vie latente par dessiccation. Les éléments histologiques sont tous des véritables organismes élémentaires aquatiques ; ils conservent chacun leur substance spéciale et leurs sucs propres, car ils ne sont point imbibés par les liquides organiques dans lesquels il nagent ou par lesquels ils sont baignés[67].

Le milieu intérieur organique peut, comme le milieu cosmique extérieur, s'altérer par des circonstances normales ou accidentelles. Il s'use et se vicie normalement par le fait même de la vie des éléments. C'est pourquoi il doit se réparer et se purifier, c'est pourquoi il faut qu'il respire, c'est-à-dire qu'il circule et qu'il soit constamment aéré et ventilé. Cette dernière fonction est confiée à un élément anatomique spécial, qui est libre et circule dans le liquide nourricier : c'est le globule rouge, qui constitue l'élément respiratoire spécial du liquide sanguin. Outre l'altération produite par les résidus de la nutrition des éléments histologiques, le milieu intérieur peut encore être vicié par la formation ou l'introduction accidentelle de matières toxiques. En effet, ce n'est qu'à la condition d'arriver dans le sang que les poisons produisent sur les éléments leurs actions délétères, et que les substances médicamenteuses exercent leur influence salutaire[68].

Les matières nutritives du milieu intérieur doivent être réellement considérées comme des produits de sécrétions spéciales de l'organisme vivant. En effet, une fois qu'elles ont été ainsi élaborées par l'organisme, elles ne peuvent servir qu'à lui, et elles ne sauraient être transfusées d'un animal dans une autre espèce différente ; car elles seraient impropres à faire vivre convenablement les éléments anatomiques d'un organisme qui ne les aurait point préparées[69].

67. *Rapport*, 1867, p. 41.
68. *Ibid.*, p. 43.
69. *Ibid.*, p. 42.

Les animaux à sang chaud se montrent inaccessibles à des oscillations de température du milieu extérieur et possèdent une vie libre et indépendante. Cette liberté vitale, on le voit, n'est qu'une question de perfectionnement du milieu intérieur qui fait que les organismes élevés se trouvent mieux protégés contre les variations de température. Chez ces animaux, les éléments histologiques sont renfermés dans le corps comme en serre chaude; ils ne ressentent pas l'influence des frimas extérieurs, mais au fond ils n'en sont pas pour cela plus indépendants. S'ils fonctionnent constamment et s'ils ne s'engourdissent pas, c'est que la température constante et élevée du milieu intérieur entretient incessamment les combustions et les conditions physiques et chimiques qui sont indispensables à leur activité vitale[70].

Le milieu liquide intérieur arrose et baigne les éléments histologiques en leur faisant supporter une certaine pression qui, de même que la température, est à peu près fixe chez les animaux à sang chaud, tandis qu'elle est variable chez les animaux à sang froid. On pourrait donc distinguer aussi sous ce rapport des animaux *à haute pression* ou à pression constante, et des animaux *à basse pression* ou à pression variable[71].

Les variations dans les proportions du sang peuvent encore avoir des conséquences directes sur la vie des éléments histologiques. Quand la quantité de sang est diminuée c'est comme si le milieu liquide intérieur avait été restreint. Il se vicie alors d'autant plus facilement qu'il offre moins de masse. C'est pourquoi, quand on a enlevé du sang à un animal, il faut moins de substance toxique pour l'empoisonner[72].

Le liquide sanguin offre constamment une réaction neutre ou alcaline, mais jamais acide. La composition du milieu liquide intérieur règle d'avance les réactions chimiques qui s'y accomplissent. J'ai entrepris autrefois une série de recherches ayant pour objet de

70. *Ibid.*, p. 43.
71. *Ibid.*, p. 46.
72. *Ibid.*, p. 47.

> déterminer quelle est la nature des réactions qui peuvent s'effectuer dans le sang. Les expériences m'ont appris que la constitution chimique du sang ne permet pas, en général, les combinaisons métalliques par double décomposition; mais elle est, au contraire, éminemment favorable au développement des fermentations, ainsi qu'à toutes les réactions chimiques que l'on comprenait autrefois sous le nom de phénomènes catalytiques[73].
>
> L'atmosphère intérieure dans laquelle fonctionnent les éléments histologiques doit, comme l'atmosphère extérieure dans laquelle vit l'organisme, se maintenir dans une constitution physico-chimique à peu près constante. Cet équilibre de composition du milieu intérieur, qui est nécessaire à l'entretien des phénomènes élémentaires de la vie, ne peut être obtenu qu'à la condition d'une rénovation et d'une épuration incessantes du fluide sanguin. C'est pourquoi il existe à cet effet, autour de l'organisme vivant, un véritable tourbillon ou *circulus* de la matière qui établit un échange perpétuel entre le milieu cosmique extérieur et le milieu organique intérieur. L'absorption, la sécrétion et l'excrétion sont les trois fonctions hémopoïétiques, c'est-à-dire génératrices du milieu intérieur et conservatrices de sa composition constante[74].

Dans la physiologie bernardienne, le système nerveux préside à la régulation. Les centres nerveux exercent le plus souvent leur pouvoir régulateur en excitant ou en freinant l'absorption, la sécrétion et l'excrétion, ainsi qu'en modifiant le contact entre les liquides et les solides de l'organisme. Le paradigme de ce genre de mécanismes physiologiques compensateurs, Bernard le voit dans sa découverte des nerfs vasomoteurs et des variations fonctionnelles de la « circulation locale ». La découverte de la « piqûre diabétogène » lui apporte l'exemple type d'un contrôle exercé par le système

73. *Ibid.*, pp. 48, 68-69.
74. *Ibid.*, pp. 68-69.

nerveux sur la composition chimique du sang[75]. Des expériences bernardiennes très nombreuses illustrent comment l'activité sécrétoire des glandes, l'absorption des matières nutritives et l'excrétion rénale sont placées sous l'empire des nerfs et comment ces derniers contrôlent la calorification animale. Quand on modifie, par la vivisection, l'action du système cérébro-spinal, l'animal à sang chaud se trouve en quelque sorte transformé en un animal à sang froid. Bernard réalisa cette expérience sur des lapins, en leur coupant la moelle épinière entre la septième vertèbre cervicale et la première dorsale. Il changea ainsi, expérimentalement, le mode même des relations entre le milieu intérieur et le milieu extérieur. Ses propres expériences, ainsi que celles de Bezold, des frères Weber et de Cyon, lui démontrèrent la double activité des nerfs sur le battement du cœur (nerfs accélérateurs et nerfs d'arrêt), c'est-à-dire sur l'intensité de la circulation du liquide intérieur. Bernard généralise ainsi la notion du contrôle nerveux par l'inhibition :

> Le système nerveux ne serait en quelque sorte que le moyen qui maintient en bride l'activité fougueuse des organes qui veulent toujours agir. Quand un nerf est enlevé, l'organe se met à agir, bride abattue[76]...

Évidemment, toutes ces considérations s'appliquent seulement à une partie du contrôle de la constance du milieu, la partie exécutive. Pour une intervention efficace du système nerveux, il faut aussi le fonctionnement des récepteurs locaux et de la transmission centripète, informative. Sur ce point, Bernard a plus de prescience que de connaissances exactes. Toutefois, il sait parfaitement que les influences nerveuses sur le cœur, sur

75. Voir le chapitre VII.
76. *Cahier de notes*, 1965, p. 90.

les circulations locales et sur l'activité glandulaire s'effectuent par des actions réflexes qui ont leur départ dans les diverses surfaces internes et externes des structures anatomiques (membranes, parois des vaisseaux, peau, muqueuses), c'est-à-dire dans les points critiques de contact entre les points histologiques d'une part, et les milieux intérieur et extérieur d'autre part. Bernard a réussi, probablement pour la première fois dans l'histoire de la biologie, à apporter des preuves expérimentales « que l'on peut, par l'intermédiaire du système nerveux, modifier les phénomènes chimiques qui s'accomplissent autour des éléments organiques au sein du milieu intérieur sanguin[77] ».

Le deuxième groupe de mécanismes régulateurs, celui des réactions humorales, s'insère aussi très bien dans l'ensemble des notions bernardiennes. Il le pressentit, mais il n'en trouva aucun exemple concret.

Albert Dastre (1844-1917) a raison, il nous semble, de voir dans l'œuvre de Bernard la démonstration « d'une sorte de solidarité humorale entre toutes les parties de l'organisme[78] », mais nous ne pouvons pas le suivre quand il attribue à Bernard la découverte des messages chimiques et de la « sécrétion interne » au sens que ce terme a acquis dans l'endocrinologie moderne. Encore moins acceptables nous paraissent certaines affirmations de Wladislaw Kopaczewski qui interprète une phrase assez obscure de Bernard comme une « allusion directe au rôle de l'état colloïdal de la matière » et « à l'intervention d'un mécanisme humoral » qui en serait la conséquence[79].

En revanche, il nous semble qu'on a négligé le rôle des idées d'Henri Dutrochet (1776-1847) sur

---

77. *Rapport*, 1867, pp. 65-67.

78. Dastre, 1899, pp. 197-212. Opinion critiquée par Gley, 1921, pp. 22-23.

79. Kopaczewski, 1945, pp. 40-41.

l'élaboration du concept de « milieu intérieur[80] » et qu'on a trop laissé dans l'ombre les expériences de Bernard avec des membranes dites semi-perméables et son intérêt pour les phénomènes d'osmose au niveau des structures histologiques.

À LA RECHERCHE DE L'« ANATOMIE DU MILIEU INTÉRIEUR »

Le lecteur qui feuillette aujourd'hui les revues médicales et biologiques de la deuxième moitié du XIXe siècle a toutes les raisons de s'étonner de l'accueil froid qui fut réservé à la notion bernardienne de « milieu intérieur ». Appréciée par quelques jeunes chercheurs, tels Paul Bert (1833-1886) dans l'entourage immédiat du maître ou William James (1842-1910) de l'autre côté de l'Atlantique[81], cette conception n'exerça qu'une influence très restreinte sur la plupart des physiologistes de l'époque. Bien entendu, on n'ignorait ni l'idée bernardienne ni son syntagme, mais on ne savait pas trop comment s'en servir. C'est vers 1885, et surtout après 1900, que l'expression fera fortune[82].

Le *Rapport*, trop personnel, provoqua des réactions de presse pas toujours favorables. Le correspondant du *Figaro* reprocha à Bernard d'avoir confondu la science expérimentale avec sa propre personne[83]. Ces attaques gênèrent Bernard dans la mesure où il se sentait incompris. Le refus de la part des zoologistes et des botanistes le chagrinait. Son état d'esprit à la suite de ces escarmouches se reflète dans l'une de ses notes intimes,

80. Cf. PICKSTONE, 1976.
81. JAMES, 1868.
82. Voir notamment HALDANE, 1917 et 1929 ; HENDERSON, 1928 ; GOLDSTEIN, 1930 ; VIRTANEN, 1960 ; CANGUILHEM, 1965 ; HOLMES, 1986.
83. *Le Figaro*, du 15 juillet 1868.

rédigée précisément après la lecture du compte rendu publié dans le *Figaro* :

> Toutes les attaques dont mon *Rapport* est l'objet me montrent que je n'ai point été compris et qu'il faudra revenir sur cette question avec de plus amples développements.
>
> Les naturalistes ne peuvent pas se départir de cette idée que la physiologie fait partie intégrante de l'histoire des êtres vivants et est par conséquent comprise dans la zoologie, la botanique, etc. L'espèce de microcosme ou d'ensemble que nous présente l'organisme semble rendre toute séparation des phénomènes impossible, tandis que pour les sciences minérales il n'en est pas ainsi parce que nous ne voyons pas l'ensemble de notre système planétaire aussi bien que nous voyons l'ensemble des êtres vivants.
>
> Je reste convaincu que je suis dans le vrai. Il faut dans les sciences des êtres vivants créer une *science du milieu intérieur* qui est la vraie physiologie expérimentale. Là nous sommes dans l'organisme comme nous sommes dans le monde et nous n'avons plus à voir ces types ou ces formes générales, ou ces finalités typiques qui dominent tout. Le naturaliste Quatrefages, par exemple, veut qu'on ne se limite pas ainsi et qu'on considère toujours l'ensemble des êtres vivants pour embrasser la vraie physiologie générale. Cela n'est pas exact. La physiologie générale n'est pas la physiologie des généralités ni la physiologie complète ; c'est la physiologie de ce qu'il y a de général dans les êtres vivants.
>
> En un mot, j'ai créé le *milieu intérieur* ; il y a une science de ce milieu intérieur qui est commun aux animaux et présente peu de variations selon les types. Cette science du milieu intérieur est la physico-chimie de l'être vivant. C'est une science expérimentale qui nous rendra maîtres de l'organisme au point de vue physiologique, pathologique et thérapeutique. C'est là une science nouvelle, sur laquelle il faut que je médite et que je réfléchisse encore – mais je suis dans le vrai. Seulement, il faut faire accepter la chose [84].

84. *Ms. 24d*, f. 5-6.

Bref, les naturalistes ont beau jeu, car ils sont dans *leur* monde, dans le macrocosme, tandis que le physiologiste est *en dehors* du sien, en dehors du microcosme. Le physiologiste doit pénétrer dans son monde, devenir en quelque sorte « globule du sang », s'il veut connaître les phénomènes vitaux et s'il veut les modifier à sa guise.

Et voici Claude Bernard traçant son programme :

> Il faut descendre dans l'analyse des propriétés organiques élémentaires à l'aide d'une méthode d'analyse physiologique élémentaire. En poser les principes. On n'agit pas sur des entités ; il faut agir sur les éléments. Atteindre les éléments dans le milieu intérieur.
>
> *Anatomie du milieu intérieur.* – Soude ou potasse, oxygène, analyse du sang, gaz. Plasma seul est le milieu intérieur. Séparation. Gaz, sels, soude, température du plasma. Lymphe. Plasma à jeun, en digestion, en maladie [85].

De 1868 à 1876, Bernard enseigna souvent ses idées sur le « milieu intérieur » [86]. L'élaboration conceptuelle semble achevée. Bernard progresse peu sur le plan général, mais il approfondit les connaissances concrètes sur les propriétés du sang et sur les mécanismes régulateurs.

Le cours de l'année 1868-1870 fut entièrement consacré au sang, car – écrit Bernard – « c'est toujours par le sang comme milieu intérieur que j'ai voulu commencer la médecine expérimentale [87] ».

En 1871 et 1872, il continua les recherches sur le sang et se tourna vers l'examen de ses conditions physiques, notamment de sa température [88]. Les célèbres *Leçons sur*

---

85. *Ms. 21b*, f. 58-59.

86. Voir *Ms. 1a*, p. 149 ; *Ms. 6*, pp. 21 et 25 ; *Ms. 17d*, pp. 9-11 ; *Ms. 21b*, f. 67 ; Bernard, *Revue scientifique*, 1871, pp. 670-672.

87. *Ms. 6*, p. 21.

88. En fait, les recherches sur la température du sang et les mécanismes de sa régulation ont, dès 1857, fortement influencé les réflexions de Bernard sur le milieu intérieur. Il ne semble avoir

la chaleur animale, professées en 1871-1872, débutent par une longue discussion sur l'importance de l'étude de la constitution physico-chimique du « milieu intérieur[89] ». Le phénomène de la calorification est envisagé précisément dans cette perspective, et les résultats confirment brillamment la théorie générale sur le maintien de la température par des processus vitaux de réglage. Bernard démontre que la régulation thermique s'effectue par le système nerveux, en particulier par l'intervention du sympathique.

En poursuivant ses investigations sur la glycogénie hépatique, Bernard met en lumière les mécanismes intimes qui assurent la constance du taux de sucre dans le sang[90]. Par ailleurs, des expériences de son disciple Paul Bert (expériences concernant les effets de la variation de la pression barométrique sur la respiration de l'organisme entier et de ses tissus) lui fournissent une nouvelle démonstration de la valeur méthodologique du concept de « milieu intérieur ».

C'est au cours de cette période que se situent les notes manuscrites publiées par Léon Delhoume :

> La considération du milieu intérieur que j'ai maintes fois développée est une des plus fécondes, je crois. En effet, il faudra étudier la constitution du milieu organique intérieur avec le plus grand soin, comme on étudie la composition du milieu extérieur. Il faudra, en outre, connaître exactement les rapports d'échange qui se manifestent entre le milieu intérieur et le milieu extérieur. J'ai autrefois montré que l'acide carbonique est toxique parce qu'il ne peut pas sortir du sang et non parce que celui qui est externe à l'organisme y pénétrait. Revoir les expériences de Collard de Martigny, qui empoisonnait par l'application de l'acide carbonique

---

connu qu'indirectement le travail fondamental de Carl Bergmann sur ce sujet. Cf. Holmes, 1986.

89. *Leçons sur la chaleur animale*, 1876, pp. 6-10.

90. *Leçons sur le diabète*, 1877, et *Notes et mémoires*, 1965.

> sur la peau. Les expériences de Bert sont tout à fait confirmatives des miennes et font ressortir l'importance de la considération du milieu extérieur et du milieu intérieur. Il faudra faire la critique expérimentale des expériences de la combustion dite pulmonaire.
>
> C'est le rein qui maintient l'alcalinité constante du sang en éliminant tantôt de l'acide, tantôt de l'alcali. Les reins, ainsi que les autres organes sécréteurs, sont les grands équilibreurs de la composition du sang qui reste constante.
>
> Pour les animaux supérieurs [...] il y a un vrai milieu intérieur, le plasma sanguin avec son sucre, sa consistance, sa pression, sa température propre, ses réactions spéciales, etc. Le changement de pression dans le milieu intérieur amène par exemple un changement considérable dans les osmoses organiques, gazeuses ou autres [91].

En supposant l'existence du « milieu intérieur », Bernard a institué, théoriquement, deux zones de contact : 1° entre le milieu intérieur et les éléments histologiques, et 2° entre le milieu intérieur et le milieu extérieur. Longtemps, il ne fit pas la distinction nécessaire entre ces deux niveaux de contact, et c'est seulement vers la fin de sa vie qu'il nuança ainsi sa pensée. Pour donner une explication plausible des échanges chimiques au sein du « milieu intérieur », il a pensé à distinguer aussi « le milieu organique » du « milieu élémentaire [92] », mais cette distinction est restée sans suite.

Les dernières pensées

Les dernières pensées de Bernard relatives à la structure des êtres vivants nous sont connues par les notes autographes pour son cours de l'été 1877 au Muséum d'Histoire naturelle et par les deux volumes imprimés des *Leçons sur les phénomènes de la vie communs aux*

---

91. Bernard, *Pensées*, 1937, pp. 103-104, 132 et 227.
92. *Ms. 24d*, f. 148.

animaux et aux végétaux. Ce dernier ouvrage, posthume, fut révisé par Albert Dastre, et la collation avec les manuscrits révèle certaines retouches en faveur de la théorie cellulaire.

Certes, dans ses derniers écrits, Bernard se montre partisan de la théorie cellulaire telle qu'elle était enseignée par Virchow, Brücke et Schultze, mais son acquiescement ne fut jamais total. La vie était pour lui un phénomène protoplasmique et non cellulaire au sens strict. Il croyait la vie liée aux compositions chimiques et non forcément aux structures histologiques.

Voici quelques-unes de ses dernières notes :

> La vie avant la cellule dans des liquides vivants (plasma, sang), dans blastème, dans protoplasma. [...] Vie indépendante de la forme. [...] *Omnis cellula e cellula* – faux ! Le protoplasma s'organise, évolue, donne produits de cellule, mais ce n'est pas un chimisme chimique...
>
> *Conception de l'organisme.* Il est fait en vue de la vie cellulaire, vie qui comprend les deux forces créatrice et destructrice de l'organisme. [...] Nous avons étudié les phénomènes de création vitale (la vie, l'organisation) et de destruction vitale (la mort, la désorganisation). Ces deux problèmes incombent à la chimie (Lavoisier) et nous les avons étudiés à ce point de vue. Mais il n'y a pas seulement formation et destruction du protoplasma. Il y a des êtres ayant une *organisation avec des formes* donnant lieu à des phénomènes vitaux très différents les uns des autres et qui ne sont que l'expression de la *morphologie* de l'être...
>
> La morphologie est ce que nous appelons la synthèse organisée. La synthèse organisée suppose la synthèse organique mais ne l'explique pas. La morphologie suit des lois préétablies. Ces lois sont de la finalité ; causes finales et causes premières. La morphologie n'est pas de la chimie. C'est métaphysique. Cela vient des ancêtres. Une cellule n'est pas de la chimie [93]...

93. Ms. dans la collection de Maurice Fontaine. Leçons des 6 et 8 juillet 1877 du cours de Physiologie générale au Muséum.

En interprétant à sa façon la notion de protoplasme, Bernard espérait sauver, au moins en partie, l'ancienne théorie du blastème.

À nouveau il développe son idée, à savoir que la vie n'est ni un principe, ni une résultante, mais consiste en un phénomène de relation, en un contact ou, mieux, un conflit :

> Nous avons conclu : la vie est le résultat d'un conflit ; entre l'organisme qui tend à se conserver, entre le milieu extérieur qui tend à le détruire. La vie n'est ni dans l'un, ni dans l'autre. [...] La vie n'est ni un principe, ni une résultante ; elle est un *conflit* entre des conditions organiques préétablies (ancêtres) et des conditions physico-chimiques déterminées [94].

Le « conflit vital » entre le monde extérieur et les particules vivantes – Bernard ne cesse de le souligner – se réalise par l'intermédiaire d'une barrière spécifique qui est précisément le milieu intérieur. L'homme ne vit pas, en réalité, dans l'atmosphère, pas plus que le ver terricole dans le sable : tous les organismes se sont créé une cloison liquide entre leur substance vivante et le milieu cosmique. Leurs parties élémentaires essentielles, les seules véritablement douées de vie, ne sont pas abandonnées nues dans le monde ambiant.

Le mode de relations entre le milieu extérieur et le milieu intérieur change le long de l'échelle des êtres vivants, et cela offre à Bernard une classification très importante des différentes formes d'existence biologique : vie latente ; vie oscillante ou dépendante du milieu extérieur ; vie libre ou indépendante [95].

La théorie bernardienne explique bien toutes les manifestations de la vie latente des graines et de l'anabiose des

---

94. *Ibid.*, Leçons des 20 juin et 20 juillet 1877. Cf. Bernard, *Leçons sur les phénomènes communs...*, 1878, t. I, pp. 112-114 et 344-345 ; t. II, pp. 4-7.

95. Voir le chapitre III.

Tardigrades et des Anguillules. Les végétaux, les animaux à sang froid et les Mammifères hibernants possèdent une vie oscillante, car le froid environnant les engourdit et la chaleur les réveille. Enfin, constate Bernard, la vie libre, celle de certains vertébrés, s'écoule d'un cours constant, affranchie de variations du milieu ambiant :

> C'est qu'un mécanisme compensateur très compliqué maintient le milieu intérieur qu'enveloppent les éléments des tissus, de telle sorte que ceux-ci sont, quelles que soient les vicissitudes cosmiques, dans une véritable serre chaude [96].

> La vie constante ou libre est la troisième forme de la vie : elle appartient aux animaux les plus élevés en organisation. La vie ne s'y montre suspendue dans aucune condition : elle s'écoule d'un cours constant et indifférent en apparence aux alternatives du milieu cosmique, aux changements des conditions matérielles qui entourent l'animal. Les organes, les appareils, les tissus fonctionnent d'une manière sensiblement égale, sans que leur activité éprouve ces variations considérables qui se montraient chez les animaux à vie oscillante. Il en est ainsi parce qu'en réalité le *milieu intérieur* qui enveloppe les organes, les tissus, les éléments des tissus, ne change pas ; les variations atmosphériques s'arrêtent à lui, de sorte qu'il est vrai de dire que les conditions physiques du milieu sont constantes pour l'animal supérieur ; il est enveloppé dans un milieu invariable qui lui fait comme une atmosphère propre dans le milieu cosmique toujours changeant. C'est un organisme qui s'est mis lui-même en serre chaude. Aussi les changements perpétuels du milieu cosmique ne l'atteignent point ; il ne leur est pas enchaîné, il est libre et indépendant [97].

La fixité du milieu intérieur est la condition de la vie libre, indépendante : le mécanisme qui la permet est celui qui assure dans le milieu intérieur le maintien de

96. *Leçons sur les phénomènes communs...*, 1878, t. II, p. 6.
97. *Op. cit.*, t. I, pp. 112-113.

> toutes les conditions nécessaires à la vie des éléments. Ceci nous fait comprendre qu'il ne saurait y avoir de vie libre, indépendante, pour les êtres simples, dont les éléments constitutifs sont en contact direct avec le milieu cosmique, mais que cette forme de la vie est, au contraire, l'apanage exclusif des êtres parvenus au summum de la complication ou de la différenciation organique. La fixité du milieu suppose un perfectionnement de l'organisme tel, que les variations externes soient à chaque instant compensées et équilibrées. Bien loin, par conséquent, que l'animal élevé soit indifférent au monde extérieur, il est au contraire dans une étroite et savante relation avec lui, de telle façon que son équilibre résulte d'une continuelle et délicate compensation établie par la plus sensible des balances. Les conditions nécessaires à la vie des éléments qui doivent être rassemblées et maintenues constantes dans le milieu intérieur, pour le fonctionnement de la vie libre, sont celles que nous connaissons déjà : l'eau, l'oxygène, la chaleur, les substances chimiques ou réserves. Ce sont les mêmes conditions que celles qui sont nécessaires à la vie des êtres simples ; seulement chez l'animal perfectionné à vie indépendante, le système nerveux est appelé à régler l'harmonie entre toutes ces conditions[98].
>
> Tous les mécanismes vitaux, quelque variés qu'ils soient, n'ont toujours qu'un but, celui de maintenir l'unité des conditions de la vie dans le milieu intérieur[99].

Nous voilà parvenus à l'apogée de la pensée bernardienne. La fixité du « milieu intérieur » a une signification de toute première importance : elle est la condition de la vie libre. Bernard formule le concept auquel Walter Bradford Cannon (1871-1945) donnera plus tard le nom d'*homéostasie*[100].

98. *Op. cit.*, t. I, pp. 113-114.

99. *Op. cit.*, t. I, pp. 121-122.

100. Cannon, 1929. Voir aussi Cannon, 1932 ; Holmes, 1986 ; Suc, 1994 ; Wasserstein, 1996, et, pour une élaboration ultérieure de ce concept, Wiener, 1953.

> L'organisme est un équilibre. Aussitôt qu'un changement survient dans l'équilibre, un autre arrive pour le rétablir[101].

Dans ses dernières leçons, Bernard passe en revue quelques mécanismes par lesquels s'opère ce rétablissement de l'équilibre physiologique. C'est toujours le système nerveux qui constitue le principal rouage de compensation. L'ingestion et l'excrétion de l'eau et des aliments sont réglées par les centres nerveux. La fonction calorifique propre aux animaux à sang chaud est due à un perfectionnement du mécanisme nerveux qui, par une compensation incessante, entretient la température corporelle (ou plus précisément celle du milieu intérieur) entre des limites très étroites. Bernard avait démontré l'existence de nerfs dits thermiques et qui, selon lui, servent de frein aux combustions chimiques dans les tissus. Les nerfs vasomoteurs, enfin, jouent un rôle fondamental dans les mécanismes d'équilibration. Un facteur important du maintien de la constance chimique du « milieu intérieur » est la mise en réserve des matériaux alimentaires. L'organisme vit non pas de ses aliments actuels mais de ceux qui ont été consommés antérieurement. L'exemple typique est donné par le stockage des hydrates de carbone dans le foie[102].

Les mécanismes régulateurs n'atteignent pas la conscience; c'est-à-dire – comme l'exprime Bernard – « les variations du milieu se compensent et s'équilibrent elles-mêmes, sans que l'animal intervienne[103] ».

La notion de « milieu intérieur » permet à Bernard de concilier l'autonomie cellulaire avec l'unité de l'individu :

> L'organisme complexe est un agrégat de cellules ou d'organismes élémentaires, dans lequel les conditions

101. Coll. Fontaine, Leçon du 18 juillet 1877.

102. *Leçons sur les phénomènes communs...*, 1878, t. I, pp. 114-124 et t. II, p. 57.

103. *Op. cit.*, t. I, p. 120.

de la vie de chaque élément sont respectées et dans lequel le fonctionnement de chacun est cependant subordonné à l'ensemble. Il y a donc à la fois l'autonomie des éléments anatomiques et subordination de ces éléments à l'ensemble morphologique, ou, en d'autres termes, des vies partielles à la vie totale. [...]

L'organisme, comme la société, est construit de telle façon que les conditions de la vie élémentaire ou individuelle y soient respectées, ces conditions étant les mêmes pour tous; mais en même temps chaque membre dépend, dans une certaine mesure, par sa fonction et pour sa fonction, de la place qu'il occupe dans l'organisme, dans le groupe social. [...] Les organes, les systèmes n'existent pas pour eux-mêmes; ils existent pour les cellules, pour les éléments anatomiques innombrables qui forment l'édifice organique. Les vaisseaux, les nerfs, les organes respiratoires se montrent à mesure que l'échafaudage histologique se complique, de manière à créer autour de chaque élément le milieu et les conditions qui sont nécessaires à cet élément. [...]

C'est par l'intermédiaire des liquides interstitiels, formant ce que j'ai appelé le *milieu intérieur*, que s'établit la solidarité des parties élémentaires et que chacune reçoit le contrecoup des phénomènes qui s'accomplissent dans les autres. [...]

Il serait, dans l'état actuel de nos connaissances, impossible de réaliser artificiellement le *milieu intérieur* dans lequel vit chaque cellule. Les conditions de ce milieu sont tellement délicates qu'elles nous échappent. Elles n'existent que dans la place naturelle que la réalisation du plan morphologique assigne à chaque élément. Les organismes élémentaires ne les rencontrent que dans leur place, à leur poste: si on les transporte ailleurs, si on les déplace, à plus forte raison si on les extrait de l'organisme, on modifie par cela même leur milieu, et, comme conséquence, on change leur vie ou bien on la rend impossible.

C'est par l'infinie variété que présente le milieu intérieur d'un point à un autre et par sa constitution spéciale et constante dans un point donné que s'établit la subordination des parties à l'ensemble[104].

---

104. *Op. cit.*, t. I, pp. 355-360.

Avec la révolution épistémologique du xxe siècle, l'aspect régulateur du concept bernardien de « milieu intérieur » se raffine encore et donne naissance à l'idée d'un système cybernétique d'élaboration et d'intégration des informations [105].

*

* *

« Les paroles ne sont que des approximations » – disait Bernard [106] –, et pour mieux cerner son concept d'un milieu spécifique des êtres vivants, il le baptisa de noms divers : milieu intérieur, organique, physiologique, intermédiaire, microcosmique, microscopique, atmosphère intérieure ou propre, liquide intérieur, organique ou nourricier, etc. Pour l'époque, ces termes étaient inattendus, avaient une résonance insolite. Paul Bert, le fidèle disciple lui-même, évoque le « milieu intérieur » comme une « pittoresque expression de Claude Bernard [107] ». Aujourd'hui, c'est bien différent, car – selon une remarque très pertinente d'Étienne Wolff – « notre littérature scientifique et même notre langage sont tellement imprégnés des idées de Claude Bernard qu'elles sont comme infusées à nos apprentis chercheurs, parfois à leur insu [108] ».

105. Cf. Buchholz, 1985, p. 117, et Grmek (réd.), *Histoire de la pensée médicale*, t. III (à paraître).

106. *Ms. 24d*, f. 193.

107. Bert, 1879.

108. Wolff, 1963, p. 15.

CHAPITRE V

Les notions de maladie et de santé

> La définition de la maladie a épuisé les définisseurs.
>
> Claude BERNARD [1]

En marge d'un manuscrit conservé aux Archives du Collège de France, Claude Bernard a tracé une sorte d'échelle, une ligne verticale marquée au milieu d'un point 0 et graduée jusqu'à 60 vers le haut et vers le bas (voir fig. 2). Le haut est désigné comme le domaine de la santé, le bas comme celui de la maladie. Ce schéma est expliqué par le texte suivant :

> Il n'y pas d'action brusque dans l'essence. Il y a un point 0 qui sépare l'état pathologique de l'état physiologique [2] ; on passe brusquement de l'un à l'autre, mais après s'être approché graduellement du zéro. Plus on est dans l'échelle de la santé, plus on résiste aux influences morbides [3].

Ces lignes ne sont pas datées. Le cahier où elles figurent a été écrit de 1873 à 1878. La note jette, nous

1. BERNARD, *Principes*, 1947, p. 270.
2. Ici sont répétés, sans doute par erreur, les mots « de l'état pathologique ».
3. *Ms. 1d*, p. 89.

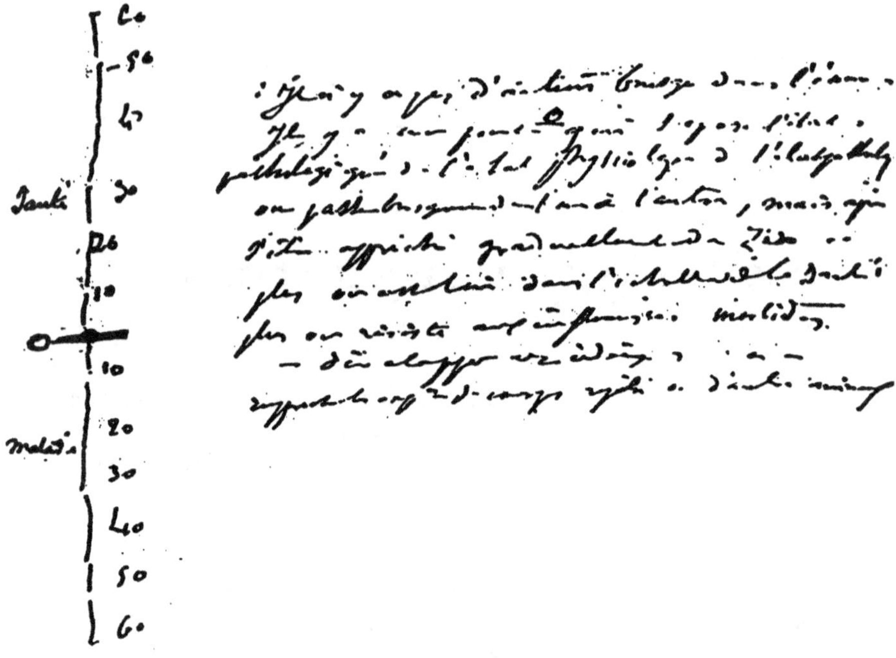

Figure 2. Schéma tracé par Claude Bernard pour représenter les rapports entre la maladie et la santé. *(Archives du Collège de France)*

semble-t-il, une lumière révélatrice sur la conception que Bernard s'était faite des rapports entre la santé et la maladie.

LE « PRINCIPE DE BROUSSAIS »

Bernard croit à l'identité de la nature des processus dans le corps sain et dans le corps malade. Selon lui, la pathologie n'est au fond qu'un prolongement de la physiologie.

Suivant l'opinion de la plupart des auteurs anciens, la maladie diffère de la santé comme une qualité diffère d'une autre[4]. Bernard, lui, réduit cette différence qualitative à une différence quantitative entre des phénomènes de même essence. Dans sa thèse de doctorat en médecine, Georges Canguilhem a bien montré comment cette idée, liée autant aux recherches et aux réflexions des cliniciens et des anatomopathologistes qu'à celles des physiologistes, est devenue, au cours du XIXe siècle, une sorte de dogme médical[5].

En France, le promoteur de cette conception fut un médecin, François Broussais (1772-1838)[6], mais c'est seulement avec la doctrine philosophique d'Auguste Comte (1798-1857)[7] et avec les leçons de physiologie expérimentale de Claude Bernard qu'elle trouva son plein essor.

Comte a donné le nom de « principe de Broussais » à l'idée selon laquelle toutes les maladies consistent essentiellement dans un changement quantitatif (excès ou défaut) des stimulants indispensables à l'entretien de la santé. Cette dénomination n'est que partiellement justifiée, car si l'inspiration de Comte remonte effectivement à Broussais, l'idée se trouve déjà chez des auteurs anglais et allemands antérieurs. Comte a élargi la notion initiale, purement médicale, de Broussais en l'appliquant à tous les phénomènes d'ordre biologique, psychologique ou social. Bernard connaissait les ouvrages de Broussais et de Comte[8], mais son opinion sur l'identité de la maladie et de la santé s'est formée indépendamment et par une voie très différente.

---

4. Pour l'histoire des concepts de santé et de maladie, voir BERGHOFF, 1947; RIESE, 1953; DIEPGEN, GRUBER et SCHADEWALDT, 1969; ENGELHARDT et SPICKER, 1975, pp. 125-141; CAPLAN, ENGELHARDT et MCCARTNEY, 1981; CURRER et STACEY, 1986; PEREZ TAMAYO, 1988; BARONA VILAR, 1989, et GRMEK, « Le concept de maladie », in GRMEK (dir.), 1995 et 1997.
5. CANGUILHEM, 1943.
6. BROUSSAIS, 1818, et 1822-1823. Cf. BRAUNSTEIN, 1986.
7. COMTE, 1830-1842 et 1851-1854.
8. Cf. BERNARD, *Philosophie*, 1937, et *Principes*, 1947.

Déclarations de Bernard sur l'identité du normal et du pathologique

La thèse de l'identité des processus pathologiques et physiologiques est la base de la méthodologie bernardienne. En fait, toutes ses recherches expérimentales sur les fonctions normales des êtres vivants sont fondées sur l'observation des dérangements spontanés ou provoqués, c'est-à-dire des phénomènes pathologiques. Presque toutes les expériences de Claude Bernard appartiennent, à strictement parler, au domaine de la pathologie. Il observe les animaux rendus malades, les conclusions physiologiques qu'il tire de ces expériences sont, bien qu'il n'en soit pas conscient, en grande partie déductives et cette déduction suppose l'identité des phénomènes pathologiques et physiologiques, à la variation d'intensité près.

Il n'est donc pas étonnant que cette conviction soit clairement exprimée dans presque tous ses cours. C'est au moment où il se soucie de plus en plus d'établir l'exactitude de sa méthode, c'est-à-dire à partir de 1865 et surtout au cours des dernières années de sa vie, qu'il développe et explique davantage ses idées sur ce sujet. Pour lui, la maladie correspond à une fonction normale dont elle n'est qu'une expression exagérée, amoindrie ou annulée. Elle est constituée par le dérangement survenu dans un mécanisme fonctionnel normal[9]. Dans les œuvres publiées de son vivant, l'exposé le plus net de cette opinion se trouve dans ses leçons sur la chaleur animale :

> La santé et la maladie ne sont pas deux modes différant essentiellement, comme ont pu le croire les anciens médecins et comme le croient encore quelques

9. *Leçons sur le diabète*, 1877, pp. 56 et 325 ; *La Science expérimentale*, 1878, p. 399.

> praticiens. Il ne faut pas en faire des principes distincts, des entités qui se disputent l'organisme vivant et qui en font le théâtre de leurs luttes. Ce sont là des vieilleries médicales. Dans la réalité, il n'y a entre ces deux manières d'être que des différences de degré : l'exagération, la disproportion, la désharmonie des phénomènes normaux constituent l'état maladif. Il n'y a pas un cas où la maladie aurait fait apparaître des conditions nouvelles, un changement complet de scène, des produits nouveaux ou spéciaux [10].

Après avoir démontré que « la chaleur animale morbide et la chaleur physiologique ne diffèrent que par leur degré et non par leur nature », Claude Bernard conclut :

> Ces idées de lutte entre deux agents opposés, d'antagonisme entre la vie et la mort, la santé et la maladie, la nature brute et la nature animée, ont fait leur temps. Il faut reconnaître partout la continuité des phénomènes, leur gradation insensible et leur harmonie [11].

Canguilhem a mis en évidence la façon dont Bernard, dans un cas concret, celui du diabète, a appliqué sa généralisation philosophique [12]. Cette maladie ne comporte, dans l'explication bernardienne, rien d'extra-physiologique ; aucune entité morbide ne se surajoute à l'organisme ; aucun des symptômes n'est un phénomène étranger à l'état normal. Il s'agit, selon Bernard, seulement d'une variation d'intensité des fonctions vitales. Tous les symptômes du diabète « préexistent, sauf leur intensité qui varie à l'état normal et à l'état de maladie [13] ».

---

10. *Leçons sur la chaleur animale*, 1876, p. 391.
11. *Ibid.*, p. 394.
12. Canguilhem, 1943, pp. 32-38.
13. *Leçons sur le diabète*, 1877, pp. 65-66.

Bernard était d'autant plus séduit par le caractère paradigmatique du cas du diabète que celui-ci reposait sur ses propres investigations :

> La pathologie n'ajoute rien à l'organisme. Elle ne fait que troubler. L'état pathologique ne crée aucune propriété vitale nouvelle ; il ne fait qu'exalter, déprimer ou dévier celles qui existent. Autrefois on croyait que l'état pathologique créait la faculté de faire du sucre. Aujourd'hui j'ai prouvé que c'est une fonction normale qui est simplement troublée ou exagérée [14].

Dans ses notes pour un ouvrage qui restera inachevé, Bernard écrit :

> La maladie n'est qu'une exagération de la faculté physiologique ; d'autres fois, la maladie est une diminution de la faculté physiologique [15].
>
> Ce qui est normal pour un organisme peut être une maladie pour un autre ; il y a une maladie de Bright normale chez le chat, un foie gras chez les jeunes chats et chiens ; on ne peut pourtant pas dire que ces animaux soient malades [16].
>
> La santé et la maladie ne sont que des expressions différentes d'une même loi [17].

Et, dévoilant ainsi l'arrière-fond psychologique de son attitude, il conclut :

> Je n'admettrai pas plus que la maladie produit quelque chose de nouveau que je n'admettrai qu'un individu peut être médecin et avoir la faculté de deviner l'avenir qu'aucun homme ne possède. J'admettrai des développements plus considérables de facultés existantes mais jamais une création absolue d'une faculté nouvelle [18].

---

14. *Cahier de notes*, 1965, p. 102.
15. *Principes*, 1947, p. 282.
16. *Ibid.*, p. 152.
17. *Ibid.*, p. 270.
18. *Cahier de notes*, 1965, p. 103.

Critique de l'opinion bernardienne

Canguilhem a fait remarquer qu'on peut justifier l'opinion de Bernard seulement dans certains cas limites. Pour faire valoir le principe de Broussais, il faut restreindre le phénomène pathologique à quelques symptômes, faire abstraction du contexte clinique et remonter des effets symptomatiques à des mécanismes fonctionnels partiels[19]. Bernard se heurte à un obstacle épistémologique particulièrement fort du fait qu'il fut érigé par ses propres découvertes. Canguilhem l'a bien remarqué :

> L'état pathologique pouvait apparaître à un certain niveau d'étude des fonctions physiologiques comme une altération simplement quantitative, en plus ou en moins, de l'état normal. Claude Bernard n'apercevait pas et ne pouvait pas apercevoir – tous les savants sont dans le même cas – que la découverte à l'occasion de laquelle il avait forgé un certain nombre de concepts [à savoir la découverte de la glycogenèse hépatique] lui barrait la voie vers d'autres découvertes. [...] Claude Bernard pouvait penser que sur la physiologie se fondait une conception de la maladie qui autorisait une certaine forme de la médecine ; mais le diabète n'est pas une maladie qui relève uniquement du foie et du système nerveux comme Claude Bernard l'avait cru. [...] À plus forte raison la définition de la maladie comme altération quantitative d'une fonction physiologique normale ne convient-elle pas pour ces maladies qui, depuis qu'on en possède le concept, sont découvertes en nombre croissant, et qui dépendent de la transmission héréditaire de perturbations d'un métabolisme donné[20].

---

19. Canguilhem, 1943, p. 44.

20. Canguilhem, 1968, p. 361. C'est ainsi que la découverte de la glycogénie hépatique a empêché Claude Bernard de comprendre la véritable signification de la secrétion hormonale.

On voit que même appliquée à des cas choisis par Bernard lui-même, son explication n'est pas pleinement satisfaisante. Prenant comme exemples le diabète et la fièvre, il donne en fait des verges pour se faire battre.

Le flottement dans les termes utilisés par Bernard pour définir les états pathologiques indique déjà un certain malaise. Le plus souvent, il parle clairement d'une « variation quantitative » et d'une « gradation », mais parfois il emploie les termes de « disproportion », de « désharmonie » et même de « trouble des fonctions normales » et de « dérangement », ce qui n'implique pas seulement une différence quantitative. De plus, il use indifféremment de deux expressions : « variations quantitatives » et « différences de degré », sans s'apercevoir de la différence entre le concept d'homogénéité et celui de continuité[21].

L'idée de *continuité* entre la maladie et la santé ressort indéniablement des définitions proposées par Bernard. De cette idée, dit Canguilhem, pourrait s'ensuivre logiquement qu'il n'existe ni hommes parfaitement sains, ni malades – conclusions absurdes que Bernard, comme le montre le schéma reproduit au début de ce chapitre, fut loin de tirer.

Dans le cas des maladies infectieuses ou d'origine traumatique, majoritaires dans la pratique médicale courante, il est difficile de soutenir la thèse de la continuité entre l'état normal et l'état pathologique[22]. Ainsi la plupart des pathologistes de notre siècle soutiennent que la maladie ne se laisse pas déduire du seul contenu

---

21. CANGUILHEM, 1943, pp. 38-39.

22. Bernard était conscient de cette difficulté mais la croyait provisoire. Si les médecins, dit-il, citent « la variole, la scarlatine, la fièvre typhoïde comme des maladies auxquelles la physiologie ne peut rien et qui ne correspondent à rien de connu [dans le domaine du normal], cela tient uniquement à ce que nous ignorons beaucoup de choses en physiologie » (*Cahier de notes*, 1965, p. 102-103).

de la santé et que l'état pathologique n'est pas seulement un prolongement de l'état physiologique[23]. Cependant, il ne s'agit pas là, bien sûr, d'un retour aux anciennes idées de deux essences, la santé et la maladie, qui seraient en lutte.

On peut citer, à titre d'exemple, l'opinion de René Cruchet qui parle à ce propos des « illusions de Claude Bernard » et, en attaquant de son point de vue de clinicien les bases philosophiques de la pathologie bernardienne, affirme que « les maladies obéissent à leurs propres lois[24] ».

Il n'empêche que le raisonnement de Bernard contient un fond de vérité et garde une utilité certaine sur le plan méthodologique. Le but principal de son idée d'identité fondamentale des événements physiologiques et pathologiques est « qu'il n'est pas nécessaire d'aller chercher l'explication des maladies dans des forces ou des lois qui seraient d'une autre nature que celles qui régissent les phénomènes ordinaires de la vie[25] » et qu'on peut étudier les processus physiologiques en les perturbant gravement, c'est-à-dire en créant artificiellement des maladies.

L'héritage revisité

Quelle était la position théorique de Claude Bernard face au débat qui opposait les partisans de la pathologie humorale à ceux de la pathologie des structures solides ? Que pensait-il de la vision totalisante et dynamique des uns et de l'approche localisationniste et ontologique des autres ?

---

23. Cf. Goldstein, 1934 ; Canguilhem, 1943 ; Pagel, 1945 ; Engelhardt et Spicker, 1975.

24. Cruchet, 1955, pp. 55-62.

25. *Leçons de pathologie expérimentale*, 1872, p. vii (Avant-propos).

Bernard était plus un homme de laboratoire qu'un érudit, plus un homme qui ruminait ses propres pensées qu'un lecteur assidu. Il n'empêche que ses connaissances de la médecine du passé et des débats idéologiques contemporains étaient assez solides, fondées non seulement sur la lecture directe mais aussi sur des discussions avec des personnes très compétentes. Bernard connaissait, au moins dans ses lignes générales, la doctrine nosologique de Thomas Sydenham (1624-1689), grand clinicien anglais dont il avait consulté l'ouvrage principal[26]. Encore plus familières lui étaient la nosographie clinique de Philippe Pinel (1745-1826) et les idées de François-Xavier Bichat (1771-1802).

Bernard cite souvent François Broussais comme un « systématique » de la pire espèce, tout en lui reconnaissant le mérite d'avoir formulé un principe qui est « le fondement de la science médicale expérimentale ». Ce « principe de Broussais », Bernard l'énonce sous une forme nouvelle :

> Les phénomènes physiologiques, pathologiques et thérapeutiques s'expliquent tous par les mêmes lois évolutives et ne diffèrent que par des conditions particulières, par un déterminisme spécial. La maladie n'est pas une vie d'une autre espèce, d'une autre nature que la vie normale, mais seulement une souffrance de la vie ou une vie dans d'autres conditions que les conditions de non-souffrance ou normales[27]. D'après ce principe on peut dire que la médecine expérimentale est une médecine qui repose sur la physiologie expérimentale[28].

26. Dans son *Introduction* (1865), Bernard cite la traduction de la *Médecine pratique* de Sydenham, faite par A.-F. Jault et publiée à Paris en 1774.

27. C'est presque mot à mot la fameuse définition de la maladie attribuée à Rudolf Virchow : « La maladie est la vie elle-même, une vie sous des conditions changées. »

28. *Principes*, 1947, p. 7.

Après avoir souligné que « cette proposition est fondamentale », Bernard ajoute qu'« elle mérite d'autant plus d'être développée qu'elle a déjà été émise et conçue faussement[29] ». Et il ne se privera pas de critiquer férocement l'usage que Broussais fait de cette notion de « médecine physiologique ». Dans une leçon intitulée précisément « Critique de la médecine physiologique de Broussais », Bernard explique que vouloir fonder toute la médecine sur la physiologie ne devrait pas signifier, comme c'est le cas chez Broussais, la réduction à « une physiologie finie, à une physiologie close, systématisée et ramenant tous les faits à une seule idée, toutes les maladies à une seule explication[30] ». La véritable « médecine physiologique », celle que prône Bernard, est antisystématique, ouverte, fondée sur une méthode et non sur une interprétation définitive des faits physiopathologiques observés.

En parlant des maîtres à penser de Bernard, il ne faut pas oublier Albrecht von Haller (1708-1777), ni, ce qui peut surprendre, Hippocrate (460-377 av. J.-C.). Certes, il les connaissait moins par la lecture directe de leurs œuvres que par les répercussions de leurs idées dans la littérature médicale. Il est intéressant de noter que, après une phase pour ainsi dire « anti-historique » de ses grandes découvertes, Bernard s'intéresse de plus en plus au développement historique de la physiologie et de la pathologie. Au fur et à mesure que la réflexion prit le pas sur l'action, il chercha à savoir et à comprendre comment ses propres découvertes se reliaient et s'enchaînaient à celles du passé.

Parmi ses contemporains dont il s'est le plus inspiré, en les suivant ou en s'y opposant, les plus importants sont tout d'abord son maître direct Magendie et les

29. *Ibid.*, 1947, p. 7.
30. *Ibid.*, p. 119-120.

physiologistes allemands, mais aussi certains non physiologistes tels Virchow, Pasteur, Berthelot et Chevreul. Le point de vue pastorien de l'étiologie, celui anatomique de Morgagni, de Laennec et de Virchow (aspect structural des maladies) et celui nosologique de Sydenham et de Pinel (aspect clinique des maladies) ne suffirent pas à Bernard. Il les compléta en analysant la pathogenèse, c'est-à-dire les transformations fonctionnelles entre l'action des « causes » et l'apparition et le développement des « symptômes ». Bernard appliqua à la pathologie les méthodes de recherche de la physiologie expérimentale. Notons en passant que cette manière d'envisager la question fut adoptée, à peu près en même temps, par Karl Wunderlich (1815-1878) et par Ludwig Traube (1818-1876) en Allemagne.

L'« hippocratisme » de Claude Bernard

La conception dynamique de la maladie, non localisationniste, exempte de la notion de spécificité et contraire à l'ontologie, justifie, nous semble-t-il, de parler de l'« hippocratisme » de Bernard. Il cite quelquefois avec admiration le « vieillard de Cos ». Ainsi, par exemple, lorsqu'il parle de la médecine clinique et cite comme source de son inspiration la méthode descriptive (« histoire des maladies ») de Sydenham, Bernard déclare :

> Dans Hippocrate, la description des maladies est excellente, elle est encore fidèle aujourd'hui, ce qui prouve que la pathologie est aussi invariable que la physiologie. Cependant il y a des maladies qui paraissent avoir disparu et d'autres apparu. Sont-ce des transformations de maladies ? Sont-ce des maladies fossiles[31] ?

31. *Ibid.*, 1947, p. 130.

Cette analogie avec les espèces animales fossiles ne doit pas nous tromper. Ce n'est qu'une métaphore, car les maladies ne sont pas pour Bernard des « espèces », des « êtres », mais uniquement des processus. Leurs changements historiques ne sont rien d'autre que les changements des « conditions d'existence », à savoir les changements du milieu, ou plus exactement des « milieux » (aussi bien l'externe que l'interne).

Bernard s'oppose vigoureusement à la conception ontologique de la maladie. Pour lui, les maladies n'existent que dans le monde de nos idées ; leurs noms ne sont que des mots qui servent à classer les phénomènes pathologiques. Cette opposition à l'ontologie médicale est un corollaire du « principe de Broussais ».

Dans un de ses cahiers, Bernard s'interroge : « Les maladies existent-elles comme entités suivant le langage médical ? » Et il répond :

> Les maladies existent pour le médecin, comme les fonctions existent pour le physiologiste. Mais, pour l'expérimentateur, les maladies ni les fonctions n'existent ; il n'y a plus que les conditions des phénomènes qu'il s'agit de déterminer, afin de s'en rendre maître[32].

Il écrit aussi :

> Diathèses et maladies sont de simples créations de l'esprit, des mots sous lesquels nous réunissons un certain ensemble de phénomènes, concomitants ou successifs ; mais au fond il n'y a de réel et, par conséquent, de susceptible d'être influencé, que la matière dans laquelle se passent les phénomènes intimes eux-mêmes[33].

Bernard nie la spécificité des maladies. Il reconnaît l'utilité des classifications nosologiques dans la pratique médicale mais il est néanmoins persuadé que « la

---

32. Collège de France, C VIII e, *Ms. 3*, f. 64r.
33. *Leçons de pathologie expérimentale*, 1872, p. 533.

médecine expérimentale n'admet pas de classification des maladies comme entités distinctes». Pour lui, la tendance de la médecine expérimentale est de détruire les nosologies et de rendre caducs les noms des maladies[34].

C'est en sa qualité de physiologiste que Bernard compare le rapport existant entre la conception ontologique descriptive et la conception dynamique et interprétative de la maladie avec le rapport qui existe entre les points de vue de la zoologie ou de la minéralogie d'une part et de la biologie ou de la chimie d'autre part. Le premier groupe de sciences admet des classifications que l'autre groupe tend à détruire. Pour l'expérimentateur – déclare Bernard –, il n'y a ni maladie ni espèce comme véritable entité à classer.

> L'espèce est une idéalité. [...] Les maladies, les espèces ne sont que des ensembles de caractères qui résultent de l'arrangement des choses, mais non de leur nature; ce sont des monuments naturels organiques, comme il y a des monuments minéraux formés de matériaux et d'après des lois qui ne varient que par les conditions où l'on se place[35].

Définition de la vie et de la mort

En abordant la question délicate de la vieille dispute entre les nominalistes et les réalistes, Bernard se rend bien compte des difficultés auxquelles se heurte toute tentative de définition exhaustive de la réalité. Il constate qu'« il n'y a pas de définition des choses que l'esprit n'a pas créées et qu'il n'enferme pas tout entières; il n'y a pas, en un mot, de définition des choses naturelles[36] ».

Cette réflexion n'a pas été formulée à propos de la difficulté de définir le couple de notions *santé-maladie*,

34. *Principes*, 1947, p. 99.
35. *Ibid.*, pp. 98-99.
36. *Leçons sur les phénomènes communs...*, I, 1878.

mais elle se rapporte à un couple considéré comme analogue, celui de *vie-mort.* Bien qu'il soit conscient de l'impossibilité théorique d'une définition complète de la vie et de la mort, Claude Bernard ne se lasse pas d'en imaginer de nouvelles. La vie et la mort, dit-il, sont deux notions à la fois très proches et très éloignées ; ce sont deux extrêmes, deux pôles, mais d'une même essence[37]. D'après lui, « la vie c'est la mort, c'est-à-dire la vie ne peut se manifester sans que quelque chose meure ou se détruise[38] ».

> La vie n'est que la mort organique, c'est-à-dire qu'une cellule ne peut se maintenir dans un état autre qu'en avançant constamment vers la mort[39].

Mais il écrit aussi que « la mort c'est le contraire de la vie[40] ». Il varie sur ces deux thèmes, opposés de prime abord mais contenant, en réalité, la même idée, précise et cohérente, selon laquelle les termes *vie* et *mort* sont corrélatifs. L'un n'existe pas sans l'autre et tous deux obéissent, bien que polaires, aux mêmes lois[41]. La vie est à la fois synthèse et décomposition, c'est la « décomposition renaissante[42] ».

Les tentatives de Bernard de définir la vie et la mort éclairent, par analogie, ses déclarations concernant la santé et la maladie, considérées elles aussi comme deux pôles d'une seule essence. Et de même qu'il n'admet pas l'existence des « forces vitales », antérieures à l'organisme et différentes des forces physico-chimiques, il nie l'existence de « forces morbides » particulières,

---

37. *Définition de la vie,* 1875.
38. *Ms. 2a,* p. 31.
39. *Ms. 2b,* p. 139.
40. « La médecine expérimentale et la médecine d'observation », *Revue des cours scientifiques,* du 31 décembre 1864.
41. *Ms. 4,* p. 147.
42. *Ibid.,* p. 201.

différentes des forces agissant dans l'organisme normal. Une force peut être pathogène par son degré, sa quantité, mais elle ne peut pas l'être par sa nature, sa qualité.

Définition concrète des états pathologiques

Il existe pour Bernard une définition abstraite et une définition concrète de la maladie. La première touche l'essence, l'autre les phénomènes observables. Définir d'une façon concrète la maladie, c'est – pour le physiologiste – en donner l'explication fonctionnelle, pathogénétique.

> Qu'est-ce que la maladie ? Voilà sans doute l'une des premières questions qui apparaissent à l'esprit du médecin. Mais aucune des définitions qui ont été formulées jusqu'ici ne contient une réponse satisfaisante. Au fond, la plupart de ces définitions, formulées *a priori*, ne présentent aucune valeur dans l'état actuel de nos connaissances. La méthode synthétique est sans doute le but final de toutes les sciences ; mais il faut d'abord reconstruire les théories générales en les appuyant sur des bases solides. La physiologie a, jusqu'à un certain point, réalisé ce progrès. La pathologie est restée en arrière et séjourne encore dans la région des hypothèses, d'où il s'agit de la faire sortir définitivement[43].

Rappelons brièvement les principes de la doctrine pathologique de Claude Bernard. Trois grandes classes de phénomènes dominent dans l'organisme : les phénomènes nerveux, les phénomènes catalytiques et les phénomènes histologiques. Il y a donc trois groupes de maladies : altérations morbides sous l'influence immédiate du système nerveux, maladies produites par les agents humoraux et maladies qui résultent du développement pathologique des cellules[44].

---

43. *Leçons de pathologie expérimentale*, 1872, pp. 126-127.
44. *Ibid.*, p. 46.

Le facteur le plus important dans l'apparition des maladies est le système nerveux, et à mesure que l'on s'élève dans l'échelle animale, on voit le système nerveux se développer de plus en plus, et – constate Bernard – les maladies devenir de plus en plus fréquentes, variées et compliquées[45]. Les découvertes de la glycosurie nerveuse et du changement de température après résection du grand sympathique impressionnèrent tellement Bernard qu'il accorda aux nerfs la suprématie dans son système de pathologie. Le mécanisme de presque toute maladie est la déviation de l'irritabilité. Selon Bernard, on développe une multitude d'affections diverses par une simple modification de l'influence nerveuse. Tous les symptômes des maladies dont les organes sont appelés à devenir le siège peuvent être sous l'influence directe des nerfs correspondants. On peut donner naissance, de cette manière, aux lésions anatomiques qui caractérisent les maladies. Et la fièvre elle-même n'est provoquée que par une simple irritation mécanique du système nerveux[46]. Cependant, Bernard reconnaît aussi l'existence d'une classe de maladies qui sont le résultat de réactions chimiques[47]. La pathologie humorale s'ajoute, dans la doctrine bernardienne, à la neuropathologie[48].

Le tout et les parties

Il est intéressant de voir comment Claude Bernard cherche à intégrer, dans son système, la pathologie cellulaire de Virchow, en acceptant la cellule comme la base élémentaire des processus physiologiques et pathologiques. Cependant, le rôle des cellules reste pour lui secondaire :

45. *Ibid.*, p. 13.
46. *Ibid.*, pp. 13-14.
47. *Ibid.*, p. 43.
48. Voir Gley, 1915.

> Les vaisseaux et les nerfs sont, dans tous les cas, la voie par laquelle les médicaments et les poisons, lorsqu'ils ont pénétré dans l'économie, peuvent produire des effets qui l'envahissent dans son ensemble. Le rôle qu'ils jouent dans le mécanisme des maladies n'est pas moins important. Les manifestations de l'état morbide sont entièrement placées sous leur dépendance; car, après tout, les affections purement locales méritent à peine de prendre le nom de maladies aussi longtemps qu'elles ne s'accompagnent point de symptômes généraux et qu'elles restent cantonnées dans une région limitée du corps [49].

La maladie est toujours, pour Bernard, un phénomène concernant l'ensemble de l'organisme, cet ensemble étant considéré comme un complexe neuro-humoro-tissulaire. Il s'oppose à la localisation de la maladie. Pour lui, la maladie ne se situe pas au niveau de la cellule supposée autonome, mais concerne essentiellement les relations de la cellule avec le système nerveux et le sang. Après une période de dominance presque exclusive de la pathologie cellulaire, notre siècle a vu renaître les idées bernardiennes, notamment dans les œuvres de Gustav Ricker (1870-1948) et Alexei D. Speransky (1888-1961) sous le nom de «pathologie des relations».

Bernard dut bien reconnaître l'existence de changements morbides localisés dans une partie de l'organisme, mais son aversion pour une conception localisationniste de la maladie était si forte qu'il tenta une distinction entre les phénomènes morbides généralisés et les phénomènes morbides localisés. Il crut même pouvoir accentuer cette distinction en réservant le nom de maladie aux seuls troubles généralisés.

> Il y a des états morbides qu'il faut distinguer les uns des autres. Un certain nombre peuvent tenir à des

49. *Leçons de pathologie expérimentale*, 1872, p. 91.

causes générales, et peut-être à raison de cette circonstance, on pourrait leur conserver le nom de *maladies*. À côté de celles-là, on en observe d'autres qui, restant localisées, pourraient être appelées des *affections*[50].

Le mot *maladie* doit donc s'appliquer à des désordres d'une nature plus générale dont l'existence se manifeste par des phénomènes qui retentissent sur la totalité de l'organisme[51].

Malgré son opposition à la conception localisationniste de la maladie, Bernard n'a pas nié l'importance du fondement anatomique de toutes les manifestations morbides :

> Comme il ne peut pas y avoir un phénomène physiologique sans un élément anatomique normal, il ne peut pas y avoir un phénomène pathologique sans un élément anatomique anormal. Maintenant, que la lésion du tissu soit visible ou non, il faut l'admettre[52].
>
> L'existence de maladies essentielles, par opposition aux maladies symptomatiques[53], a été longtemps discutée par les médecins ; mais il importe, avant tout, de bien préciser le sens des mots avant d'arriver à une conclusion définitive sur ce point. Si l'on entend par cette expression : maladie essentielle, qu'il existe des maladies sans lésions matérielles, nous ne saurions assez énergiquement condamner une pareille hypothèse[54].

Pour Bernard, il n'y a pas de lésion fonctionnelle sans lésion matérielle, même dans le cas d'une névrose. Puisqu'il croit si fermement que le changement des

---

50. *Cours de pathologie expérimentale*, Leçon d'ouverture, le 8 décembre 1858, *L'Union médicale*, N. s., 1, 1859, p. 59.

51. *Leçons de pathologie expérimentale*, 1872, p. 92.

52. *Principes*, 1947, p. 167.

53. Aujourd'hui on dirait « maladies fonctionnelles par opposition aux maladies organiques ».

54. *Leçons de pathologie expérimentale*, 1872, pp. 126-127. Cf. *Principes*, 1947, p. 168.

structures matérielles est la condition *sine qua non* de l'apparition de la maladie, Bernard doit reconnaître l'utilité de l'investigation anatomo-pathologique. Mais comme la maladie est un phénomène lié à la vie, inexistant en dehors d'elle, il est également persuadé qu'on ne peut pas saisir scientifiquement la véritable signification de la maladie en étudiant seulement les cadavres. La maladie est plus évolution qu'état. Bernard est ainsi amené à écrire dans un de ses cahiers :

> L'anatomie pathologique n'apprend rien ; ce n'est qu'un caractère pour classer les maladies anatomiquement[55].

Si en effet, pour Bernard, il n'y a pas de maladie sans lésion matérielle, cette lésion – dit-il – « n'explique rien[56] ». C'est le mécanisme physiologique qu'il faut étudier et comprendre :

> L'anatomo-pathologiste suppose démontré que toutes les altérations anatomiques sont toujours primitives, ce que je n'admets pas, croyant, au contraire, que très souvent l'altération pathologique est consécutive et qu'elle est la conséquence ou le fruit de la maladie, au lieu d'en être le germe[57].

Le point de transition entre la santé et la maladie

Revenons au schéma mentionné au début de ce chapitre. Il consiste en une ligne à laquelle le point zéro et des graduations donnent deux directions : la maladie d'un côté et la santé de l'autre. Mais comment définir le point zéro, c'est-à-dire la limite et le point de transition entre l'état de santé et l'état de maladie ?

---

55. *Ms. 3*, f. 85v.
56. *Pensées*, 1937, p. 250.
57. *Introduction*, 1865, p. 198.

> Il est très difficile, sinon impossible, de poser les limites entre la santé et la maladie, entre l'état normal et l'état anormal. D'ailleurs, les mots *santé* et *maladie* sont arbitraires. Tout ce qui est compatible avec la vie est la *santé*; tout ce qui incompatible avec la durée de la vie et fait souffrir est la *maladie*[58].

Il y a cependant, dans le schéma bernardien, un point précis où la santé se transforme en maladie, et Bernard déclare que justement, « l'étude des conditions et des phénomènes propres au passage de l'état de santé à l'état de maladie et de l'état de maladie à l'état de santé constitue la médecine entière. La médecine expérimentale n'est pas autre chose et cela comprend tout[59] ».

Le passage de la santé à la maladie, tout comme celui de la vie à la mort, n'est un changement brusque qu'en apparence ; il est en fait l'aboutissement d'un processus continu, d'une préparation invisible et ininterrompue :

> Rien ne se manifeste immédiatement, il y a toujours un travail préparatoire souterrain dont on ne s'aperçoit pas ; c'est le vrai travail. Dans la vie, ce travail souterrain, c'est la vie elle-même ; la manifestation phénoménale est la mort[60].

> Dans l'organisme, il n'y a rien de subit, ni d'instantané. Tout est préparé d'avance. Ainsi une maladie qui éclate subitement était préparée, et c'est la première goutte d'eau qui fait subitement déborder le vase, mais le vase avait été préalablement rempli plus ou moins lentement. Quand on empoisonne un animal par de la strychnine, par de l'oxyde de carbone ou par tout autre agent toxique, il y a d'abord une certaine quantité de la substance toxique qui circule dans le sang sans manifester son action, puis c'est lorsque

58. *Principes*, 1947, p. 270. On peut s'étonner que, pour définir la maladie, Bernard utilise un caractère subjectif (souffrance) et un terme équivoque (durée de vie).

59. *Ibid.*, p. 166.

60. *Ms. 2b*, p. 85.

> la dernière parcelle nécessaire pour atteindre la dose toxique pénètre que l'action qui était préparée d'avance éclate subitement. Il en est de même des maladies. Un malade est pris subitement de choléra, de fièvre typhoïde, etc., mais il est probable que la substance morbide était déjà accumulée dans l'organisme et que le mal existait en quelque sorte à l'état latent avant de se montrer. Il serait très important de connaître ces états latents. C'est alors qu'on pourrait agir pour empêcher la dose morbide d'arriver à son point culminant[61].

La conception « positive » de la santé

Le principe de continuité amène Bernard à graduer son schéma aussi dans la partie représentant la santé. C'est là une idée originale et d'une grande portée. De deux personnes saines, l'une peut être plus saine que l'autre. Bien qu'en pratique le degré de santé, soit collective soit individuelle, ne puisse se mesurer que par l'absence de manifestations morbides et le degré de résistance aux facteurs pathogènes, la santé ne se définit pas par la seule absence de maladie.

Bernard se montre partisan d'une conception « positive » de la santé. Soutenue déjà par les médecins de l'Antiquité, notamment Galien[62], mais presque oubliée ensuite, cette conception se développera surtout au xxe siècle[63]. Ainsi, aujourd'hui, le statut de l'Organisation mondiale de la santé débute par la définition suivante :

> La santé est un état de complet bien-être physique, mental et social, et ne consiste pas seulement en une absence de maladie ou d'infirmité.

---

61. *Ms. 2a*, pp. 53-55.

62. Cf. Kudlien, 1973.

63. Sur l'histoire de la quantification des états de santé, voir Galdston, 1953 ; Bourguignon, 1978, et Büttner, 1997.

C'est la conception toute nouvelle qu'en 1946 ont acceptée les représentants des soixante et un États réunis à New York[64]. Elle fut formulée et proposée par l'hygiéniste croate Andrija Stampar (1888-1958), président de la première Assemblée mondiale de la santé. La définition adoptée par l'O.M.S. contient deux éléments nouveaux : la santé doit comporter un bien-être social outre le bien-être physique et mental (conception sociale de la santé) et elle ne consiste pas seulement en une absence de maladie ou d'infirmité (conception « positive » de la santé). En vertu de cette déclaration, le but de l'O.M.S. n'est pas uniquement de combattre les maladies, mais aussi « d'amener tous les peuples au niveau de santé le plus élevé possible ». La santé d'un peuple ou d'un individu se situe à un certain niveau et peut être améliorée. De plus en plus, la médecine s'occupe de l'organisme sain.

Tout cela, Bernard l'a pressenti. Selon lui, le but de la médecine de l'avenir sera d'agir sur les prédispositions morbides et non sur les phénomènes pathologiques déjà manifestes.

La latence des processus vitaux

La conception de l'*idiosyncrasie* ou *prédisposition morbide*, considérée comme une condition physiologique spéciale, joue un grand rôle dans la pathologie bernardienne.

> À l'état normal, chaque individu, en vertu de son organisation propre, se trouve plus spécialement exposé que tout autre à certains accidents particuliers[65].

64. *Chronique de l'Organisation mondiale de la santé*, vol. I, 1947, pp. 14 et 30.

65. *Leçons de pathologie expérimentale*, 1872, p. 23.

Tous les individus ne sont pas également susceptibles, ni également sensibles, à une même cause morbide donnée. Cela tient à ce que la capacité de saturation morbide de ces individus divers n'est pas la même[66].

L'expérience journalière nous apprend que les causes morbides, quels que soient d'ailleurs leurs effets généraux, sont loin d'agir avec une égale intensité sur les divers individus qui sont exposés à leur influence. Le froid, la faim, la soif, la fatigue, les souffrances morales : telles sont les causes les plus ordinaires de la maladie. Or ne sont-elles pas, dans une certaine mesure, le partage de l'humanité tout entière ? Comment donc se fait-il que parmi ceux qui subissent leur action journalière, les uns s'affaissent si promptement, tandis que les autres résistent avec énergie ? Et lorsqu'une épidémie sévit sur un point donné, comment se fait-il que la maladie régnante ne frappe que sur certains sujets, tout en épargnant d'autres individus qui sont placés en communication constante avec les malades ? Au pouvoir, en apparence mystérieux, qui modifie ainsi dans chaque cas particulier l'influence des agents extérieurs, nous donnons le nom d'idiosyncrasie[67].

Cette idée du rapport entre le type et l'individu constitue toute la particularité de chaque être, de chaque état physiologique ou pathologique. C'est en un mot la clef de l'idiosyncrasie sur laquelle repose toute la médecine. C'est elle, en effet, qui doit nous donner l'explication du passage de la santé à la maladie. Elle est la mesure, elle est une question de degrés qui cependant joue un rôle aussi important que s'il s'agissait d'une question de nature[68].

Le passage de l'état de santé à l'état pathologique suppose donc une modification qui survient sous l'influence de conditions extérieures qui amènent une modification de texture et de propriétés dans

---

66. *Ms. 2a*, p. 55.
67. *Leçons de pathologie expérimentale*, 1872, p. 23.
68. *Principes*, 1947, p. 144.

> l'élément histologique. Les conditions doivent créer la prédisposition morbide ; c'est là la cause unique, ensuite les causes déterminantes peuvent être variées à l'infini. Les causes occasionnelles même les plus énergiques n'agissent pas toujours ; les virus, les venins n'empoisonnent pas toujours ou ne produisent pas toujours leurs effets parce que les individus ne sont pas prédisposés[69].
>
> Les prédispositions pathologiques doivent être considérées comme des conditions physiologiques spéciales qui, dans la majorité des cas, dépendent du système nerveux, et la médecine aurait accompli un progrès immense s'il était possible de prévoir, dans l'état de santé, les diverses prédispositions morbides et de prédire ainsi l'approche du danger[70].

Bernard trouvait aussi dans ses propres souffrances une confirmation de l'existence des prédispositions pathologiques : « Il y a en médecine ce qu'on appelle des diathèses. Exemple : mon urticaire[71]. »

L'importance que Claude Bernard accorde aux prédispositions morbides est en rapport avec son idée de *latence* des processus vitaux.

> La définition de la vie et de la mort, telle que je la comprends, nous montre que la vie est en réalité un phénomène latent, tandis que la mort est un phénomène apparent. En un mot, quand un phénomène apparaît, il est en train de disparaître. Le vrai travail d'enfantement, de préparation de tous les phénomènes (qui apparaissent plus tard) est donc un travail lent, souterrain, imperceptible. Une fois que ce travail s'est opéré, le phénomène fait irruption ; on ne peut plus le maîtriser. On pourrait appliquer ces réflexions à tous les phénomènes de la nature, aux événements historiques par exemple. Quand les événements ont été longuement préparés par ce travail intestin qui les

69. *Ibid.*, p. 163.
70. *Leçons de pathologie expérimentale*, 1872, pp. 31-32.
71. *Cahier de notes,* 1965, p. 166.

> engendre, il n'est plus possible de s'y opposer. C'est trop tard. Il fallait agir sur les causes cachées qui ont engendré ces événements. Or, en général, on n'agit que sur ce qui est apparent et on néglige ce qui est latent, ce qu'on ne voit pas. C'est le contraire qu'il faudrait faire [...] Quand un courant est créé par l'évolution des germes, des causes, on ne peut plus l'arrêter ; il fallait arrêter les germes, les étouffer, mais on n'arrête pas les effets tant que les germes existent. C'est comme si on voulait arrêter un fleuve en le barrant [72]...

Ces considérations sont lourdes de conséquences pratiques. Le médecin devrait donc agir sur les prédispositions, sur l'organisme qui couve la maladie.

Au point de vue thérapeutique, l'« abaissement organique » paraît à Bernard le grand principe de la médecine. Il préconise en effet certaines des idées de notre siècle sur l'hibernation artificielle :

> On pourrait mettre un animal malade sous cloche ; son système nerveux s'abaisse, l'animal devient à sang froid ; on lui donne juste de l'air pour ne pas mourir et alors les agents toxiques agissent sur lui avec beaucoup moins d'activité et ainsi se trouve créée une idiosyncrasie favorable pour ne pas contracter la maladie ou pour favoriser la guérison [73].

Et Bernard de conclure :

> La connaissance de la physiologie expérimentale conduira à l'entretien de la santé, au perfectionnement de la race, à l'art de faire vivre les hommes longtemps comme le voulait Bacon [74].

---

72. *Ms. 2b, p.* III.
73. *Principes*, 1947, p. 163.
74. *Ibid.*, p. 137.

CHAPITRE VI

La découverte de la fonction glycogénique du foie

> Je suis le premier qui ait étudié l'intermédiaire. On connaissait les deux extrêmes et on faisait de la physiologie de probabilité avec le reste.
>
> Claude BERNARD [1]

Pour suivre les transformations des aliments au sein même de l'organisme, Bernard voulut étudier le sort des trois espèces organiques (sucres, graisses et protéines), mais – comme il l'a avoué en rédigeant ses dernières leçons –, sa vie entière ne lui suffit pas pour venir à bout de ses recherches sur le sucre, premier problème auquel il s'attaqua [2]. S'il sait qu'un long chemin reste encore à faire et qu'il laisse aux futures générations de physiologistes un champ de recherche à peine défriché, Bernard est aussi pleinement conscient d'avoir réalisé des pas décisifs. C'est la partie de son œuvre dont il est, au fond de lui-même, le plus satisfait, le plus fier. Comme l'a bien remarqué Louis Pasteur dans sa présentation des travaux de son illustre collègue, lorsque Bernard se présenta, en 1854, pour occuper l'une des places

1. *Ms. 10b*, p. 105.
2. Voir *Leçons sur les phénomènes de la vie*, II, 1879, pp. 40-41.

vacantes de l'Académie des sciences, sa découverte de la fonction glycogénique du foie n'était ni la première ni la dernière en date parmi celles qui déjà l'avaient placé si haut dans l'estime des savants et pourtant, ce fut par elle qu'il commença l'exposé de ses titres scientifiques[3].

Aujourd'hui mieux encore que du vivant de Bernard, ses recherches sur la glycogenèse occupent une place privilégiée dans l'ensemble de son œuvre : elles sont non seulement d'une importance scientifique particulière en ce qu'elles ont révolutionné un vaste domaine de la physiologie et apporté des lumières sur certaines maladies, mais elles sont aussi très instructives du point de vue de l'épistémologie et de l'histoire des idées et représentent actuellement un des paradigmes les mieux étudiés du processus de la découverte dans le domaine des sciences de la vie[4].

Premières recherches sur le métabolisme du sucre

Lorsqu'il travaille encore comme apprenti dans le laboratoire de Magendie, Bernard accepte l'opinion alors en vogue selon laquelle les animaux sont incapables de synthétiser le sucre, la graisse et l'albumen.

---

3. *Moniteur universel*, n° du 7 novembre 1866, p. 1284.

4. Ces recherches ont fait l'objet de plusieurs études historiques qui permettent de les situer encore mieux que ses autres travaux dans le cadre historique général. Parmi les études fondées sur des textes imprimés, on peut citer en premier lieu Young, 1937 et 1957; Olmsted, 1938 et 1954; Galletti, 1959; Mani, 1964 et 1967, Dagognet, 1965; Larner, 1967 et Kahn, 1996. La prise en considération des notes manuscrites de Claude Bernard apporte une appréciation nouvelle du processus effectif des découvertes dans ce domaine (Grmek, 1968a et 1968b; Holmes, 1974). Pour des présentations synthétiques récentes, voir Fruton, 1972; Federspil, 1979; Unger, 1979; Pyke, 1981; Tchobroutsky, 1993; Lippi *et al.*, 1994, et Lefèbvre *et al.*, 1996.

Ces trois substances, ou groupes de substances, essentielles à la vie, ne seraient produites que par les plantes ; les animaux s'en serviraient en les digérant dans les organes appropriés, en les déplaçant à l'intérieur de leur corps et en les brûlant dans les poumons ou dans le sang[5]. Leur taux dans le sang et dans les autres humeurs de l'organisme animal dépendrait donc essentiellement de l'alimentation. Bernard renversera les idées reçues en découvrant que la nutrition animale comporte autant de phénomènes de synthèse que de simple dégradation chimique et que la combustion vitale ne s'opère pas au niveau d'un organe précis. Mais, avant d'aboutir à ces conclusions, un long chemin l'attend encore.

Au début des années 40 du siècle dernier, une polémique assez violente trouble les rapports entre les spécialistes français et allemands de ce qu'on appelait alors la chimie physiologique. Les chefs de file sont d'un côté Jean-Baptiste Dumas (1800-1884) et Jean-Baptiste Boussingault (1802-1887) à Paris et de l'autre côté Justus von Liebig (1803-1873) à Giessen. En 1841-1842 sévissent une querelle de priorité sur la partie de la chimie de la nutrition où les théories des deux camps concordent (par exemple sur l'origine des substances azotées dans l'organisme animal) et une discussion animée sur la partie où les opinions divergent (par exemple sur le sort des glucides ingérés). D'après Liebig, le sucre n'est pas un aliment constitutif de l'organisme ; il sert à la calorification mais peut aussi être transformé en graisse. D'après Dumas et Boussingault, les graisses animales proviennent exclusivement des graisses végétales ; le sucre est un combustible qui ne peut ni s'intégrer comme tel dans les cellules animales ni se transformer dans l'organisme en une autre substance organique[6].

---

5. Voir par exemple J.-B. Dumas et J.-B. Boussingault, *Essai de statique chimique des êtres organisés*, Paris, 1841.

6. Cf. Holmes, 1974, pp. 34-47.

Le jeune Bernard commence par partager, ou plutôt subir, les opinions de Dumas et Boussingault sur le sort du sucre dans l'organisme animal. Juste au moment crucial de ses premières recherches sur ce sujet, en 1843, il suit le cours de Dumas à l'École de médecine[7]. Dans ses écrits tardifs, Bernard accusera Dumas de l'avoir orienté dans une fausse direction et d'avoir créé un préjugé néfaste pour la conception et l'interprétation de ses expériences[8]. Cependant, il faut aussi noter que Bernard a non seulement eu connaissance des hypothèses de Liebig mais qu'il a soigneusement étudié les arguments du savant allemand[9]. En outre, son maître Magendie le poussait au scepticisme.

Voici ce que Bernard dit du début de ses recherches sur ce que la postérité appellera le métabolisme intermédiaire :

> En 1843, dans un de mes premiers travaux, j'entrepris d'étudier ce que deviennent les différentes substances alimentaires dans la nutrition. Je commençai par le sucre, qui est une substance définie et plus facile que toutes les autres à reconnaître et à poursuivre dans l'économie. J'injectais dans ce but des dissolutions de sucre de canne dans le sang des animaux et je constatais que ce sucre, même injecté dans le sang à faible dose, passait dans les urines. Je reconnus ensuite que le suc gastrique, en modifiant ou en transformant ce sucre de canne, le rendait assimilable, c'est-à-dire destructible dans le sang[10].

---

7. *Ms. 14d* et *Ms. 14c*. Voir Holmes, *op. cit.*, pp. 498-499.

8. On dirait aujourd'hui que l'enseignement de Dumas a créé un obstacle épistémologique dans l'esprit du jeune chercheur.

9. Voir le manuscrit de Bernard conservé à la bibliothèque de l'Académie de médecine sous la cote P 554 (1426), n° 2. Cf. Roger, 1933, et Holmes, 1974, pp. 119 et 498.

10. *Introduction*, 1865, p. 286. On remarquera au passage l'usage impropre du terme « assimilable » comme équivalent de « destructible dans le sang ».

En effet, c'est dans sa thèse pour le doctorat de médecine, soutenue à Paris le 7 décembre 1843 et consacrée aux propriétés du suc gastrique, que Bernard, en marge du sujet principal, publie les premiers résultats de ses expériences sur l'incorporation des substances alimentaires par des voies non naturelles[11]. Sa thèse relate deux découvertes fort importantes : 1° injecté directement dans le sang, le sucre dit « de la première espèce » (saccharose ou sucre de canne) est éliminé par les reins, tandis que le sucre « de la seconde espèce » (glucose ou sucre de raisin) est retenu dans l'organisme ; 2° le suc gastrique transforme le saccharose en sucre assimilable, c'est-à-dire que le sucre de canne préalablement exposé à l'action du suc gastrique puis injecté dans le sang n'apparaît plus dans les urines. Les sucres « de la seconde espèce » (sucres du groupe des monosaccharides, selon la terminologie scientifique actuelle) représentent la seule forme « physiologique » des glucides dans l'organisme animal, et on comprend aisément que c'est à ce groupe que doit appartenir aussi ce qu'on appelait alors le « sucre de diabète ». Le suc gastrique a le rôle de changer toutes les autres formes d'hydrates de carbone en sucre « assimilable »[12].

Les expériences sur l'injection comparative du sucre de canne et du sucre de raisin étonnèrent les médecins et les chimistes. Ainsi, Bernard se vit obligé de les répéter devant de nombreux savants français et étrangers qui, au cours des années 1844-1847, visitèrent son laboratoire. Dans son journal d'expériences, il nota en particulier les démonstrations faites en présence de Rayer, Andral, Dumas, Daremberg, Orfila, Boyd, Mitscherlich,

11. *Du suc gastrique*, 1843.

12. Bernard entend par ce terme non pas la propriété d'être « rendu semblable », c'est-à-dire d'être intégré dans les tissus vivants, mais celle d'être détruit dans l'organisme.

Bretonneau, Mianowski, Trousseau et quelques autres médecins et physiologistes[13].

Tout au long des années 1844-1847, le problème du métabolisme des sucres ne cessa de préoccuper Bernard qui, tenace et ingénieux, multiplia et perfectionna ses expériences concernant l'introduction et l'élimination des hydrates de carbone dans l'organisme animal. Il varia les voies d'application (injections intra-artérielle, intraveineuse et sous-cutanée, application directe dans l'estomac et dans le rectum, etc.), combina l'introduction du sucre avec celle d'autres substances (prussiate de potasse, suc gastrique, levure de bière, tartrate de cuivre, etc.) et, au moyen de sections expérimentales, analysa l'influence des nerfs sur l'élimination du sucre. Ces nombreux essais, soigneusement rapportés dans les cahiers bernardiens (en particulier dans les *Mss. 7b* et *7c*, conservés aux Archives du Collège de France), ne furent jamais publiés, car ils ne lui firent découvrir aucun fait nouveau vraiment important. Dans leur ensemble, et Bernard en fut bien conscient, ils représentent un échec, une fausse route.

Claude Bernard cherchait le lieu et le mode de destruction du sucre, c'est-à-dire où et comment le sucre alimentaire disparaît dans l'organisme animal. Rien de plus logique, car tous les physiologistes croyaient alors que l'organisme animal n'est pas capable de former, de synthétiser le sucre, et, d'autre part, que la chaleur animale se crée dans l'organisme par un processus de destruction des substances organiques. Selon Lavoisier, la destruction aurait lieu dans le poumon où s'établit le contact avec l'air qui est nécessaire pour la combustion. Les animaux ne seraient capables que de détruire les féculents et, d'après les premières idées de Bernard, cela se passerait en deux étapes : d'abord la « conversion »

13. Voir les *Ms. 7b* et *Ms. 7c*.

par fermentation dans le tube digestif qui produirait par scission le sucre de raisin, puis la « combustion » de ce dernier dans le poumon ou dans un autre organe. Inutile et illogique semblait, en revanche, un quelconque effort expérimental dirigé vers la recherche d'un organe formateur du sucre, l'existence de cette fonction n'étant admise que pour l'organisme végétal. Or, en cherchant l'organe destructeur du sucre, Bernard découvrira précisément l'opposé : l'organe formateur de cette substance.

Ainsi, les théories erronées orientèrent Bernard dans une mauvaise direction, et ce n'est qu'après quatre ans d'expérimentation qu'une observation apparemment contradictoire, qu'un nouveau fait expérimental bouleversera tout l'échafaudage théorique. Là réside justement la grandeur de Bernard : dans sa capacité à saisir non seulement les faits qui confirment ses hypothèses de départ mais aussi ceux qui les renversent.

En 1845 et 1846, Bernard s'intéressa aux aspects cliniques du diabète. Dans les services de Pierre Rayer (1793-1867) et de Gabriel Andral (1797-1876) à la Charité, il observa les malades diabétiques. Certes, les symptômes cliniques, tels que la polyurie et la polydipsie, le firent réfléchir sur les mécanismes physiopathologiques, mais son intérêt principal resta tourné vers la symptomatologie chimique.

Prenons comme exemple les examens qu'il fit subir, en octobre 1845, à une femme diabétique hospitalisée à la Charité [14]. Les urines de la malade furent analysées avant et après l'ingestion orale d'un sirop de sucre de canne. Depuis les travaux de Michel-Eugène Chevreul (1786-1889) [15], il était connu que le sucre dans

14. *Ms. 7b*, pp. 246 et 249-250 ; voir aussi *Ms. 15i* et *Fasc. 25b*, f. 370.

15. En particulier sa note sur le sucre des diabétiques publiée dans les *Annales de chimie*, t. 95, 1815, pp. 319-320.

l'urine des diabétiques appartient à la seconde espèce et qu'il est chimiquement analogue, sinon identique, au glucose. Bernard confirma les résultats obtenus par l'illustre professeur du Muséum et ajouta qu'ils sont également valables pour le sucre dans le sang de ses malades.

Pour la détermination quantitative de la glycémie, Bernard fit appel à l'aide d'un jeune ami, Charles-Louis Barreswil (1817-1870), chimiste très doué et, à l'époque, chef de service dans le laboratoire de Théophile-Jules Pelouze (1807-1867). Natif de Versailles, Barreswil avait fait ses études à Paris. Il collabora avec Bernard dans ses premières recherches sur la digestion gastrique, sur le rôle du sucre dans l'économie animale et sur les voies d'élimination de l'urée après extirpation des reins. Devenu professeur de chimie à l'École Turgot et à l'École supérieure de Commerce à Paris, Barreswil perdit peu à peu ses élans de chercheur et se consacra aux études technologiques et à la rédaction de manuels scientifiques.

En ce qui concerne les glucides, le principal mérite de Barreswil fut la mise au point d'un réactif chimique très sensible et maniable, le fameux « liquide bleu de Barreswil » ou « réactif cupro-potassique ». À vrai dire, on doit au savant allemand Carl August Trommer (1806-1879) la première démonstration et utilisation du fait que le sulfate de cuivre et la potasse, ajoutés successivement dans l'urine de diabétique ou dans n'importe quelle solution sucrée, provoquent après ébullition une réduction du sel de cuivre et une précipitation colorée (1841). Peu après, Antoine Becquerel montra que cette réaction est spécifique pour les sucres de la deuxième espèce et, en 1844, Barreswil prépara son « liquide bleu » dans lequel le sulfate de cuivre est maintenu en dissolution, en même temps que la potasse à la chaux, grâce à l'ajout de la crème de tartre (bitartrate de soude). La présence de sucre de raisin (ou d'un autre sucre du groupe des oses) réduit l'hydroxyde de cuivre et provoque ainsi la précipitation de l'oxydule de cuivre. L'emploi de ce réactif titré permit à Barreswil non seulement de déceler la présence du sucre mais de déterminer sa quantité. Légèrement modifié, le liquide de Barreswil est encore aujourd'hui couramment utilisé dans les laboratoires de chimie et dans la pratique médicale, mais il porte le plus souvent le nom de « liquide de Fehling ». En effet, le chimiste allemand Hermann von Fehling (1811-1885) perfectionna, en 1848, la composition du « liquide bleu » (son procédé donne un réactif qui reste inaltéré plus longtemps que celui de Barreswil) et améliora la détermination quantitative du sucre dans l'urine[16].

La composition chimique du sucre fut établie par Jöns Jacob Berzelius, Louis-Joseph Gay-Lussac et Louis-Jacques Thenard; leurs recherches donnèrent pour le saccharose la formule $C_{24}H_{22}O_{22}$ et pour le glucose $C_{12}H_{12}O_{12}$. Il faut tenir compte du fait que ces formules n'indiquent pas le nombre d'atomes dans la molécule (comme celles de nos jours) mais sont exprimées en équivalents. La formule de l'eau en équivalents est H_2O_2. Bernard utilise évidemment ces vieilles formules chimiques.

Au cours des années 1845-1848, Bernard se rendit maître des méthodes de détection chimique et de dosage du sucre; il apprit également à dominer parfaitement deux autres procédés pour reconnaître la présence de la matière sucrée, à savoir la fermentation provoquée par la levure de bière et l'analyse optique par la lumière polarisée. La dernière méthode, il la tenait directement de Jean-Baptiste Biot (1774-1862), professeur de physique mathématique au Collège de France et pionnier de l'emploi de la lumière polarisée à des fins analytiques.

---

16. Dès 1849, Bernard utilise ce réactif amélioré et l'appelle lui-même « liqueur de Fehling ».

Homme de laboratoire, Bernard fut tellement attaché aux problèmes techniques qu'il inventa de nouveaux procédés de détermination du sucre (par exemple la purification, à l'aide du charbon animal, des liquides destinés à l'analyse, méthode qui améliora en particulier la détection du sucre dans le sang et dans d'autres liquides très albumineux ou colorés).

Dans une tout autre direction de recherches, Bernard observa les effets qui suivent la destruction des divers nerfs. Lors de ces vivisections, à la fois utiles et très cruelles, il observa l'apparition du sucre dans les urines des lapins ayant eu les nerfs pneumogastriques coupés[17]. Cela l'amène, en 1845, à une conclusion à première vue assez surprenante: « Le diabète est une affection nerveuse du poumon[18]. »

Anciennes théories sur le diabète sucré

Claude Bernard ayant lui-même retracé, à deux reprises au moins, l'historique du diabète sucré[19], on pourrait se contenter de citer ici les résultats de son enquête. Toutefois, un nouveau regard en arrière se justifie, car les publications médico-historiques plus récentes[20] corrigent et complètent sur de nombreux points le schéma bernardien des étapes dans l'évolution des connaissances sur cette maladie.

Bernard remarque que « les Anciens considéraient comme diabétique tout individu qui émettait une grande quantité d'urines, et qui en même temps maigrissait, et

17. Voir *Ms. 7b*, p. 130.

18. *Ibid.*, p. 133.

19. *Leçons de physiologie expérimentale*, t. I, 1855, pp. 33-37; *Leçons sur le diabète*, 1877, pp. 142-161.

20. Lépine, 1909; Papaspyros, 1964; Federspil, 1979; Tchobroutsky et coll., 1990.

présentait le plus souvent un appétit extraordinaire et une soif ardente». En effet, une telle définition du diabète se trouve chez Celse (Ier siècle) et en particulier chez Arétée de Cappadoce, auteur grec du début du IIe siècle qui donna à la maladie son nom actuel (ou, au moins, fut le premier à l'employer parmi les médecins dont les ouvrages n'ont pas été perdus). Le terme grec *diabetes* (« qui traverse ») reflète l'ancienne opinion que le mécanisme pathogénique consiste dans l'incapacité du corps à retenir les boissons. Les liquides traversent l'organisme sans y séjourner; la chair elle-même semble se liquéfier. Cet état apparaît donc comme une affection des reins, organes excréteurs des liquides. Dans une très belle description clinique, Arétée mentionne la soif inextinguible, la perte des forces et les accidents nerveux; il souligne également l'incurabilité de la maladie. La théorie «rénale» de la pathogenèse du diabète fut généralement admise après sa divulgation par Galien (129-env. 210), selon lequel le diabète résulte d'une affection des reins qui auraient perdu «la faculté de retenir les boissons, de même que, dans la lientérie, l'intestin ne garde pas les aliments».

Sans doute Bernard connaissait-il ces travaux de l'Antiquité classique et c'est à eux qu'il se réfère quand il parle des «Anciens». Mais il ne savait pas qu'il faut faire remonter à une époque beaucoup plus reculée la notion d'une maladie dont la polyurie est le symptôme dominant. En effet, ce mal est déjà mentionné dans le papyrus Ebers, document de l'Égypte pharaonique qui date d'environ 1550 avant Jésus-Christ[21].

C'est avec raison que Bernard note l'ignorance des auteurs gréco-romains quant au caractère sucré de l'urine des diabétiques. Mais il tombe dans l'erreur

---

21. *Ebers 274* (50, lignes 2-13). Voir T. BARDINET, *Les Papyrus médicaux de l'Égypte pharaonique*, Paris, Fayard, 1995, p. 293.

quand il attribue à Willis la découverte de ce fait. S'il est vrai que Thomas Willis est le premier auteur occidental à avoir décelé la saveur sucrée de l'urine des diabétiques, la priorité de cette observation doit néanmoins être accordée aux auteurs orientaux. Les traités classiques de la médecine indienne, en premier lieu la « Collection de Sushruta » *(Sushruta samhita),* connaissent bien la maladie appelée *madhumeha,* c'est-à-dire « urine-miel » caractérisée par la polydipsie, la fatigue, les états comateux, la furonculose et la polyurie avec des urines dont la saveur sucrée attire les mouches. La maladie est considérée comme héréditaire, incurable et propre aux riches, qui mangent beaucoup de riz et d'aliments sucrés. Les auteurs chinois, tels que Tchang Tchong-king (IIe siècle), mentionnent aussi une « maladie de la soif » accompagnée d'une urine abondante que les chiens aiment à lécher.

Les auteurs médiévaux de langue arabe, Rhazès (865-v. 925) et Avicenne (980-1037), s'inspirent plus, semble-t-il, de connaissances orientales sur le diabète que de celles qui leur furent léguées par l'Antiquité grecque. Ils mentionnent la saveur mielleuse de l'urine des malades. Pour Rhazès, le siège du diabète est dans les reins. Avicenne accepte cette conception et la complète par une explication pathogénique nouvelle : la faiblesse des reins serait provoquée par la diminution de l'irritabilité des nerfs rénaux. Ainsi donc, déjà au XIe siècle, fut formulée l'hypothèse d'un diabète neurogène. Grand clinicien, Avicenne remarque aussi la soif excessive et la boulimie, la perte des forces, l'impuissance sexuelle, la gangrène des pieds et la phtisie finale des diabétiques.

C'est avec les médecins italiens de la Renaissance que se réalise aussi en Occident latin un véritable progrès dans la connaissance du diabète. À Venise, Victor Trincavella (1496-1568) observe trois diabétiques dont l'urine avait le même goût que leur tisane : il voit là une preuve de la théorie galénique selon laquelle l'urine des diabétiques est constituée par la boisson inaltérée. Le siège rénal de la maladie est encore enseigné, par exemple dans les œuvres de Jean Fernel (1497-1558) et de Jérôme Cardan (1501-1576), où est ravivée la controverse qui opposa jadis Galien à Arétée : les diabétiques excrètent-ils plus qu'ils ne boivent ou excrètent-ils exactement ce qu'ils ont bu ? Les théories des iatrochimistes, tels Paracelse (1493-1541) et François de Le Boë (Sylvius, 1614-1672), qui placent le vice du diabète dans la composition chimique du sang, n'auront qu'un faible écho.

Une nouvelle phase dans l'histoire du diabète commence effectivement – et Bernard le souligne à juste titre – avec l'œuvre de Thomas Willis (1621-1675), qui insiste sur la saveur mielleuse ou sucrée des urines et définit le diabète sucré ou mielleux comme une entité clinique à part qui n'est pas seulement caractérisée par la polyurie. Willis voit dans le diabète une maladie du sang en relation étroite avec les abus de la table[22]. En utilisant le symptôme organoleptique de la saveur sucrée de l'urine, William Cullen (1710-1790) distingue deux maladies pour lesquelles il forge les termes *diabetes mellitus* et *diabetes insipidus.*

Les auteurs de la fin du XVIIe siècle et du XVIIIe siècle ne croient plus à la localisation galénique du diabète mais ne savent plus bien où le situer : d'après Thomas Sydenham, il faut incriminer la digestion imparfaite dans l'estomac ; d'après Richard Mead, le siège se trouve dans le foie ; d'après William Cullen, le véritable coupable est le système nerveux. Johann Conrad Brunner (1653-1727) frôle une découverte : en 1683, dans ses expériences sur des chiens dépancréatisés, il observe une soif extrême accompagnée de polyurie sans se rendre compte qu'il est en présence d'un diabète artificiel.

---

22. WILLIS, *Pharmaceutice rationalis,* Londres, 1674, sect. IV, chap. III.

Selon Claude Bernard, « ce ne fut qu'en 1778 que Cowley [*sic*] isola le principe sucré du diabétique[23] ». Il y a ici une triple erreur, dont les deux plus graves furent corrigées déjà par Bernard lui-même dans ses *Leçons sur le diabète* de 1877. Le nom de Thomas Cawley est mal orthographié ; sa publication ne date que de 1788[24] ; et, de toute façon, celle-ci fut précédée par les travaux de Matthew Dobson (1745-1784). En effet, dès 1776, le médecin anglais Dobson observe la fermentation spontanée des urines d'un diabétique et leur « odeur vineuse » ; de plus, il réussit à retirer de ces urines une substance blanche qu'il reconnaît être analogue ou identique au sucre. Pour sa part, Cawley obtient à partir des urines d'un diabétique une matière noirâtre et sucrée, ressemblant à de la mélasse. Si l'on ne peut accorder à Cawley la priorité de l'isolement de cette matière, il convient de lui rendre un autre hommage : celui d'avoir suspecté une affection du pancréas.

Dans la dernière décennie du XVIIIe siècle, les recherches de Cawley sur le sucre des diabétiques furent reprises par son concitoyen John Rollo (mort en 1809) qui, aidé par le chimiste William Cruickshank (1745-1800), isola le sucre à partir de l'urine des malades et en détermina la concentration. Mais il s'efforça en vain de l'extraire du sang. Il considéra le diabète comme une maladie de l'estomac ou, plus précisément, comme un vice de la digestion gastrique qui fait changer en sucre, substance pathologique pour Rollo, les matières végétales ingérées (1797). La théorie de Rollo eut une grande importance pratique, car elle servit

23. *Leçons de physiologie expérimentale*, t. I, 1855, p. 33.

24. T. Cawley, « A singular case of diabetes », *London Medical Journal*, t. IX, 1788, pp. 286-308. L'observation fut faite en décembre 1787. Une traduction française de l'article de Cawley est parue dans *Journal de médecine, chirurgie et pharmacie* (Paris), n° 79, 1789, pp. 211-238.

de fondement idéologique au traitement du diabète par un régime relativement riche en viande et en graisse et dépourvu de substances végétales. Les succès incontestables obtenus à l'aide de ce régime semblaient confirmer les idées de Rollo et, au moins, placer le siège du diabète dans le tractus gastro-intestinal.

En 1821, les théories sur la pathogenèse gastro-intestinale du diabète s'écroulèrent d'un seul coup, car le physiologiste Friedrich Tiedemann (1781-1861) et le chimiste Leopold Gmelin (1788-1853) découvrirent que le sucre de raisin est un produit normal et constant de la digestion qui se forme dans l'intestin des animaux sains aux dépens de la fécule. Dorénavant, il fallait considérer comme phénomène morbide non pas la formation du sucre dans les intestins mais son passage dans les urines.

Pour justifier le régime pauvre en substances végétales et tirer profit de nouvelles découvertes des savants allemands, l'hygiéniste français Apollinaire Bouchardat (1806-1886) vint à penser, en 1838-1839, que le diabète résulte d'un vice de la digestion gastrique qui favoriserait et accélérerait la transformation de la fécule en glucose en empêchant une seconde phase de la digestion, celle du changement du sucre en acide lactique. Bien entendu, après les découvertes bernardiennes, Bouchardat modifiera ses opinions.

Puisqu'il était démontré alors que la présence du sucre de la deuxième espèce dans le canal alimentaire est un phénomène absolument normal, rien de plus évident que de déplacer le siège de la maladie dans le sang lui-même. Ce pas fut fait en 1844 par Louis Mialhe (1807-1886), apothicaire et médecin français connu surtout pour sa découverte de la diastase dans la salive. Selon lui, chez les individus sains, le sucre serait constamment fourni au sang par l'absorption de chyle, mais l'alcalinité du sang suffirait pour le brûler dès son entrée dans la circulation. Chez les diabétiques, le sang aurait une alcalinité diminuée et, par conséquent, la combustion du sucre ne serait pas complète[25].

Une question se posait : le sang des diabétiques est-il vraiment sucré ? Déjà Willis le croyait ; Dobson et Rollo auraient voulu extraire le sucre du sérum et subordonner ainsi la glycosurie à la glycémie. Mais leurs tentatives, comme celles de plusieurs autres savants, donnèrent des résultats peu concluants et, à vrai dire, plutôt négatifs. Il y avait, certes, le test organoleptique (la saveur sucrée du sang) ; cependant, les médecins et les chimistes du début du XIXe siècle ne voulaient pas accorder à un procédé si subjectif la dignité de véritable preuve. C'est pourquoi Soubeiran, Henry, Vauquelin et autres n'admettaient pas la glycémie. En effet, l'analyse chimique à l'aide de la fermentation alcoolique donnait des résultats nettement en faveur d'une absence totale de sucre dans le sang humain et animal. Comment expliquer aujourd'hui ces résultats non conformes à la réalité ? Très probablement, les anciennes analyses avaient été faites avec de vieux sérums, c'est-à-dire non immédiatement après l'extraction du sang.

En 1826, Friedrich Tiedemann et Leopold Gmelin démontrèrent la présence du sucre de la seconde espèce (glucose) non seulement dans les intestins mais aussi dans le sang des chiens sains après l'ingestion de féculents. En 1845, un chimiste de Glasgow, Thomas Thomson (1773-1852), confirma cette observation et constata que le sang de poule contient régulièrement 0,03-0,06 % de sucre. En France, Magendie trouva en 1846, indépendamment des savants cités, la glycémie physiologique chez les animaux digérant des féculents.

C'est à un chimiste italien, Felice Ambrosioni (1790-1843), que revient le mérite d'avoir démontré la

---

25. Voir MIALHE, *Nouvelle théorie du diabète ou glycosurie*, Paris, 1844.

présence de sucre fermentescible dans le sang d'un diabétique (1835). Sa démonstration fut accomplie au moyen de la levure de bière qui provoqua la fermentation alcoolique du sucre. En 1837, R. MacGregor répéta ces expériences, reconnut la présence de sucre dans le sang de plusieurs malades et confirma également les affirmations de Tiedemann et Gmelin sur la glycémie des animaux en train de digérer. Selon lui, le sucre se forme chez les diabétiques dans les organes de digestion et non pas dans les reins[26]. Plus tard, Bernard signalera que les expériences d'Ambrosioni et de MacGregor étaient loin d'être concluantes, car les deux savants s'étaient servi d'œufs de poule pour faire le collage de leurs extraits du sang. Or le blanc d'œuf contient du sucre, ce qui enlève aux analyses d'Ambrosioni et de MacGregor toute valeur démonstrative. Bien entendu, à l'époque, la présence du sucre dans l'œuf n'était même pas soupçonnée et c'est pourquoi la démonstration des deux savants cités ne fut pas contestée. Mais elle resta longtemps à peu près sans influence sur les théoriciens du diabète.

Pour expliquer le mécanisme pathogénique du diabète, on supposait l'existence d'un vice dans la destruction du sucre. Mais où l'organisme brûle-t-il le sucre ? En 1845, Bernard était encore fermement convaincu que « le poumon est l'organe dans lequel se brûle le chyle, dans lequel il se digère en quelque sorte ». La « théorie pulmonaire » du diabète ne devait-elle pas alors s'imposer à son esprit ? Il note en effet dans un de ses cahiers :

> Il y a deux temps dans la digestion des féculents : 1° conversion en sucre de raisin ; 2° combustion de ce sucre de raisin dans le poumon. Ce phénomène manquant, c'est le diabète[27].

---

26. Voir Mani, 1967, II, pp. 343-345.
27. *Ms. 7b,* p. 133.

Après la section des nerfs vagues, « le poumon est mort en quelque sorte » et il ne brûle plus le sucre qui, « n'étant pas détruit, passe dans les urines[28] ».

Voilà donc les racines historiques de la première théorie bernardienne sur le diabète sucré. La maladie serait « une affection nerveuse du poumon ». Chose curieuse, nous verrons qu'après un long détour, à un certain moment de ses recherches, Bernard reviendra à ses idées de jeunesse pour les abandonner une nouvelle fois.

La reconstruction bernardienne d'une découverte décisive

À la suite des expériences de Magendie (1846), tous les physiologistes s'étaient accordés pour attribuer au sucre du sang une origine alimentaire et pour considérer la glycémie comme un phénomène compatible avec la santé, physiologique, mais inconstant, intermittent et n'apparaissant qu'après l'ingestion des féculents.

> Tel était – dit Bernard dans l'une de ses rétrospectives autobiographiques – l'état de la question lorsque je commençai mes recherches en 1847. Je montrai [...] que la glycémie est indépendante de l'alimentation; qu'elle se rencontre chez l'homme et chez les animaux nourris de viande ou soumis à l'abstinence. Je prouvai que la présence du sucre dans le sang est un fait normal coïncidant toujours avec l'état de santé et ne disparaissant que lorsque la nutrition était arrêtée. De sorte qu'au lieu d'admettre, comme mes prédécesseurs, que la glycémie fût un fait pathologique ou accidentel, je fis voir que la proposition contraire était vraie, et que c'était l'absence de sucre dans le sang qui constituait le véritable fait anormal[29].

---

28. *Ibid.*, p. 133.
29. *Leçons sur le diabète*, 1877, pp. 127-128.

Cette série d'expériences, entreprise en 1847 et dont la phase critique se situe entre août et octobre 1848, amena Bernard à la découverte de la fonction glycogénique du foie. Découverte capitale : elle montre que l'organisme animal est capable de créer le sucre et qu'il ne se distingue donc pas essentiellement de l'organisme végétal.

Claude Bernard retrace ainsi le chemin qui l'a conduit à sa découverte :

> Alors [c'est-à-dire après avoir reconnu que le suc gastrique, en modifiant le sucre de canne, le rend assimilable, destructible dans le sang] je voulus savoir dans quel organe ce sucre alimentaire disparaissait, et j'admis l'hypothèse que le sucre que l'alimentation introduit dans le sang pourrait être détruit dans le poumon ou dans les capillaires généraux. En effet, la théorie régnante à cette époque et qui devait être naturellement mon point de départ, admettait que le sucre qui existe chez les animaux provient exclusivement des aliments et que ce sucre se détruit dans l'organisme animal par des phénomènes de combustion, c'est-à-dire de respiration. C'est ce qui avait fait donner au sucre le nom d'aliment respiratoire. Mais je fus immédiatement conduit à voir que la théorie sur l'origine du sucre chez les animaux, qui me servait de point de départ, était fausse.
>
> En effet, par suite d'expériences que j'indiquerai plus loin, je fus amené non à trouver l'organe destructeur du sucre, mais au contraire je découvris un organe formateur de cette substance, et je trouvai que le sang de tous les animaux contient du sucre, même quand ils n'en mangent pas. Je constatai donc là un fait nouveau, imprévu par la théorie et que l'on n'avait pas remarqué, sans doute, parce que l'on était sous l'empire des idées théoriques opposées auxquelles on avait accordé trop de confiance. Alors, j'abandonnai tout aussitôt toutes mes hypothèses sur la destruction du sucre, pour suivre ce résultat inattendu qui a été depuis l'origine féconde d'une voie nouvelle d'investigations et une mine de découvertes qui est loin d'être épuisée [...] Si j'avais cru à la théorie d'une manière absolue,

> j'aurais dû conclure que mon expérience devait être entachée d'erreur, et peut-être que des expérimentateurs moins défiants que moi auraient passé condamnation immédiatement et ne se seraient pas arrêtés plus longtemps sur une observation qu'on pouvait théoriquement accuser de renfermer des causes d'erreurs, puisqu'elle montrait du sucre dans le sang chez les animaux soumis à une alimentation dépourvue de matières amidonnées ou sucrées. Mais au lieu de me préoccuper de la validité de la théorie, je ne m'occupai que du fait dont je cherchai à bien établir la réalité. Je fus ainsi amené par de nouvelles expériences et au moyen de contre-épreuves convenables à confirmer ma première observation et à trouver que le foie était un organe où du sucre animal se formait dans certaines circonstances données pour se répandre ensuite dans toute la masse du sang et dans les tissus et liquides organiques [30].

Ce texte, à juste titre célèbre et dont le précepte général ne saurait être mis en doute, nous paraît néanmoins obscur, vague, peu explicite. Avec la phrase « je fus immédiatement conduit à voir que la théorie [...] était fausse », Bernard nous laisse dans l'ignorance du tournant décisif intervenu dans sa démarche intellectuelle. Tout d'abord, le terme « immédiatement » risque d'égarer le lecteur qui s'intéresse au processus psychologique de cette découverte, car il dissimule le fait que cinq années se sont écoulées entre les premières expériences bernardiennes sur ce sujet et la condamnation de la théorie ancienne. Plus important encore, Bernard ne dit ni comment ni pourquoi il a abandonné la théorie régnante. Dans la première publication relatant la découverte de la fonction glycogénique du foie (octobre 1848), les expériences sont présentées sans ordre chronologique, sans date et selon un développement logique tout à fait indépendant du déroulement effectif, historique, de la pensée bernardienne [31].

30. *Introduction*, 1865, pp. 286-289.

31. « De l'origine du sucre », 1848.

Le texte que nous venons de citer se trouve dans l'*Introduction* de Claude Bernard pour illustrer comment « une recherche expérimentale a pour point de départ une hypothèse ou une théorie ». La présentation d'un vécu personnel est adaptée à une exigence pédagogique. Toute personne rompue aux débats épistémologiques de notre siècle remarquera avec ravissement que Bernard a choisi précisément un exemple typique de la « falsification » et non de la « vérification » expérimentale de l'hypothèse initiale. Il complète sa reconstruction dans un autre passage de son *Introduction*, où il explique que l'expérience devenue cruciale était en fait, pour lui, une « expérience comparative ». Elle n'aurait pas été conçue comme une preuve mais comme une contre-épreuve, comme une simple routine exigée par le respect de la bonne méthode, ce qui expliquerait la surprise provoquée par son issue :

> J'ai expliqué précédemment comment je fus autrefois conduit à étudier le rôle du sucre dans la nutrition, et à rechercher le mécanisme de la destruction de ce principe alimentaire dans l'organisme. Il fallait, pour résoudre la question, rechercher le sucre dans le sang et le poursuivre dans les vaisseaux intestinaux qui l'avaient absorbé, jusqu'à ce qu'on pût constater le lieu de sa disparition. Pour réaliser mon expérience, je donnai à un chien une soupe au lait sucrée; puis je sacrifiai l'animal en digestion, et je trouvai que le sang des vaisseaux sus-hépatiques, qui représente le sang total des organes intestinaux et du foie, renfermait du sucre. Il était tout naturel et, comme on dit, logique, de penser que ce sucre trouvé dans les veines sus-hépatiques était celui que j'avais donné à l'animal dans sa soupe. Je suis certain même que plus d'un expérimentateur s'en serait tenu là et aurait considéré comme superflu, sinon comme ridicule, de faire une expérience comparative. Cependant, je fis l'expérience comparative, parce que j'étais convaincu par principe de sa nécessité absolue : ce qui veut dire que je suis convaincu qu'en physiologie il faut toujours douter,

même dans les cas où le doute semble le moins permis. Cependant je dois ajouter qu'ici l'expérience comparative était encore commandée par cette autre circonstance que j'employais, pour déceler le sucre, la réduction des sels de cuivre dans la potasse. C'est en effet là un caractère empirique du sucre, qui pouvait être donné par des substances encore inconnues de l'économie. Mais, je le répète, même sans cela il eût fallu faire l'expérience comparative comme une consigne expérimentale; car ce cas même prouve qu'on ne saurait jamais prévoir quelle peut en être l'importance.

Je pris donc par comparaison avec le chien à la soupe sucrée un autre chien auquel je donnai de la viande à manger, en ayant soin qu'il n'entrât d'ailleurs aucune matière sucrée ou amidonnée dans son alimentation, puis je sacrifiai cet animal pendant la digestion, et j'examinai comparativement le sang de ses veines sus-hépatiques. Mais mon étonnement fut grand quand je constatai que ce sang contenait également du sucre chez l'animal qui n'en avait pas mangé.

On voit donc qu'ici l'expérience comparative m'a conduit à la découverte de la présence constante du sucre dans le sang des veines sus-hépatiques des animaux, quelle que soit leur alimentation. On conçoit qu'alors j'abandonnai toutes mes hypothèses sur la destruction du sucre pour suivre ce fait nouveau et inattendu. Je mis d'abord son existence hors de doute par des expériences répétées, et je constatai que chez les animaux à jeun, le sucre existait aussi dans le sang. Tel fut le début de mes recherches sur la glycogénie animale. Elles eurent pour origine, ainsi qu'on le voit, une expérience comparative faite dans un cas où l'on aurait pu s'en croire dispensé[32].

32. *Introduction*, 1865, pp. 318-320.

NOTES SUR LE LIEU DE LA DESTRUCTION DU SUCRE DANS L'ORGANISME

Heureusement, nous pouvons aujourd'hui remonter à une source particulièrement éloquente et digne de foi : le manuscrit bernardien *7c*. Il s'agit d'un cahier d'expériences inédit dont Bernard se servit, au cours des années 1846-1848, pour noter les résultats de diverses expériences et griffonner ses réflexions, nées au laboratoire, dans le feu même de ses investigations[33].

Nous apprenons tout d'abord qu'à leurs débuts, les expériences s'annoncèrent mal : jusqu'en mai 1848, aucun véritable pas en avant ne fut réalisé. Engagé sur une fausse piste, Bernard piétinait, répétait des expériences déjà connues et faisait quantité d'essais sans utilité. Il cherchait à répondre à des questions mal posées. Encore en mai 1848, il croyait que le foie pouvait être un des lieux de la destruction du sucre et que, de toutes façons,

> chez un animal en digestion d'amidon, il devra y avoir du sucre dans le sang de la veine porte artériel et pas dans le sang veineux de retour[34].

Bien entendu, l'attention de Bernard restait encore tournée vers le poumon, organe qui depuis Lavoisier avait la réputation d'être l'endroit d'élection de la combustion des composants chimiques du sang. À plusieurs reprises, au cours de la dernière semaine de mai 1848, Bernard mit en contact, *in vitro*, le sucre de raisin et le tissu pulmonaire des animaux fraîchement abattus. Après dix-douze heures, le sucre disparaissait, et Bernard en concluait que le tissu pulmonaire contient un

33. Voir GRMEK, 1968a, pp. 199-209, et HOLMES, 1974, pp. 401-423.
34. *Ms. 7c*, p. 311.

ferment destructeur du sucre[35]. Mais la contre-épreuve avec le tissu du foie donna le même résultat et, au lieu de s'éclaircir, le problème de la combustion du sucre se compliquait davantage.

Le 31 mai 1848, Claude Bernard tenta une expérience particulièrement instructive : il injecta un gramme de sucre de raisin dans la veine jugulaire d'un chien, ouvrit en même temps l'artère carotide du même côté et recueillit le sang qui en sortait. Ce sang contenait du sucre. Bernard s'en étonne :

> Cela indiquerait donc que ce n'est pas le poumon qui détruit le sucre. Serait-ce donc dans les tissus généraux[36] ?

Avec des précautions accrues, des expériences analogues furent tentées en juin et juillet : elles donnèrent des résultats nettement opposés à la théorie de la combustion pulmonaire. Après injection du sucre de raisin dans la veine jugulaire et après introduction massive d'amidon dans l'estomac, les animaux (chiens et lapins) étaient saignés en divers endroits, ou bien ils étaient rapidement tués et un prélèvement du sang était effectué dans plusieurs parties du système circulatoire. Partout, la glycémie. La distribution quantitative du sucre ne semblait obéir à aucune règle.

Dès le 25 mai, Bernard tenait la preuve expérimentale que le sucre de diabète – extrait du sang d'un malade et purifié par Théodore Auguste Quévenne (1805-1855), pharmacien de l'hôpital de la Charité – se comporte dans l'organisme du lapin exactement comme le sucre de raisin et non comme le sucre de canne[37]. Il remarqua que ce n'est point à l'acide gastrique que l'on doit la transformation du sucre de canne en sucre de raisin ;

35. *Ibid.*, p. 308.
36. *Ibid.*, p. 311.
37. *Ibid.*, p. 307.

le vrai responsable serait « la matière organique du suc gastrique[38] ». Enfin, Bernard constata que le sucre peut être trouvé dans l'humeur vitrée de l'œil du chien et dans le blanc d'œuf de la poule[39].

De mai à juillet 1848, les investigations de Claude Bernard avancèrent bien, sans pour autant aboutir à des conceptions nouvelles. Entièrement pris par son travail, il ne se laissait pas distraire par les événements politiques de cet été mouvementé. Même les manifestations violentes devant la porte de son laboratoire ne firent à ses yeux que retarder de quelques jours ses recherches en cours. Il note ainsi, le 23 juin 1848 :

> Je vins au Collège, voir l'animal. [...] On battait le rappel et on faisait des barricades dans la rue St. Jacques. Le chien ne fut revu qu'après les événements de juin[40]...

Le compte rendu d'une expérience réalisée alors par Bernard dans le laboratoire de Pelouze pour étudier le mécanisme de l'intoxication par le prussiate de potasse montre l'attention qu'il accordait, en juillet 1848, à la répartition du sucre dans les diverses humeurs :

> Sur une chienne adulte, ayant été amenée au laboratoire depuis 8 jours environ. À ce moment cette chienne était nourrice et avait encore du lait dans les mamelles. Elle avait été nourrie depuis son arrivée avec toute espèce d'aliments indifféremment. Le 2 juillet elle fut mise à la diète absolue. Cependant, il y avait des os dans la cave que l'animal avait mangés, ainsi que l'autopsie est venue le démontrer.

---

38. *Ibid.*, p. 312.

39. *Ibid.*, pp. 354, 358 et 363-366. La découverte de la présence du sucre dans le blanc d'œuf de poule provoqua une querelle de priorité et, comme nous l'avons déjà dit, rendit suspectes les analyses d'Ambrosioni et de MacGregor sur la glycémie des diabétiques.

40. *Ms. 7c*, p. 324 et 368.

> Le 3 juillet, la chienne (mise à jeun) reçoit dans la veine jugulaire une injection d'environ 10 grammes de solution de prussiate de potasse à dose non toxique (pour savoir si on retrouvera du prussiate dans les humeurs). 20 à 25 minutes après, l'animal est tué par hémorragie, d'abord par la veine jugulaire, ensuite par l'artère carotide.
>
> À l'autopsie de l'animal, on trouve l'estomac contenant des os et des cartilages. Les chylifères du duodénum contiennent du chyle blanc laiteux. Ces chylifères ne vont que très peu au-delà du duodénum. Alors on recherche le prussiate de potasse et le sucre.
>
> 1° Recherche du prusssiate [...] Le prussiate était déjà tout passé dans l'urine.
>
> 2° Recherche du sucre. Dans le sérum des sangs, réduction évidente par tartrate, soit directement, soit après traitement par l'alcool. Dans le chyle, réduction évidente. Dans le liquide céphalo-rachidien, pas du tout de réduction. Dans l'humeur vitrée, réduction très évidente. Dans le liquide acide de l'estomac, pas de réduction, ni de prussiate. Dans le liquide de l'intestin, pas du tout de réduction.
>
> D'où peut donc provenir ce sucre, ou cette cause de réduction, dans le sang, le chyle, l'humeur vitrée, tandis que dans l'estomac, il n'y en avait pas ? Est-ce que cela pourrait provenir de ce que la chienne était nourrie il y a peu de jours et que son organisme fait du sucre de lait ? Tout cela est bien curieux et demande à être étudié par de nouvelles expériences[41].

Un doute commençait à s'installer dans l'esprit de Bernard mais il n'abandonna pas pour autant les idées alors courantes sur l'origine et le sens de la glycémie. Il tenta même une hypothèse *ad hoc* en supposant que le test de réduction n'était pas suffisamment spécifique.

Bernard nota que la présence de la fibrine gêne la réaction entre le sucre et le « liquide bleu » de Barreswil. Certaines expériences lui firent croire que, dans les transformations physiologiques et pathologiques du sucre,

---

41. *Ibid.*, pp. 359-361. Cf. Holmes, 1974, pp. 420-421.

la fibrine a un rôle important à remplir. Ce serait une sorte d'oxydant qui attaquerait le sucre dans le sang. D'un autre côté, ce serait aussi une sorte d'épaississant qui retiendrait le sucre dans le sang d'une part et qui empêcherait que le fluide ne s'épanche dans les tissus[42].

Il me paraît clair – écrit Bernard – qu'en défibrinant les animaux puis en leur injectant de la bière ou du cidre dans le sang, ils deviendront diabétiques[43].

Une nouvelle théorie du diabète se dessina ainsi dans l'esprit de Bernard : la destruction du sucre s'opérerait normalement dans le sang même, partout dans l'organisme, à l'aide d'un mécanisme dont la fibrine serait un chaînon très important ; le diabète ne serait que la conséquence d'une défaillance dans le mécanisme de destruction.

Des expériences furent inventées pour valider cette hypothèse, et c'est alors que surgit un fait nouveau, inattendu et même contraire à l'idée guide.

Il est vrai que les premiers résultats semblèrent confirmer l'hypothèse initiale. Chez les chiens nourris avec des aliments sucrés, en particulier avec de la soupe au lait, le prélèvement et l'analyse chimique du sang qui sort du foie, c'est-à-dire des veines sus-hépatiques et de la veine cave, montrèrent l'existence d'une glycémie très prononcée. La conclusion s'imposait : le foie n'est pas un organe destructeur du sucre. Chez ces mêmes chiens, le sang des deux ventricules du cœur contenait du sucre ; donc, le poumon ne le détruit pas non plus.

Le véritable déroulement de l'expérience à l'issue surprenante

C'est par des expériences permettant de comparer, chez des animaux ayant ingéré des féculents, la teneur

42. *Ibid.*, p. 338.
43. *Ibid.*, p. 353.

179 Expériences ~~sur~~ le sucre dans le sang (Aout 1848) suite du n° 92 — mouvements péristaltiques

Sur un chien à jeun depuis 6 jours de tout aliment solide et n'ayant bu que de l'eau, on retira du sang par la veine jugulaire. Le sérum de ce sang ~~traité~~ tout frais aussitôt après sa coagulation donna par le liquide bleu un dépôt rouge de réduction – (le lendemain il n'en donna plus.) une partie de ce même sérum traité par l'alcool, puis évaporé et repris par l'eau mis avec la levure de bière ne donna que q.q. bulles de gaz de sorte que la fermentation est à peine sensible. Il faut dire qu'il y avait fort peu de sérum ~~ce qu'il~~ environ 15 grammes et que la quantité de sucre devait être fort peu de chose s'il y en avait. –

Sur le même chien dans une autre circonstance lorsqu'il n'était à jeun que depuis 3 jours le sérum frais donna également de la réduction par le tartrate de cuivre

Sur le même chien remis à la nourriture de la viande et ayant mangé pendant 8 jours consécutifs uniquement des débris de viande cuite ~~pris~~ chez le boucher, est tué par la section du bulbe pour recueillir les sangs différents.

(aussitôt le bulbe coupé, les mouvements respiratoires furent comme à l'ordinaire complètement arrêtés - l'œil était resté sensible d'un côté et pas de l'autre – J'ouvris aussitôt le ventre, le cœur allant encore. Les chylifères ~~contenaient~~ étaient pleins de chyle blanc – les intestins contenus dans le ventre par la position de l'animal qui était couché sur le dos n'étaient le siège d'aucune contraction péristaltique alors je comprimai l'aorte dans la poitrine entre les deux doigts et aussitôt les contractions péristaltiques s'établirent avec impétuosité pour augmenter – seulement elles semblaient ~~dimin~~ ~~[illegible]~~ être en par

Figure 3. Une page du cahier de laboratoire de Claude Bernard. Compte rendu de l'expérience capitale sur la présence du sucre dans le sang d'un animal à jeun (août 1848).
(Archives du Collège de France)

du sucre dans le sang avant et après le passage par un organe déterminé que Bernard se faisait fort de démontrer que la destruction du sucre n'est pas un phénomène localisé. Mais il se sentit obligé de fournir aussi une contre-épreuve. Un chien, soumis à un régime sans féculents, fut sacrifié et son sang analysé. Voici le récit exact de cet événement capital (voir fig. 3) :

> *Rue Dauphine, 32.* Août 1848. *Expériences sur le sucre dans le sang. Mouvements péristaltiques.* Sur un chien à jeun depuis six jours de tout aliment solide et n'ayant bu que de l'eau, on retire du sang par la veine jugulaire ; le sérum de ce sang tout frais, aussitôt après sa coagulation, donne par le liquide bleu des traces de réduction. Le lendemain, il n'en donne plus. Une partie de ce même sérum traité par l'alcool, puis évaporé et repris par l'eau, mis avec la levure de bière ne donne que quelques bulles de gaz de sorte que la fermentation est à peine sensible. Il faut dire qu'il y avait fort peu de sérum, environ 15 grammes, et que la quantité de sucre devait être fort peu de chose, s'il y en avait.
>
> Sur le même chien, dans une autre circonstance, lorsqu'il n'était à jeun que depuis deux jours, le sérum frais donne également de la réduction par le tartrate de cuivre.
>
> Sur le même chien remis à la nourriture de la viande et ayant mangé depuis huit jours consécutifs uniquement des débris de viande crue pris chez le boucher ; [il] est tué par la section du bulbe pour recueillir les sangs différents. Aussitôt le bulbe coupé, les mouvements respiratoires furent comme à l'ordinaire complètement arrêtés. L'œil est resté sensible d'un côté et pas de l'autre. J'ouvris aussitôt le ventre, le cœur allant encore. Les chylifères étaient pleins de chyle blanc, les intestins contenus dans le ventre par la position de l'animal qui était couché sur le dos n'étaient le siège d'aucune contraction péristaltique. Alors je comprimai l'aorte dans la poitrine entre les deux doigts, et aussitôt les contractions péristaltiques éclatèrent avec impétuosité pour ne plus cesser. Seulement elles me semblaient être un peu moins violentes quand je cessai de la comprimer, pour augmenter quand je la

reprenais. Du reste, cela a été de peu de durée, car bientôt les mouvements du cœur ont cessé. Ce qu'il y a eu de saillant, c'est le départ des contractions péristaltiques intestinales au moment où j'ai comprimé l'aorte thoracique.

Extraction des sangs. On a retiré à part : 1° du sang de la veine porte à son entrée dans le foie ; 2° du sang du cœur dans les ventricules droit et gauche ; 3° du sang provenant de la plaie faite à la nuque pour couper le bulbe.

Ces trois sangs ont été laissés en repos pour les laisser coaguler. Tous se sont coagulés au bout de quelques instants en présentant un sérum blanchâtre lactescent. (Le sang de la veine présentait également cet aspect ; le chyle y avait-il pénétré ou bien était-ce un retour par le sang veineux ?)

Du chyle blanc a également été extrait du canal thoracique. Il s'est coagulé au bout de quelques instants.

On a essayé avec le tartrate de cuivre les trois sérums tout frais et le sérum du chyle également tout frais : 1° Le chyle de la veine porte donne une réduction énorme en le traitant directement. En précipitant par le sulfate de soude sec de façon à obtenir une liqueur incolore, la réduction se fait également très abondamment. 2° Le chyle du cœur traité directement par le tartrate de cuivre donne une réduction très nette mais moins abondante que le sang de la veine porte. Traité également par le sulfate de soude, la réduction est très nette mais toujours moins abondante que dans le sang de la veine porte. 3° Le sérum du sang de la nuque traité directement par le tartrate de cuivre donne à peine des traces de réduction. Après traitement par le sulfate de soude, la réduction est toujours équivoque. 4° Le sérum du chyle traité directement par le tartrate de cuivre ne donne pas de réduction sensible.

Comment se fait-il donc qu'il y a du sucre (ou une matière qui réduit) dans le sang de la veine porte ?

On cherche dans l'intestin : 1° Le liquide de l'estomac qui contenait de la viande en voie de digestion ne réduisait aucunement le tartrate de cuivre. 2° Le liquide intestinal bilieux ne réduisait pas du tout le sel de cuivre. 3° L'urine traitée préalablement par le sulfate de soude ne réduit aucunement le sel de cuivre.

Du sérum du cœur conservé jusqu'au lendemain contenait encore du sucre, c'est-à-dire réduisait le tartrate.

Cette expérience est fort singulière. *C'est à n'y rien comprendre*[44]. Il se formerait du sucre dans la veine porte. Par quel organe, par quel mécanisme ?

Il faudra prendre le sang de la veine porte d'un chien à jeun et voir si l'on y trouvera cette matière qui réduit. S'il se forme du sucre dans une autre alimentation que celle de l'amidon, la question des diabétiques est singulièrement compliquée. Il faudra voir si cette matière réduisante (sucre ou autre) disparaîtra assez vite car le sang du cœur en contenait moins et le sang de la nuque d'une manière très équivoque.

Quel est donc l'organe qui formerait ce sucre ou cette matière réduisante[45] ?

N'osant pas tirer immédiatement des conclusions qu'imposait cette observation étonnante, Bernard se demanda si la « matière réduisante » dans le sang d'un chien exclusivement nourri de viande était vraiment le sucre. D'autres tests ayant vite dissipé ce doute, il changea entièrement l'orientation de ses investigations et se mit à étudier fiévreusement le rapport entre les régimes alimentaires d'une part et la glycémie d'autre part.

Pourquoi Bernard a-t-il été surpris ?

En publiant dans un article de 1968 le compte rendu jusqu'alors inconnu de l'expérience qui vient d'être rappelée, j'ai cru comprendre que la surprise de Bernard, provoquant une exclamation tout à fait inhabituelle dans ses notes (« c'est à n'y rien comprendre ! »), venait du fait qu'il y avait du sucre dans le sang de la circulation générale d'un animal à jeun depuis six jours.

---

44. Les mots en italique sont soulignés dans le texte original.
45. *Ms. 7c*, pp. 379-382.

Or, notre ami Frederic Holmes a proposé, en 1974, une autre interprétation : Bernard aurait été surpris non pas par la présence du sucre dans une artère ou une veine quelconques mais précisément dans la veine porte[46]. Holmes admet que Bernard lui-même, dans le récit historique de l'*Introduction*[47], justifie son étonnement par la discordance entre la présence de sucre dans le sang d'un animal à jeun et la théorie de Dumas, alors généralement admise, selon laquelle les animaux ne peuvent que détruire le sucre provenant de l'alimentation. Mais il s'agirait-là, selon Holmes, d'une « reconstruction artificielle » faite par Bernard pour rendre plus cohérente la poursuite méthodique de ses recherches. La critique de Holmes repose sur deux arguments. D'une part, l'expérience faite le 3 juillet aurait déjà montré à Bernard qu'il y a du sucre, ou qu'il peut y avoir du sucre, dans la circulation générale d'un chien à jeun ; d'autre part, Bernard ne fait dans le contexte de cette note ou de celles qui la précèdent aucune allusion à la théorie de Dumas. À ce moment-là Bernard n'aurait plus cru, selon Holmes, que les animaux détruisent seulement le sucre ingéré et ne peuvent pas le synthétiser dans leur propre corps. Il se serait donc attendu à trouver le sucre dans le sang mais – cherchant déjà l'organe qui le fabrique – il aurait été surpris de le découvrir précisément dans un vaisseau *apportant* du système intestinal au foie un sang qui n'a encore traversé aucun organe.

Les arguments de Holmes sont astucieux, mais non décisifs. L'expérience du 3 juillet, rapportée plus haut, comporte des particularités qui expliquent aisément pourquoi elle a intrigué Bernard sans vraiment le surprendre ni remettre en question la théorie régnante. Le résultat de cette expérience impressionne le lecteur actuel qui connaît déjà la suite, mais elle n'éclaire pas

46. Holmes, 1974, pp. 423-425.
47. *Introduction*, 1865, pp. 286-287.

encore Bernard, aveuglé par les préjugés. La présence du sucre dans le sang de cette chienne peut s'expliquer dans le cadre de la théorie régnante : la chienne n'était à jeun que depuis un jour, avait grignoté des os et, de plus, elle avait du lait. Bernard formule immédiatement ses hypothèses de sauvetage et se propose de pousser plus loin l'expérimentation avec l'intention non pas de changer la direction de ses recherches, mais simplement de découvrir quelques particularités de cette glycémie considérée comme alimentaire.

Le second argument de Holmes a encore moins de poids, car Bernard ne mentionne que très rarement les théories générales sous-jacentes à la conceptualisation et à l'interprétation de ses expériences. Ses notes ne permettant pas d'affirmer qu'il avait, à ce moment-là, abandonné la théorie de Dumas, nous n'avons pas de raison valable pour mettre en doute son propre témoignage, fût-il postérieur à l'événement. Connaissant le caractère de Bernard, on s'attendrait à ce qu'une interprétation « forte » du résultat de l'expérience de 3 juillet fût suivie d'une activité expérimentale fébrile pour assurer la réalité du phénomène observé et en préciser les conditions. Or rien de tel ne s'est produit dans le courant du mois de juillet 1848.

En revanche, l'expérience d'août fut rapidement répétée et contrôlée. C'était au départ bel et bien une simple contre-épreuve, comme le dit Bernard, car l'animal a servi en même temps à deux expériences distinctes (élimination du prussiate et répartition du sucre).

La découverte de la fonction glycogénique du foie

Puisque le sucre se trouve dans le sang sans y avoir été introduit par l'alimentation, où se forme-t-il ? L'expérience dont nous venons de reproduire intégralement le compte rendu impose cette question et réoriente immédiatement la direction des recherches de Bernard sur le sucre[48]. Cette expérience n'est pas datée de façon précise, mais son emplacement dans le cahier la situe entre le 10 et le 17 août 1848. À une distance de peu de jours, elle fut suivie, le 21 août, d'une autre expérience de grande portée. Sur un chien ayant eu le canal pancréatique lié, nourri exclusivement avec de la tripe et du saindoux, et tué par la section du bulbe, la glycémie fut confirmée à l'aide de la fermentation. Elle se montra particulièrement intense dans le sang de la veine porte, et cette fois Bernard n'hésita pas à écrire qu'il y a une « formation du sucre aux dépens de la graisse[49] ». L'intérêt de cette expérience n'était pas épuisé avec cette seule conclusion ; la véritable nouveauté résidait dans les résultats de l'examen chimique des tissus de quelques organes abdominaux.

> J'ai pris – écrit Claude Bernard – les tissus 1° de la rate, 2° des ganglions mésentériques, 3° du foie, et j'y ai recherché le sucre. Les tissus des ganglions et de la rate ne montraient pas nettement du sucre, mais le tissu du foie en contenait *énormément*[50].

Du sucre dans le tissu du foie ! Est-ce un phénomène physiologique ou pathologique, normal ou exceptionnel, propre au foie ou se rencontrant aussi dans d'autres organes, propre à certains animaux ou répandu dans tout le règne animal ? En peu de jours, Claude Bernard trouvera la réponse à toutes ces questions. Voici quelques extraits de son journal d'expériences :

---

48. Cela explique peut-être le sens du mot « immédiatement » qui est placé d'une manière ambiguë dans la reconstruction bernardienne de sa découverte de la glycémie physiologique permanente (voir p. 225).

49. *Ibid.*, p. 387.

50. *Ibid.*, p. 390. – Le mot « énormément » est souligné dans le texte original.

> Le lendemain [...] j'ai pilé également du rein et du poumon [provenant de ce même chien], et le liquide ne m'a donné aucune réduction.
>
> Le 22 août 1848. J'ai fait acheter chez un tripier du foie de veau et de bœuf. J'y ai trouvé énormément de sucre dans l'un et dans l'autre par le réactif et par la fermentation.
>
> Le 23 août 1848. J'ai pris à l'Hôpital de la Charité trois morceaux de foie. 1° Un morceau de foie granuleux, chez un vieillard, mort très amaigri de je ne sais quoi ; je n'y ai pas trouvé de sucre par le réactif. 2° Un morceau de foie très ramolli chez une femme très grasse, morte de je ne sais quoi ; je n'y ai pas trouvé de sucre par le réactif. 3° Un morceau de foie d'apparence saine chez un homme empoisonné par l'acide arsenical auquel on avait donné du peroxyde de fer. J'y ai trouvé énormément de sucre par le réactif et par la fermentation.
>
> Le 24 août. Du foie du chien de l'expérience de la page 387, mort depuis trois jours, contient encore au réactif énormément de sucre. J'avais mis le foie avec de l'eau et c'est dans cette eau à odeur forte, paludineuse, que j'ai agi.
>
> Le 25 août. Foie d'un albuminurique avec maladie organique du cœur, maladie chronique très longue, très infiltrée. Le foie est très congestionné ; par tartrate, il y a des traces de sucre[51].

Ce même jour, le 25 août 1848, Bernard démontre la présence de sucre dans le foie de la grenouille, du lapin, du chapon et de deux fœtus de veau tués à l'abattoir de Popincourt. En revanche, il ne réussit pas à trouver de sucre dans le foie de la raie et du lézard.

Le 28 août 1848, Bernard dépose à l'Académie des sciences à la fois un pli cacheté et une note, cosignée par Barreswil. Le règlement de l'Académie permet de prendre connaissance d'un pli cacheté soit à la demande de l'auteur, soit cent ans après sa mort. Bernard n'ayant pas demandé de son vivant l'ouverture de ce dépôt, le

51. *Ibid.*, pp. 391-392.

pli ne fut ouvert qu'en 1978. On y trouve le résumé suivant des découvertes pour lesquelles Bernard tenait à s'assurer la priorité :

> 1°. J'ai trouvé que le sang contient constamment du sucre. Il en renferme chez les chiens qu'on nourrit exclusivement de viande ; il en contient même quand les animaux sont à jeun depuis 5 à 6 jours.
>
> 2°. Dans ces cas on ne peut pas dire que le sucre vienne du dehors, et en effet, pendant la digestion de la viande, ni l'estomac, ni les intestins ne renferment du sucre. Cependant, le sang recueilli dans la veine porte à son entrée dans le foie, de même que le sang du ventricule droit, contiennent de grandes quantités de sucre.
>
> 3°. Le sucre qu'on trouve alors provient du foie.
>
> 4°. Le tissu du foie contient normalement une grande proportion de sucre et rien n'est plus facile que de l'y constater par les moyens ordinaires. J'ai constaté le sucre dans le foie du bœuf, du veau, du chien, du lapin (mammifères), dans le foie du poulet (oiseaux). Les foies de grenouille et du lézard n'en contiennent que des quantités très faibles comparativement à ce qui existe chez les mammifères et les oiseaux. Dans le foie de l'anguille et de la raie, je n'ai pas trouvé trace de sucre.
>
> 5°. Le sucre existe dans le foie un certain temps avant la naissance. Dans le foie d'un veau de sept mois et dans celui d'un autre veau de huit mois de vie intra-utérine, j'en ai constaté d'une manière positive, tandis que dans le foie d'un troisième veau de 6 semaines de vie intra-utérine, je n'ai pas découvert du tout de sucre.
>
> 6°. Lorsque la mort a été précédée de maladies longues, le foie ne contient en général plus de sucre. Je ne l'ai pas trouvé dans le foie des cadavres humains qui étaient dans ces circonstances. J'en ai constaté au contraire de très grandes proportions dans le foie d'un homme mort en 36 heures à la suite d'un empoisonnement par l'arsenic.
>
> 7°. Le sucre qui existe dans le foie est du sucre de diabétique qui, ainsi que je le montrerai dans mon travail ne doit pas être confondu, au point de vue physiologique, avec le sucre qu'on appelle glucose.

> Je m'abstiens de déduire aucune conséquence de ces faits. On peut déjà prévoir qu'elles seront très importantes pour la théorie de la nutrition; mais elles se trouveront mieux placées lorsque j'exposerai plus tard mes expériences en détail[52].

La note de Bernard et Barreswil est moins affirmative. Les auteurs soulignent que, chez tous les mammifères et oiseaux examinés, le foie contient du sucre, que ce sucre « appartient à la deuxième espèce », qu'il « ne se rencontre à l'état normal ou physiologique dans aucun autre organe » et que sa présence dans le foie « est un fait physiologique complètement indépendant de la nature de l'alimentation ». La note s'achève sur une promesse :

> Les expériences auxquelles nous nous livrons actuellement, et dont nous espérons communiquer bientôt les résultats à l'Académie, ont pour but de déterminer par quels procédés et au moyen de quelles substances se produit le sucre dans l'économie animale[53].

À la note était joint un échantillon d'alcool provenant de la fermentation du sucre hépatique.

Mémoire sur l'origine du sucre dans l'organisme animal

Peu après sa promesse, tout au long de septembre et d'octobre 1848, Bernard imagina et réalisa des expériences comportant la ligature des vaisseaux sur l'animal vivant, puis un prélèvement du sang en diverses parties du cadavre. C'est sur ces expériences qu'il fonda sa nouvelle théorie de la glycogenèse animale.

---

52. Archives de l'Académie de sciences, Pli cacheté n° 845.
53. Bernard et Barreswil, « De la présence du sucre dans le foie », 1848, pp. 514-515.

Dans le manuscrit *7g*, il existe quelques notes relatives à ces expériences, mais il n'est pas besoin en l'occurrence de recourir aux comptes rendus originaux car Bernard en donne un récit fidèle dans son mémoire *De l'origine du sucre dans l'économie animale.* Présenté le 21 octobre à la Société de Biologie, association savante qui venait d'être créée, et publié d'abord dans le numéro d'octobre des *Archives générales de médecine*, puis dans le premier volume des *Comptes rendus* de la Société mentionnée, ce mémoire de Bernard sur la glycogenèse animale est sans nul doute l'un des grands classiques de la littérature scientifique[54]. Nous ne savons pas ce qu'il faut admirer le plus, sa profonde originalité ou bien la logique impeccable, la clarté et la force de cet écrit.

Il s'agissait pour Bernard de démontrer par l'expérience et par le raisonnement quatre propositions nouvelles, à savoir :

> 1° Qu'à l'état physiologique, il existe constamment et normalement du sucre dans le sang du cœur et dans le foie de l'homme et des animaux ; 2° que la formation de ce sucre a lieu dans le foie, et qu'elle est indépendante d'une alimentation sucrée ou amylacée ; 3° que cette formation du sucre dans le foie commence à s'opérer dans l'animal avant la naissance, par conséquent avant l'ingestion directe des aliments ; 4° que cette production de matière sucrée, qui serait une des fonctions du foie, paraît liée à l'intégrité des nerfs pneumogastriques.

Une première série d'expériences relatées par Bernard dans son mémoire d'octobre 1848 consiste dans la recherche systématique du sucre chez les animaux soumis à des régimes alimentaires différents. Il en résulte que le sucre se trouve dans le sang non seulement des animaux nourris avec des féculents mais aussi de ceux qui avaient mangé exclusivement de la viande ou qui

54. « De l'origine du sucre », 1848.

étaient depuis longtemps à jeun. La glycémie est donc un phénomène constant et indépendant de l'alimentation. Plus tard, Bernard élargira cette affirmation pour arriver à une conception générale très importante : l'alimentation est un processus physiologique intermittent, mais la nutrition (c'est-à-dire l'assimilation de la nourriture) est un phénomène constant, ininterrompu.

La seconde série d'expériences devait montrer d'où provient le sucre qui existe dans le sang des animaux nourris avec de la viande ou soumis à l'abstinence. Tout d'abord, deux expériences mirent en évidence que le sang extrait du ventricule droit du cœur et celui provenant de la veine porte sont particulièrement riches en sucre. Ce sont les expériences que nous avons évoquées plus haut en utilisant les notes bernardiennes rédigées en août. La troisième expérience est nouvelle. Sans nul doute, c'est l'expérience clé du mémoire. Ayant tué un chien par section du bulbe rachidien (bien entendu, un chien soumis auparavant à un régime sans glucides), Bernard ouvrit sa cavité abdominale et, avec la plus grande célérité, apposa des ligatures sur les rameaux veineux émanant de l'intestin grêle, sur la veine splénique, sur les rameaux veineux qui sortent du pancréas et sur le tronc de la veine porte avant son entrée dans le foie. Incisant ensuite ces veines entre la ligature et l'organe, il obtint séparément le sang provenant des divers organes abdominaux. Seul le sang de la veine porte contenait du sucre, et ce en grande quantité.

Ici, le récit bernardien nous laisse un peu perplexe. Dans le sang de la veine porte, écrit-il,

> ce ne fut pas sans étonnement que j'ai rencontré des quantités énormes de sucre[55]. En voyant le sang du

55. Bernard peut maintenant dire qu'il s'étonne de la présence d'une grande quantité de sucre dans la veine porte, car il suppose que celui-ci provient du foie. La situation n'est plus la même qu'à l'occasion de l'expérience décisive d'août 1848.

> foie contenir autant de sucre, il était présumable que son tissu devait en renfermer. J'analysai donc une portion du foie de ce chien, et j'y trouvai des quantités très considérables de sucre. [...] Dès lors il fut évident que c'était du foie que le sucre provenait[56].

En fait, Bernard savait déjà avant cette expérience que le sang de la veine porte doit, dans ces conditions, contenir du sucre; il attendait sa présence mais pouvait s'étonner « des quantités énormes ». La découverte du sucre dans le foie précède cette « troisième expérience » et n'est nullement, comme on le raconte généralement dans les récits historiques des manuels, une conséquence de celle-ci.

Il est facile de saisir la raison de ce petit réarrangement des faits historiques. Bernard tenait à la cohésion parfaite de son exposé. Sa démonstration est volontairement plus logique et, de ce fait, peut-être involontairement quelque peu faussée.

La troisième série d'expériences concerne la présence du sucre dans le foie. Outre les faits que nous avons déjà rappelés, cette partie du mémoire contient une affirmation surprenante: le sucre que l'on trouve dans le foie serait le sucre de diabète et, d'après les nouvelles idées de Bernard, il ne serait pas identique au sucre de raisin. Plus tard, cette hypothèse se révélera erronée et Bernard reviendra à l'ancienne théorie de Chevreul. Pourtant, il aurait voulu aller encore plus loin dans ses distinctions et déceler une différence physiologique, sinon chimique, entre le « sucre de diabète normal » et le « sucre de diabète des diabétiques », le premier facilement destructible et le second difficilement destructible dans le sang[57]. En cela, Bernard voyait l'avantage de pouvoir fournir une théorie chimique du diabète particulièrement simple et rationnelle.

---

56. « De l'origine du sucre », 1848.
57. *Ms. 7g*, pp. 2-3.

La quatrième série d'expériences est entreprise pour montrer d'une part que le sucre ne provient pas d'un stock hépatique des matières alimentaires, et d'autre part que, au moins chez les lapins et les chiens, la section des deux nerfs pneumogastriques entraîne avec elle la disparition du sucre dans le sang comme dans le foie. Un chien fut tué après avoir été soumis à une abstinence totale pendant huit jours et nourri durant onze jours exclusivement de viande cuite. Son sang et le tissu de son foie contenaient beaucoup de sucre. Cette expérience, plusieurs fois répétée, ne permet plus, déclare donc Bernard,

> de penser que le foie ne fait que retenir le sucre des aliments, car après dix-neuf jours, son élimination aurait certainement dû être effectuée.

S'il en est ainsi, la seule conclusion possible paraît être que le sucre du sang « résulte directement d'une transformation particulière de certains éléments du foie ». Le terme de « glycogénie » ou « glycogenèse » hépatique n'est pas encore créé, mais nous voyons Bernard, en octobre 1848, penser

> pouvoir conclure que le sucre se forme dans le foie, et que cet organe est en même temps le *siège* et l'*origine* de la matière sucrée chez les animaux[58].

Toutefois, un regard critique sur son expérience clé (troisième expérience de la deuxième série) s'impose. À la lumière de nos connaissances actuelles, les résultats de cette expérience sont bien étranges. Tout d'abord, il y avait une difficulté mineure dont Bernard se rendit compte lui-même et dont il trouva la solution. La veine porte est, du point de vue physiologique, non une « veine » mais une « artère », c'est-à-dire qu'elle apporte

58. « De l'origine du sucre », 1848.

le sang au foie. Comment expliquer alors l'apparition du sucre non à la sortie mais à l'entrée du foie ? Bernard affirma qu'il s'agissait d'un simple reflux du sang sucré du foie, provoqué sans doute par la diminution brusque de la pression intra-abdominale lorsqu'on ouvre le ventre de l'animal. En effet, une expérience, réalisée en octobre 1848, montra que la veine porte liée sur l'animal avant d'ouvrir largement le ventre (c'est-à-dire quand la ligature est posée grâce à une petite incision à la paroi abdominale) ne contenait pas de sucre tandis que le foie en contenait énormément[59].

Mais – et c'est là qu'un physiologiste du XXe siècle doit s'étonner –, comment se fait-il que Bernard n'ait trouvé de sucre ni dans le sang qui entrait dans le foie (dans la veine porte au-dessus de la ligature) ni dans celui qui provenait des autres organes abdominaux ? Nous savons bien que tous ces sangs contiennent du sucre et qu'ils ne diffèrent entre eux que par des variations assez légères du taux de celui-ci. Il est clair que l'argumentation bernardienne sur la fonction glycogénique du foie repose à la fois sur la présence du sucre qui sort de cet organe et sur son absence dans les autres vaisseaux. Or, si Bernard avait obtenu des résultats exacts, il lui aurait été bien difficile d'énoncer sa nouvelle théorie qui, elle, est pourtant parfaitement correcte.

Les faux résultats de la « troisième expérience » s'expliquent par deux sources d'erreurs. D'une part, le procédé chimique de Bernard n'était pas assez sensible pour déceler dans tous les cas la glycémie. Et d'autre part, la façon particulière de tuer l'animal – la section du bulbe rachidien – devait provoquer, nous le savons aujourd'hui, une libération massive du sucre accumulé dans le foie sous forme de glycogène.

Le mémoire d'octobre 1848 apporta, malgré toutes les critiques possibles, la certitude que la glycémie est en

---

59. *Ms. 7g*, p. 12.

rapport avec la présence du sucre dans le foie et non avec sa présence dans l'intestin. La fonction glycogénique était découverte et la postérité donne raison à Bernard, bien que les arguments invoqués par lui en faveur de la glycogénie hépatique nous semblent aujourd'hui entachés d'erreurs.

Dès la découverte de cet étrange phénomène biochimique qu'est la formation du sucre dans le foie, Bernard fut convaincu que celui-ci est placé sous l'influence directrice du système nerveux. Il croyait même en tenir une preuve : chez les lapins et les chiens morts après la section des deux nerfs pneumogastriques, le foie et le sang sont privés de sucre[60]. Dès l'année suivante, l'hypothèse bernardienne concernant le contrôle nerveux de la glycémie allait trouver un puissant support dans la découverte de la piqûre diabétogène.

60. Voir par exemple l'expérience du 15 septembre 1848, dans *Ms. 7g*, pp. 4-5.

CHAPITRE VII

La « piqûre diabétique »

> Le cerveau peut être considéré comme une glande.
>
> Claude BERNARD [1]

Parmi les exemples invoqués par Claude Bernard à l'appui de ses règles d'investigation expérimentale, une place d'honneur revient au récit de la découverte du « diabète artificiel » qui résulte de la piqûre d'un endroit précis du système nerveux central.

LA RATIONALISATION EXEMPLAIRE DES ORIGINES D'UNE DÉCOUVERTE

Voici ce qu'écrit Bernard quelque seize ans après les événements en question :

> Il y a longtemps déjà que j'ai fait connaître une expérience qui, à cette époque, surprit beaucoup les physiologistes ; cette expérience consiste à rendre un animal artificiellement diabétique au moyen de la piqûre du plancher du quatrième ventricule. J'arrivai à tenter cette piqûre par suite de considérations théoriques que je n'ai pas à rappeler ; ce qu'il importe

1. *Cahier de notes, 1850-1860*, édition présentée par Grmek, 1965, p. 193.

> seulement de savoir ici, c'est que je réussis du premier coup, c'est-à-dire que je vis le premier lapin que j'opérai devenir fortement diabétique. Mais ensuite il m'arriva de répéter un grand nombre de fois (huit ou dix fois) cette expérience sans obtenir le premier résultat. Je me trouvais dès lors en présence d'un fait positif et de huit ou dix faits négatifs ; cependant il ne me vint jamais dans l'esprit de nier ma première expérience positive au profit des expériences négatives qui la suivirent. Étant bien convaincu que mes insuccès ne tenaient qu'à ce que j'ignorais le déterminisme de ma première expérience, je persistai à expérimenter en cherchant à reconnaître exactement les conditions de l'opération. Je parvins, à la suite de mes essais, à fixer le lieu précis de la piqûre, et à donner les conditions dans lesquelles doit être placé l'animal opéré ; de sorte qu'aujourd'hui on peut reproduire le fait du diabète artificiel toutes les fois que l'on se met dans les conditions connues exigées pour sa manifestation[2].

Examinons d'abord ces « considérations théoriques » mentionnées et immédiatement écartées dans ce texte, mais évoquées avec force détails dans d'autres publications bernardiennes. Le rappel le plus explicite est donné dans la leçon faite le 17 février 1855 au Collège de France.

> On s'est demandé et l'on se demande même encore comment j'ai pu être conduit à trouver ce fait, en apparence fort singulier, qui consiste à rendre un animal diabétique en lui piquant un point du système nerveux. Eh bien ! Messieurs, cette découverte n'est point due, comme on a été porté à le supposer, à un hasard heureux ; j'y ai été conduit en suivant pas à pas une idée qui était loin d'être exacte, comme l'expérience me l'a démontré depuis, mais qui m'a servi de guide jusqu'au moment où les faits ne se sont plus trouvés d'accord avec elle. D'ailleurs je vous indique cela comme question de méthode, car, si l'on doit toujours avoir une idée théorique quand on fait des

2. *Introduction*, 1865, pp. 304-305.

recherches, il ne faut la publier que quand les faits sont venus lui donner une base solide. C'est pourquoi, à l'époque où je fis cette découverte, je n'en publiai d'abord que le résultat, qui parut surprenant[3]. Mais ici je dois vous dire comment j'y arrivai.

J'avais déjà vu que le foie est un organe sécréteur de la matière sucrée, et l'on savait d'ailleurs que le système nerveux exerce sur tous les organes de sécrétion une influence par laquelle s'exagèrent ou se dépriment les fonctions sécrétoires. Ainsi M. Magendie avait vu qu'en excitant la branche lacrymale de la cinquième paire, on faisait couler les larmes en plus grande abondance, et qu'elles cessaient de s'épancher quand on venait à couper ce nerf. J'avais vu, de mon côté, que, quand on coupe les pneumogastriques à un animal, comme je vous l'ai montré dans une des précédentes séances, la sécrétion glycogénique est interrompue dans le foie. Je voulus alors tenter de produire le cas inverse, c'est-à-dire l'exagération de cette fonction. Dans cette vue, je galvanisai le pneumogastrique, mais je ne pus jamais d'une manière bien claire, par ce moyen, obtenir le résultat que j'attendais. Alors je me rappelai qu'en faisant des expériences sur un autre sujet, en coupant la cinquième paire dans le crâne, il m'était arrivé quelquefois, au lieu d'opérer cette section, de piquer simplement le centre nerveux à l'origine de ce nerf; et alors les sécrétions, qui étaient interrompues quand on faisait nettement la section du nerf, étaient au contraire exagérées dans le cas où l'on ne lésait que la protubérance annulaire: les larmes, la salive, coulaient alors en grande abondance.

L'idée me vint, puisque je ne pouvais pas réussir en excitant directement le foie par le galvanisme porté sur le pneumogastrique, de piquer l'origine de ce nerf et de voir si je produirais un effet analogue à celui que j'avais vu se manifester pour les sécrétions qui sont

3. Dans la première communication sur ce sujet, Bernard ne s'est pas limité à une simple communication du résultat d'une expérience mais a décrit aussi les raisons et les circonstances de cette découverte. Six ans plus tard, il l'oublie, car sa nouvelle présentation ne correspond plus au récit initial.

> sous la dépendance de la cinquième paire. Je mis donc à nu le plancher du quatrième ventricule, je piquai vers l'endroit où naissent les pneumogastriques, et je réussis du premier coup à rendre l'animal diabétique. Au bout d'une heure, le lapin sur lequel j'avais opéré avait le sang et les urines chargés de sucre[4].

Tout cela est parfaitement logique et s'enchaîne admirablement[5] mais l'examen des notes prises au moment même des événements nous suggère un processus intellectuel beaucoup plus complexe. Le raisonnement qui rend si lumineuse la rétrospective de Bernard et si intelligible la genèse de sa découverte, ne constitue pas, nous semble-t-il, le véritable point de départ. L'hypothèse invoquée, cette « idée qui a servi de guide », n'appartient en vérité qu'à une seconde phase dans l'historique de la piqûre diabétogène.

Nous verrons que l'idée d'une exagération possible de la sécrétion sucrée par irritation du système nerveux, si elle a vraiment précédé dans l'esprit de Bernard la découverte du diabète artificiel, n'a en réalité pu jouer le rôle de guide qu'après une observation fortuite. Quoi qu'il en soit, Bernard ne pouvait guère se rappeler en 1849 ses expériences sur l'exagération de la salivation par l'excitation nerveuse, puisque la découverte de ce phénomène date de 1850 et qu'on ne la doit pas à Bernard mais à Carl Ludwig (1816-1895)[6]. Bernard a *failli* faire cette expérience lors de ses premières recherches

---

4. *Leçons de physiologie expérimentale,* I, 1855, pp. 323-324.

5. Cette reconstruction bernardienne a été acceptée et même exaltée dans les manuels d'histoire de la médecine et, chose plus significative encore, dans les travaux consacrés à ce sujet particulier. Voir HERMANN, 1949; BINET, 1949 et 1953; OLMSTED, 1954, et LEIBSON, 1957.

6. La communication de la découverte du rôle de la corde du tympan dans la salivation, présentée le 2 septembre 1850 à la Zürcher naturforschende Gesellschaft, a été une surprise pour les physiologistes de l'époque. Voir SCHRÖER, 1967, pp. 115-119.

sur la corde du tympan, branche du nerf facial (1843). Ayant repris en 1851, après la découverte de Ludwig, l'étude du contrôle nerveux de la salivation et ayant réévalué la signification de certaines expériences de Magendie et de lui-même, Bernard se laissera plus tard tromper par sa mémoire sur la suite chronologique réelle de ses idées.

Une lésion qui fait tournoyer les lapins

Contrairement à ce que Bernard affirme dans ses récits tardifs, il ne découvrit pas la « piqûre diabétique[7] » d'un seul coup. Dans les premières publications sur le « diabète artificiel » (1849), il est question non pas de la « piqûre du plancher du quatrième ventricule », mais de la « section des pédoncules cérébelleux ». Lors de ses réminiscences, Bernard néglige cette différence. Elle est pourtant capitale : comment imaginer qu'il aurait entrepris la section des pédoncules (au lieu de faire la piqûre du cerveau) si son seul but avait été d'obtenir une irritation des nerfs pneumogastriques ? Et, en effet, cette section revêtait une signification particulière, bien déterminée et tout à fait indépendante des recherches bernardiennes sur le sort du sucre dans l'organisme animal.

Voici de quoi il s'agissait. François Magendie avait observé que, à la suite de la section d'un des pédoncules cérébelleux moyens, les animaux d'expérience sont immédiatement victimes d'un tournoiement violent et irrésistible. Ceux-ci roulent autour de l'axe longitudinal

---

7. Ce terme est consacré par l'usage. Il est peut-être préférable d'utiliser l'expression « piqûre diabétogène ». À vrai dire, les deux épithètes sont impropres, car la piqûre bernardienne provoque non pas le diabète sucré au sens strict de l'endocrinologie moderne, mais seulement un symptôme de cette maladie.

de leur corps et, selon les observations de Magendie, cette rotation s'effectue toujours dans le sens du côté lésé. Par exemple, si c'est le pédoncule droit qui est lésé, l'animal tourne de gauche à droite. Ce tournoiement s'accompagne de convulsions, d'une torsion du cou et d'une déviation asymétrique des globes oculaires. Or, quelques autres médecins, notamment Baptiste Eugène Lafargue (1817-1895) et François Achille Longet (1811-1871), en répétant ces expériences, avaient vu les animaux tourner dans le sens inverse, c'est-à-dire du côté lésé vers le côté sain. Tout au début de l'année 1849, Bernard entreprit des expériences sur les lapins dans le but précis de trancher la querelle entre Magendie et Longet à propos du sens du tournoiement qui survient après la section des pédoncules cérébelleux.

En fait, Bernard voulut faire une chose analogue à son intervention de 1846 quand il avait expliqué les malentendus expérimentaux dans la polémique entre Magendie et Longet sur la sensibilité récurrente[8]. Et, fait curieux, il trouva pour la seconde fois le même type de solution : les deux adversaires avaient raison, mais les conditions de leurs expériences n'étaient pas suffisamment fixées et donnaient ainsi des résultats apparemment contradictoires.

Dans une communication présentée le 3 février 1849 à la Société philomatique de Paris, Bernard affirme que la direction du tournoiement qui se produit après la lésion du pédoncule cérébelleux dépend non seulement du côté lésé mais aussi de l'endroit où le pédoncule est atteint. D'après ses expériences, si la lésion est située à l'arrière de l'origine du nerf de la cinquième paire (trijumeau), l'animal tourne vers le côté lésé ; si elle est en avant, il tourne dans le sens opposé[9].

---

8. Voir *Introduction*, 1865, pp. 306-311.

9. « Sur le tournoiement qui suit la lésion des pédoncules cérébelleux moyens », 1849.

Nous ne nous attarderons pas davantage sur ces phénomènes nerveux très compliqués, dus principalement à des lésions concomitantes des noyaux vestibulaires. Ce qui nous intéresse ici, c'est la motivation de cette série de recherches et un résultat inattendu, apparu pour ainsi dire « à côté » du sujet étudié.

Au cours d'une de ces expériences sur la fonction des pédoncules cérébelleux, et sans qu'aucune idée préalable de l'irritation des nerfs pneumogastriques s'y fût mêlée, Bernard remarqua que, à la suite de la lésion expérimentale, l'urine de l'animal devient acide, claire et ambrée. Alerté, il en fit l'analyse chimique et découvrit ainsi, à sa grande surprise, la présence de l'albumine et du sucre. Sans tarder, le 23 février 1849, Bernard informa la Société de Biologie de la découverte qu'il venait de faire[10].

Il est vrai qu'une communication de Bernard à la Société philomatique, dans laquelle ce sujet est encore plus amplement traité, porte dans l'édition imprimée la date du 7 février ; elle serait par conséquent antérieure à la communication devant la Société de Biologie[11]. Sans aucun doute, il s'agit là d'une erreur. La communication à la Société philomatique fut présentée, en réalité, le 7 *avril* 1849. Publiés dans le numéro 799 de *L'Institut* (n° du 25 avril 1849) et dans les *Extraits des procès-verbaux de la Société philomatique* (1849, pp. 49-51), les comptes rendus de la séance en question, bien que datés de février, se placent après ceux de mars. Le texte comporte la description de la piqûre du cervelet chez un chien, expérience qui en février n'était pas encore réalisée et, de plus, Bernard y cite sa communication devant la Société de Biologie.

10. « Influence de la section des pédoncules cérébelleux moyens sur la composition de l'urine », 1849.

11. « Influence du système nerveux sur la production du sucre dans l'économie animale », 1849.

Le « diabète artificiel » fut bien un heureux hasard

Toute la lumière sur les premières expériences bernardiennes concernant la glycosurie provoquée par la lésion du système nerveux central peut être faite aujourd'hui grâce à un manuscrit autographe conservé au Collège de France. Voici une note de ce cahier, la plus ancienne parmi celles qui se rapportent à ce sujet :

> *Diabète artificiel. Février 1849.* Sur plusieurs lapins, j'ai trouvé qu'après avoir coupé le pédoncule cérébelleux de façon à produire la rotation, il survenait au bout de quelque temps (2, 3, 4 ou 5 heures après) une modification dans la composition de l'urine. Cette modification était telle que l'urine qui avant l'opération était trouble, jaune, alcaline, sans sucre ni albumine, devenait par suite claire, neutre puis acide, avec présence de sucre et d'albumine. J'ai voulu ensuite répéter ces expériences avec soin de manière à étudier ce phénomène si singulier [12].

Cela s'accorde parfaitement avec le contenu de la communication présentée par Bernard à la Société de Biologie le 23 février, où il est simplement constaté que, chez le lapin,

> après la section des pédoncules cérébelleux moyens, l'urine change de composition et renferme alors d'une manière très évidente de l'albumine et du sucre (de la deuxième espèce, glucose).

La première tentative d'explication de ce phénomène avancée par Bernard lors de la séance du 23 février fut assez malheureuse. Il imputa les changements dans les urines à l'effet des convulsions, les rapprocha de l'albuminurie observée chez les éclamptiques, les rattacha à des circonstances particulières de la circulation abdominale et, enfin, il invita les membres de la Société à

---

12. *Ms. 7g*, p. 73.

examiner attentivement les urines des personnes sujettes à des convulsions. Lors de la correction typographique des épreuves du compte rendu de cette séance, Bernard fit ajouter qu'il « ne croit plus que ces changements dans les urines soient dus à l'influence des convulsions ». La formulation de cette première hypothèse n'est-elle pas, malgré son caractère si éphémère, déjà une preuve que l'irritation des nerfs pneumogastriques ne fut nullement l'idée maîtresse qui permit la découverte bernardienne ?

Dans les écrits de Bernard, c'est seulement en mars 1849 que la « section des pédoncules » deviendra la « piqûre du quatrième ventricule » et que l'irritation nerveuse sera prise en considération. Et, contrairement à ce que l'on affirme d'habitude, ce n'est pas en voulant provoquer une hypersécrétion hépatique que Bernard sectionna et piqua les structures nerveuses, mais c'est à la suite de ces lésions et de l'observation inattendue d'une hypersécrétion de sucre qu'il arriva à l'idée d'une influence irritative des lésions centrales sur la sécrétion hépatique. Dans sa première communication, Bernard situe son explication au niveau de la circulation abdominale (affectant les reins) et ne pense pas encore que la fonction « sécrétoire » du foie elle-même pourrait être atteinte.

L'INFLUENCE NERVEUSE SUR LA PRODUCTION DU SUCRE

Le revirement s'opère le 3 mars 1849, quand une expérience sur le lapin montre à Bernard que la glycosurie artificielle est accompagnée d'hyperglycémie et lui suggère que

> cette action de la section des pédoncules ne produirait pas seulement un reflux vers les reins mais aussi une hypersécrétion du sucre. Refaire l'expérience sur les chiens[13].

13. *Ibid.*, p. 77.

Le 5 mars 1849, Bernard réalisa pour la première fois la lésion expérimentale d'un pédoncule cérébelleux chez le chien. Un violent tournoiement se produisit promptement, mais qui n'est pas accompagné de glycosurie.

> Il n'y a donc pas – s'interroge Bernard – de diabète artificiel chez les carnivores ? Pourquoi ? Est-ce parce que le chien n'a mangé que de la viande et parce que la digestion semble avoir été arrêtée ? Est-ce parce que les chiens ne sont pas susceptibles d'être diabétisés artificiellement ? Est-ce parce que la substance de la paroi interne du 4e ventricule n'a pas été atteinte ? Il faudra réfléchir sur toutes ces expériences. Le tournoiement n'est donc pas la cause de la formation du sucre puisque chez cet animal il a disparu [14].

L'expérience répétée le 9 mars sur un autre chien marqua un nouvel échec, et même la plupart des expériences sur des lapins donnèrent des résultats négatifs. Le 12 mars, Bernard résume ainsi les connaissances acquises et les hypothèses qui en découlent :

> *Déductions.* Des expériences que j'ai faites jusqu'à présent, il me semble résulter : 1° qu'en blessant un ou deux pédoncules du cerveau, avec ou sans convulsions, on produit le diabète chez le lapin ; 2° les convulsions ne seraient donc pour rien dans les phénomènes du pissement de sucre ; 3° on peut produire aussi le diabète chez les lapins en incisant assez profondément sur le milieu du 4e ventricule, mais alors il y a simplement pissement du sucre sans polydipsie ; 4° chose singulière, chez deux chiens, je n'ai pas produit du diabète quoiqu'il ait paru y avoir peut-être un peu de polydipsie. J'ai piqué chez l'un et l'autre les pédoncules soit en dessus soit en dedans. Il fallait peut-être aller plus au centre. Quoi qu'il en soit, pas de diabète chez les chiens. Est-ce que les carnivores ne seraient pas susceptibles d'être diabétisés ? À quoi peut-on attribuer la cause du diabète artificiel ? 1° On

14. *Ibid.*, p. 81.

> ne peut pas l'attribuer aux convulsions ; 2° on ne peut pas l'attribuer à un refroidissement [...] ; 3° je pense que c'est à une excitation centrale des vagues qu'il faut attribuer le diabète. Il faudra voir si une excitation périphérique ou sur le foie ou sur le tronc des vagues par le galvanisme ou autrement produira le diabète. [...] Le diabète serait donc l'exagération dans la fonction du vague [15]...

C'est sans doute à cette phase de ses recherches que Bernard se rapporte quand il fait allusion, dans ses écrits postérieurs, à l'idée de l'irritation nerveuse comme son guide principal. Le texte que nous venons de citer est particulièrement intéressant, car jusqu'à ce moment-là, Bernard avait cherché l'explication de la pathogenèse du diabète surtout dans un trouble du mécanisme physiologique de la destruction du sucre. Dorénavant, son regard sera tourné plutôt vers la possibilité d'une « exagération de la formation du sucre dans le foie [16] ».

Grand amateur de faits inattendus, Magendie fut ravi par ces expériences de son disciple. Il les lui fit refaire devant l'auditoire de son cours de Médecine au Collège de France et, au cours de la séance du 26 mars 1849, il annonça à l'Académie des sciences

> une découverte physiologique très importante et fort inattendue que M. Bernard a faite tout récemment. Il résulte en effet des expériences de ce jeune savant, qu'on modifie la constitution des urines, et qu'on y fait apparaître le sucre, en blessant, avec un instrument piquant, une certaine partie du plancher du quatrième ventricule.
>
> Les expériences – déclara Magendie – ont été répétées, jusqu'à présent, sur seize lapins, et M. Bernard, en les variant, a reconnu que le point du quatrième ventricule, qu'il fallait blesser pour opérer ce singulier phénomène de l'apparition du sucre dans le sang et

15. *Ibid.*, pp. 91-93.
16. *Ibid.*, p. 92.

> l'urine était très limité et correspondait à un espace situé un peu au-dessus de l'origine des nerfs de la huitième paire. Ces résultats, surprenants par leur nouveauté, ne saurait être, pour le moment, rattachés à aucune espèce d'explication. Ils sont seulement de nature à démontrer l'influence singulière du système nerveux sur les fonctions de nutrition, et ils sont dignes, sous ce rapport, d'attirer toute l'attention des chimistes[17].

« CHIENS RENDUS DIABÉTIQUES »

Peu après, le 3 avril 1849, Claude Bernard réussit finalement à « rendre diabétique » un chien en le piquant à travers le crâne et « en pénétrant dans le 4e ventricule ». Vingt minutes après la piqûre, les urines de ce chien contenaient du sucre « d'une manière notable » et trois heures après, elles contenaient « énormément de sucre[18] ».

Ce résultat fut immédiatement communiqué à la Société de Biologie[19]. Le ton triomphant qui se dégage du libellé de cette communication se trouve parfaitement justifié par le caractère vraiment sensationnel de cette découverte. Ce fut – comme Bernard le dira plus tard, lors d'une de ses leçons au Collège de France – « l'expérience qui frappa le plus vivement l'esprit des physiologistes, lorsque je la publiai il y a quelques années[20] ».

Toutefois, la lecture de la note présentée au début d'avril 1849 à la Société de Biologie peut aujourd'hui susciter un certain malaise : Bernard y déclare qu'il a fait son expérience « sur un chien et qu'elle a parfaitement réussi », alors que nous savons pertinemment qu'il l'a

---

17. MAGENDIE, 1849, pp. 393-394.
18. *Ms. 7g*, pp. 106-113.
19. « Chiens rendus diabétiques », 1849.
20. *Leçons de physiologie expérimentale,* I, 1855, p. 297.

faite sur au moins trois chiens et que, à l'exception du cas présenté, elle n'a pas réussi. En outre, on peut s'étonner aussi du titre de cette communication: « Chiens rendus diabétiques. » Pourquoi ce pluriel, vu qu'un seul cas est rapporté ?

Ces objections sur des questions mineures ne doivent pas nous faire perdre de vue l'importance de la découverte et le fait que Bernard avait, dans l'essentiel, raison. L'omission des deux expériences ratées est moins le résultat d'une éventuelle mauvaise foi que l'expression d'une conception épistémologique qui force Bernard à rejeter les probabilités, les interpolations, les moyennes. Une seule expérience positive lui suffit; une seule « bonne expérience » tranche le problème car, en vertu du déterminisme expérimental, elle est déjà suffisamment significative. Les expériences non réussies sont ainsi facilement écartées; l'échec est expliqué par un défaut de la technique, par l'omission d'une des « conditions déterminées » du phénomène attendu.

Dans le passage de son *Introduction* cité au début de ce chapitre, Bernard justifie son attitude en citant précisément ses expériences concernant la piqûre diabétogène. Après le premier succès sur un lapin, une série de résultats négatifs (8-10 lapins chez lesquels la piqûre ne fut pas suivie de glycosurie) n'ébranlèrent point sa conviction de l'exactitude du premier fait observé. Il faut remarquer à ce propos que, si le récit bernardien est en effet vrai quant à la réalité des faits relatés, il se rapporte non pas aux toutes premières expériences sur le diabète artificiel (comme il nous le fait croire), mais à celles bien postérieures où la lésion expérimentale consistait dans une piqûre minuscule du plancher du quatrième ventricule.

La diffusion et le perfectionnement technique de la découverte

Le 7 avril 1849, Bernard résuma brillamment, devant la Société philomatique de Paris, les « expériences par lesquelles il a constaté l'influence du système nerveux sur la production du sucre dans l'économie animale[21] ». Dans son exposé, il n'est plus question du traumatisme des pédoncules cérébelleux; l'hyperglycémie et la glycosurie sont présentées comme l'effet d'une blessure « du plancher du ventricule cérébelleux au-dessus de l'origine des nerfs pneumogastriques », blessure réalisée par une piqûre à travers le cervelet.

Cet exposé fut – nous l'avons déjà dit et prouvé – faussement daté du 7 février 1849 et sembla donc devancer la communication sur le tournoiement provoqué par la lésion des pédoncules cérébelleux moyens. Avec le passage des années, Bernard se laissera lui-même tromper par cet inversement de la chronologie, ce que lui facilitera grandement sa reconstruction rationnelle du déroulement de sa découverte.

La nouvelle de ce procédé inédit d'intervention sur le métabolisme glucidique se répandit jusqu'à la presse quotidienne française et étrangère. Les physiologistes s'empressèrent de les refaire et de les contrôler.

> Cette découverte tout à fait imprévue – dira Vulpian dans son discours aux funérailles de Claude Bernard – excite dans le monde savant un profond étonnement, qui fait bientôt place à l'admiration lorsque le fait annoncé par le physiologiste français est confirmé par tous les expérimentateurs. Par une suite de recherches d'une prodigieuse sagacité, il montre par quelles voies les lésions du bulbe rachidien dont il vient d'indiquer les effets vont agir sur la glycogénie hépatique. Jamais

21. *Bulletin de la Société philomatique*, 1849, pp. 49-51; voir aussi *L'Institut*, 1849, p. 130.

regard plus pénétrant n'avait plongé dans les profondeurs de la nutrition intime[22].

À partir d'avril 1849, Bernard perfectionna la technique de la « piqûre sucrée » et s'efforça de localiser avec précision le point où la lésion est particulièrement efficace. Il chercha à étendre ce procédé aux autres animaux (en particulier au pigeon) et à en établir le mécanisme physiopathologique. Il confiait les résultats de ses expériences à ses cahiers[23] et, par la suite, il les exposa lors d'une communication à la Société de Biologie (séance du 31 octobre 1851) et dans ses leçons au Collège de France. Dans son laboratoire, il fit des démonstrations devant Pierre Rayer, Armand Trousseau, Pierre Fidèle Bretonneau et d'autres illustres savants.

En ce qui concerne le perfectionnement de la technique opératoire, Bernard mit au point le procédé dit « de l'index » et inventa un instrument spécial. Cet instrument était composé d'une tige dont l'extrémité, aplatie, amincie et tranchante, portait un prolongement fait d'une petite pointe très aiguë. L'instrument était donc conçu pour traverser aisément le cervelet, en le traumatisant le moins possible, et piquer ensuite, sans la couper, la paroi du quatrième ventricule (voir fig. 4 et 5)[24]. En mettant à nu cette partie du système nerveux, Bernard se rendit compte que la lésion décisive s'opère non pas sur le territoire du cervelet, mais sur celui de la moelle allongée. Il utilisera donc, dans ses publications ultérieures, une terminologie anatomique différente de celle de ses premières notes[25].

---

22. VULPIAN, 1878.

23. Notamment les manuscrits *7g*, *7h* et *8j*.

24. Pour les détails de son procédé, voir *Leçons de physiologie expérimentale*, I, 1855, pp. 297-301, et *Leçons sur la physiologie et la pathologie du système nerveux*, 1858, I, p. 440 et fig. 60.

25. Voir par exemple comment il décrit en 1858 son expérience faite le 30 juin 1850 sur un jeune lapin (*op. cit.*, 1858, I, pp. 477-

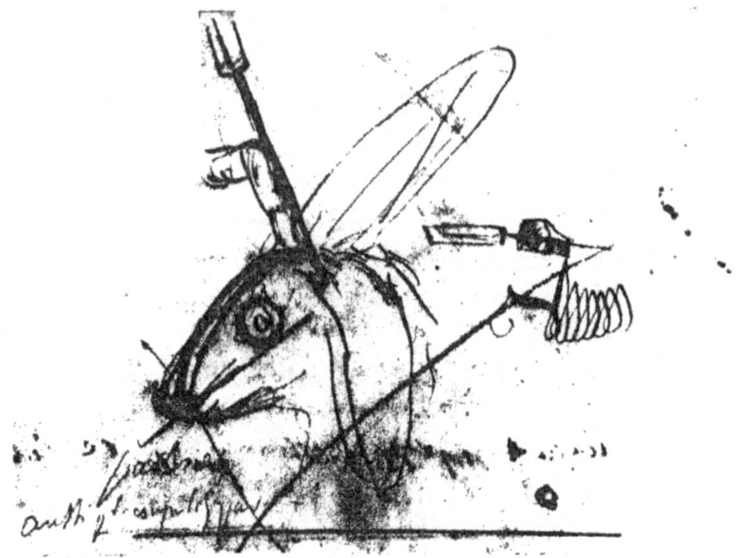

Figure 4. Dessin de Claude Bernard illustrant sa technique perfectionnée de la piqûre diabétique (février 1850). Méthode dite de l'index. *(Archives du Collège de France.)*

Après avoir surmonté des difficultés d'ordre technique, Bernard réussit la piqûre diabétogène également chez les oiseaux. Il croyait fermement que, chez l'homme, la lésion du plancher du quatrième ventricule aurait le même effet, c'est-à-dire provoquerait le « diabète artificiel ». Bien sûr, une telle expérience ne pouvait être tentée, mais les observations cliniques parlaient en faveur de l'existence d'un « diabète traumatique ». Bernard rapprocha de sa piqûre le cas d'une malade de Rayer qui serait devenue diabétique à la suite d'une chute sur la nuque.

---

478). Cette description est accompagnée des dessins topographiques qui précisent la place de la piqûre d'après l'autopsie de l'animal sacrifié. Voir GUILLEMIN, 1979, pp. 140-141.

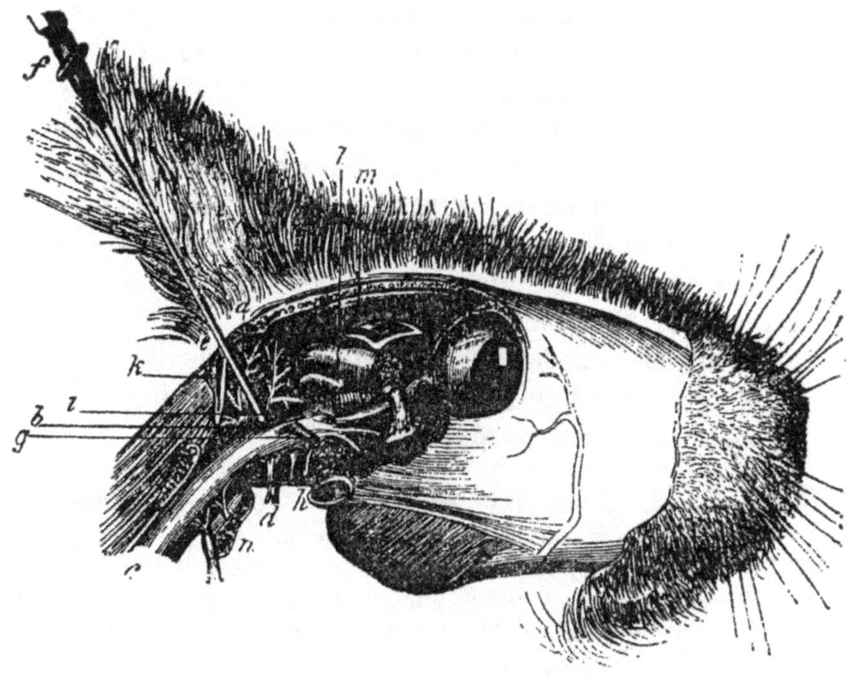

Figure 5. Gravure publiée dans les *Leçons de physiologie expérimentale* (t. I, 1855) pour illustrer la piqûre du plancher du quatrième ventricule chez un lapin.

L'origine nerveuse de la glycosurie

Dans la dernière phase de ses investigations sur le « diabète artificiel », Bernard a rapproché la glycosurie provoquée par la lésion mécanique du système nerveux à celle qu'il avait observée à la suite des empoisonnements par le curare et par la morphine. Ces moyens, dit-il, paraissent très différents au premier abord mais à considérer les choses de plus près, on s'aperçoit qu'ils ont un point commun : ils se ramènent tous à une influence sur le système nerveux. Les expériences prouvent que la glycosurie a toujours pour cause une glycémie exagérée. Mais le sucre s'accumule-t-il dans le sang parce que sa production augmente ou parce que sa destruction diminue ? Selon Bernard, « un grand nombre d'auteurs se sont ralliés à cette idée que le sucre s'accumule dans le sang et passe dans les urines parce que sa destruction est entravée ». Ainsi, par exemple, la glycosurie chez un animal piqué ou empoisonné pourrait être l'aboutissement d'une combustion incomplète du sucre par suite d'une paralysie musculaire ou d'une diminution de l'activité respiratoire[26].

Pour sa part, Bernard réfute énergiquement l'hypothèse expliquant la glycémie par une diminution de la destruction physiologique du sucre :

> J'ai toujours repoussé, dans mes leçons particulières et dans mes cours publics au Collège de France, cette explication purement chimique, pour en admettre une autre plus physiologique, qui consiste à dire que l'excitation produite dans le système nerveux fait déverser dans le sang une quantité de matière sucrée trop grande pour être détruite dans un temps donné, d'où il suit que l'excès passe dans les urines, absolument comme cela arrive à un animal chez lequel on injecte par la veine jugulaire une trop grande quantité de glucose[27].

Bernard nie formellement que sa piqûre puisse affecter le centre respiratoire (*nœud vital* de Flourens) ; elle est, en effet, localisée plus haut : « exactement au milieu de l'intervalle compris entre les racines des nerfs acoustiques et celles de nerfs pneumogastriques ».

L'idée d'un centre nerveux régulateur de la sécrétion hépatique s'imposait de plus en plus. Retenons cette note manuscrite, rédigée le 29 avril 1849 :

---

26. Pour l'histoire de ce débat, voir *Leçons sur le diabète*, 1877, pp. 259-261.

27. « Sur les causes de l'apparition du sucre dans les urines », 1851, p. 142.

> On avait cru que le sucre venait exclusivement des aliments. Je peux prouver que le sucre est une *sécrétion normale* de l'individu comme celle du suc gastrique, qu'elle existe constamment et qu'elle est sous l'influence nerveuse, etc. [...] La sécrétion de sucre diffère des autres en ce qu'elle se verse directement dans le sang. Le foie a deux sécrétions : une qui se verse dans le sang, l'autre qui excrète. Le rein en ferait-il de même, les glandes salivaires ? Les capsules surrénales, etc., versent seulement dans le sang[28].

Ainsi, tous les espoirs sont permis :

> Ceci me fait penser aussi qu'en agissant directement sur le foie on pourra produire ou peut-être arrêter le diabète. Galvaniser le foie d'un animal diabétique ; le guérira-t-on ? Si on le guérit, agir sur l'homme[29].

Par où passent les influences du cerveau sur le foie ?

Par où passent les influences nerveuses qui relient le centre bulbaire et le foie ? L'attention de Bernard se porta d'abord sur les nerfs pneumogastriques, car les expériences antérieures lui avaient déjà appris que la section de ces nerfs interrompt la sécrétion hépatique du sucre. Il voulut donner la preuve complémentaire du rôle glycosécréteur des vagues : l'excitation galvanique du bout périphérique des nerfs pneumogastriques devrait provoquer une hypersécrétion du sucre. L'expérience ne confirma pas la théorie : la galvanisation des vagues, répétée plusieurs fois sur des chiens et sur des lapins, n'eut aucun effet hyperglycémique ou glycosurique[30].

---

28. *Ms. 7g*, p. 143.
29. *Ibid.*, p. 163.
30. Expériences effectuées en avril 1849 (voir *Ms. 7g*, pp. 135-139) mais publiées beaucoup plus tard.

Il y avait plus. Si, avant de pratiquer la piqûre de la moelle allongée chez un animal, on lui coupe les deux nerfs pneumogastriques, le traumatisme du système nerveux central n'en fait pas moins apparaître le sucre dans le sang et dans l'urine en très grande abondance[31]. Il n'est donc pas permis de supposer que l'influence de la piqûre se propage jusqu'au foie le long du pneumogastrique. La section du grand sympathique dans la région du cou se révéla également inefficace, mais il existait tout de même un moyen pour bloquer la piqûre : c'était la section de la moelle cervicale au-dessous de l'origine des nerfs phréniques et au-dessus des racines des filets sympathiques qui se rendent au foie[32]. Les manuscrits de Bernard prouvent que ces expériences comportant la section des pneumogastriques ou de la moelle épinière en relation avec la « piqûre sucrée » remontent aux années 1850 et 1851, c'est-à-dire assez longtemps avant leur première publication[33].

Après la découverte très surprenante que l'excitation galvanique du *bout central* des nerfs pneumogastriques augmente la glycémie, Bernard vint à penser que « cette influence [du système nerveux sur les sécrétions], au lieu d'être directe, a presque toujours lieu par action réflexe, en passant par un ganglion du système sympathique[34] ». Les nerfs vagues auraient donc un rôle centripète et apporteraient à la moelle allongée les sensations périphériques dont le départ, selon Bernard, serait « l'excitation incessante apportée au poumon par l'air extérieur ». Le centre agirait sur le foie par l'intermédiaire des filets splanchniques.

---

31. *Leçons de physiologie expérimentale*, I, 1855, p. 325.

32. Pour un commentaire moderne de ces expériences, voir GUILLEMIN, 1979, p. 142.

33. Voir *Ms. 7g*, pp. 216-224, et *Ms. 8j*, p. 64.

34. *Leçons de physiologie expérimentale*, I, 1855, p. 325.

Plus tard, Bernard donnera sa préférence non pas à une excitation nerveuse directe du foie, mais à l'intervention indirecte par l'action vasomotrice :

> Si l'on vient à ouvrir l'abdomen de l'animal curarisé ou de l'animal piqué, on observe que les viscères sont dans un véritable état de congestion. [...] Ainsi, l'état de la circulation est modifié dans les viscères ; les glandes sont hyperémiées, et cette hyperémie a pour résultat l'augmentation des sécrétions par suite de l'augmentation de la quantité du sang qui circule dans l'organe. Cet état congestif du foie a du reste été observé, chez l'homme même ; dans certaines autopsies de diabétiques, M. Andral a pu le constater. [...] L'influence du curare, de la morphine, comme celle de la piqûre reviendrait en définitive à une action sur les vaisseaux. Cette action n'est pas directe : elle s'exerce par l'intermédiaire du système nerveux, au moyen des nerfs vasomoteurs ou autres. La piqûre porterait précisément dans le bulbe rachidien sur un centre des nerfs vasomoteurs[35].

C'est ainsi que, dans sa dernière opinion sur le mécanisme du contrôle nerveux de la « sécrétion du sucre », Bernard tire profit de sa découverte du caractère double de la vasomotricité et pousse jusqu'au bout l'analogie avec l'action de la corde du tympan qui, selon sa reconstruction des expériences de 1849, aurait été la source même de sa découverte :

> Les deux espèces de vasomoteurs indépendants doivent se retrouver dans le foie et dans les reins. Il doit se rencontrer dans ces organes des nerfs vasoconstricteurs qui viennent du centre cérébro-spinal. Ici, le nerf excitateur, l'analogue de la corde du tympan, celui qui agirait sur le foie pour activer sa fonction et sa circulation et augmenter la production du sucre, aurait précisément son point de départ, son origine dans le plancher du quatrième ventricule ; il continuerait son

35. *Leçons sur le diabète*, 1877, p. 262.

> trajet dans l'épaisseur de la moelle jusqu'au niveau de la première vertèbre dorsale, d'où il émergerait pour aller rejoindre le foie. C'est par son intermédiaire que la piqûre du bulbe retentirait sur la glande; son excitation passagère créerait le diabète artificiel passager[36].

Le fin mot de cette histoire

Déjà du vivant de Claude Bernard, plusieurs physiologistes avaient étudié le mécanisme physiopathologique de la «piqûre diabétique» (par exemple Moritz Schiff, Conrad Eckhard, Élie de Cyon, Ivan M. Setchenov, Alfred Vulpian), en apportant quelques constatations intéressantes mais, il faut le dire, d'importance mineure. Le problème avait dépassé le cadre étroit d'un cas particulier de la physiologie animale pour s'intégrer dans la vaste et grave question de la régulation centrale des phénomènes neurovégétatifs.

Après la mort de Bernard, l'immense progrès de la neurophysiologie expérimentale a permis d'éclairer quelques aspects du mécanisme de la piqûre bernardienne mais, dans l'ensemble, les modalités de la régulation nerveuse du métabolisme sont restées longtemps très obscures. Les expériences postérieures à Bernard ont montré que, dans la glycosurie post-traumatique, il s'agit bel et bien d'une réaction hépatique, car l'intégrité du foie est indispensable à la production de ce phénomène.

Depuis Alfred Vulpian (1826-1887) et Jean-Pierre Morat (1846-1920) jusqu'au milieu de notre siècle, les physiologistes ont débattu ardemment de l'existence des nerfs glycosécréteurs agissant directement sur les cellules hépatiques. Il devenait de plus en plus improbable que le parcours de la liaison entre les centres de régulation et les organes périphériques soit entièrement nerveux. On a découvert d'abord des agents chimiques

---

36. *Ibid.*, p. 268. Voir aussi « Critique expérimentale sur le mécanisme de la formation du sucre dans le foie », 1877.

dans la partie périphérique de la chaîne de transmission du message. L'injection de l'adrénaline, hormone produite par les glandes surrénales, stimule la glycogenèse. En outre, la piqûre bernardienne sur un animal privé de ces glandes reste sans effet ou donne une réaction très affaiblie. D'autres recherches ont fait valoir le rôle médiateur des substances qui se libèrent au niveau de la terminaison de certains nerfs après leur stimulation et en particulier lors de la piqûre de la moelle allongée[37]. Et pourtant le physiologiste lyonnais Henri Hermann (1892-1972), qui a lui-même activement participé à cette chasse aux nerfs glycosécréteurs, ne croyait pas si bien dire quand, à l'occasion du centenaire de la piqûre diabétique, il écrivit :

> Cent ans se sont donc écoulés sans que le problème du mécanisme de la piqûre diabétique soit entièrement résolu. Nos interprétations passent et vieillissent en face des faits qui demeurent. Tous les physiologistes qui, dans un siècle, répéteront l'expérience de Cl. Bernard, retrouveront – certainement – la glysocurie telle qu'il l'a décrite. Peut-être l'explication de ce phénomène sera-t-elle tout autre que celle d'aujourdhui, qu'il serait bien imprudent de considérer comme définitive[38].

En effet, un quart de siècle plus tard, la découverte des endorphines apporte des lumières nouvelles sur l'expérience de Bernard. Dans l'explication de la transmission, du bulbe au foie, de l'excitation déclenchée par la piqûre du plancher du quatrième ventricule, le « chaînon manquant » se trouvait au point de départ : la blessure des cellules nerveuses du bulbe libère des peptides particuliers qui transmettent par la voie humorale des messages aux neurones périphériques[39].

---

37. Voir Hermann, 1949, et Unger, 1979.
38. Hermann, 1949, p. 355.
39. Guillemin, 1979.

Cette interprétation aurait beaucoup surpris Bernard, s'il l'avait apprise dans ses vieux jours. Il est vrai que, dans une note de la période la plus bouillante de sa vie de chercheur, il envisage la possibilité que le cerveau agisse comme une glande[40], mais cette pensée reste sans suite. À l'idée bernardienne de sécrétion manquait un corollaire d'importance décisive: la transmission de l'information et non seulement de la matière et de l'énergie.

À vrai dire, le traumatisme expérimental des structures cérébrales provoque non pas le diabète (au sens actuel du terme) mais une hyperglycémie et une glycosurie qui ne durent en général pas plus de quelques heures. Pour Bernard, la glycosurie était « le signe fondamental et pathognomonique du diabète » ; la distinction entre la glycosurie et le diabète, c'est-à-dire entre le symptôme et la maladie, lui semblait « plus apparente que réelle ». Les médecins du XXe siècle ne peuvent plus partager cette opinion, car leur définition du diabète est fondée sur l'affection du système endocrinien. Entre une hyperglycémie passagère et le diabète sucré en tant qu'entité nosologique, il existe une différence de nature et non, comme le croyait Bernard, seulement de degré.

Cependant, si le phénomène de la piqûre diabétogène nous paraît aujourd'hui relativement peu important pour l'interprétation physiopathologique et la connaissance clinique du diabète sucré, il représente toujours, ne l'oublions pas, une découverte capitale sur le plan de la physiologie générale du métabolisme et des régulations nerveuses. L'émoi provoqué par les recherches de Bernard chez les savants de son temps trouve donc sa pleine justification dans les prolongements de cette découverte au cœur même de la physiologie du XXe siècle.

---

40. *Cahier de notes,* 1965, p. 193.

CHAPITRE VIII

Le long chemin vers l'isolement du glycogène

> Le vrai est une affaire de sentiment. Qu'est-ce qui nous dit qu'un raisonnement est juste ? Le sentiment.
> L'essentiel est de sentir juste et non pas de raisonner juste.
>
> Claude BERNARD[1]

Parallèlement à ses investigations sur le contrôle nerveux de la glycogénie, Claude Bernard étudia plusieurs autres problèmes concernant le métabolisme des glucides. Ayant choisi la glycogénie hépatique comme sujet de sa thèse en Sorbonne, il voulut élucider auparavant plusieurs questions de détail. Les années 1849-1851 furent ainsi particulièrement fécondes en découvertes.

TROIS ANNÉES FÉCONDES

Tout d'abord, il fallait établir de façon systématique et aussi exhaustive que possible dans quels organes et liquides animaux se trouve normalement du sucre et où peut apparaître cette substance dans des conditions pathologiques. Il fallait ensuite chercher les différences

1. *Ms. 24d*, ff. 19 et 118.

qui, sur ce point, se rencontrent quand on passe d'une espèce animale à l'autre.

En janvier 1849, Bernard constata la présence de glucose dans les matières vomies par un diabétique qui n'avait auparavant mangé aucun aliment contenant des hydrates de carbone[2]. Voilà qui était pour Bernard un brillant exemple de la faculté animale de synthétiser le sucre, car dans ce cas, au lieu d'être puisé dans le tube digestif, le sucre devait y être introduit par l'activité sécrétoire.

Peu après (fin avril 1849), il réclama la priorité de la découverte du sucre de la deuxième espèce dans le blanc d'œuf[3]. Le docteur Aldridge avait communiqué à l'Académie d'Irlande, au cours de la séance du 16 mars 1849, sa découverte de la présence constante dans le blanc d'œuf de poule d'un sucre identique au sucre de raisin ou de diabète. Cela avait été immédiatement relaté dans la presse médicale française. Bien qu'il n'ait pas été le premier à signaler dans un texte imprimé l'existence du sucre dans l'œuf de poule, Bernard pouvait en toute conscience affirmer la priorité de ses observations qui, faites avec Barreswil dans le laboratoire de Pelouze, remontaient à l'été 1848 sinon à l'hiver 1847-1848. Les notes manuscrites confirment cette priorité[4].

Claude Bernard trouva du sucre dans le sperme d'un chien ayant subi la « piqûre sucrée ». En revanche, il ne put jamais en déceler la trace dans la salive, la bile ou les larmes, ni dans les tissus d'organes autres que ceux du foie et des reins.

Dans le service de Pierre Rayer à l'hôpital de la Charité, Bernard eut l'occasion, en mai 1849, de faire l'autopsie d'un diabétique mort subitement d'une maladie

2. « Présence du sucre dans les matières vomies par un diabétique », 1849.

3. Bernard et Barreswil, « Du sucre dans l'œuf », 1849.

4. Voir par exemple *Ms. 7c*, pp. 363-366.

intercurrente, c'est-à-dire sans être victime de la cachexie diabétique. Du sucre fut trouvé dans le sang, dans la sérosité qui remplissait le péricarde, dans les reins et dans le foie[5]. Une lettre de Bernard à Barreswil nous apprend que Rayer avait introduit le test de Barreswil dans la routine hospitalière : « Il s'en sert tous les matins dans son service à l'hôpital[6]. »

Au cours des années 1849-1851, Bernard cherche le sucre dans tous les tissus organiques qui passent par ses mains : dans le foie d'un cholérique et dans celui d'une vipère[7], dans le foie et les liquides des divers Vertébrés à sang chaud (singe, chat, chauve-souris, écureuil, mouton, bœuf, cheval, moineau, chouette, canard, etc.) ou à sang froid (tortue, lézard, grenouille, crapaud, bar, carpe, truite, etc.), dans l'organe hépatique des Mollusques, des Crustacés décapodes et des Insectes, dans le foie du fœtus de vache et de brebis, etc. Et même, il ne recule pas devant l'examen des organes provenant des hommes fraîchement guillotinés. Dès le printemps 1850, la simple détermination de la présence du sucre laissa place de plus en plus à l'analyse quantitative, à un dosage très minutieux.

Une maladie chronique, et en particulier une longue agonie, vide le foie de l'homme de son sucre. Notons que cette observation de Bernard trouve encore aujourd'hui une application pratique dans la médecine légale qui s'en sert pour déterminer sur un cadavre frais si la mort a été subite ou non. Dans les recherches bernardiennes, la conséquence de cette observation fut la nécessité de « surprendre l'organisme pour constater la présence du sucre dans le foie de l'homme et des animaux », c'est-à-dire la nécessité de faire des analyses sur

5. « Autopsie d'un diabétique », 1849. Pour des observations analogues, voir *Ms. 8j*, p. 131.

6. Bibliothèque de Versailles, autographe n° 160.

7. *Ms. 7g*, p. 157.

des organes d'hommes victimes, en pleine santé, d'une mort violente.

Des liens d'amitié avec Léon Gosselin (1815-1887), alors chef des travaux anatomiques de la Faculté de médecine et chargé d'ouvrir le corps des criminels exécutés, ainsi qu'avec le professeur Ambroise Tardieu (1818-1879), illustre maître de médecine légale, permirent à Bernard d'obtenir en 1850-1851 le foie de cinq « suppliciés » (décapités à la guillotine) et d'un homme assassiné d'un coup de fusil [8]. L'examen chimique de ces foies ne put être pratiqué que vingt-quatre à quarante-huit heures après la mort. Bernard ne savait pas encore que, pendant ce laps de temps, une production cadavérique de sucre fausse les résultats de l'analyse.

En juin 1850, Bernard découvrit la présence de sucre dans l'urine du fœtus et dans les liquides allantoïdien et amniotique [9]. Ces observations furent confirmées à l'abattoir de Popincourt sur plus de cinq cent cinquante fœtus de vaches et de brebis. Le 5 octobre 1850, Bernard présenta à la Société de Biologie une note à ce sujet. Peu après, tout à fait indépendamment, le chimiste belge Jean-Servais Stas (1813-1891) parvenait au même résultat quant au liquide allantoïdien de la vache.

L'urine d'un fœtus normal semble donc présenter les mêmes caractères chimiques que les urines d'un organisme adulte malade. Dès lors, Bernard triomphe, car il voit se confirmer à la fois sa conception d'une création animale du sucre (dont l'apparition se révèle antérieure à toute alimentation) et sa notion de l'identité essentielle de la santé et de la maladie. Un seul détail reste troublant : la glycogenèse semble précéder la formation embryonnaire du foie. Où se forme donc le sucre pré-hépatique ? Voici surgie la question qui

8. Voir le premier chapitre de la thèse de 1853 et les *Mss. 8j* et *7h*.
9. *Ms. 8j*, p. 15.

mènera plus tard à la découverte de la fonction glycogénique du placenta.

Un autre problème intriguait beaucoup Bernard : où le sucre de canne introduit dans l'organisme avec la nourriture se transforme-t-il en glucose ? Depuis ses expériences avec le suc gastrique (1843), il croyait que la transformation des sucres de la première espèce en sucre de raisin s'opère dans l'estomac. En 1849 pourtant, il changea d'avis et, dans une communication à la Société de Biologie, il affirma que « cette action du suc gastrique est insuffisante, qu'une grande partie du sucre de canne [quand on en donne à un animal] est absorbée sans avoir été préalablement changée en glucose » et que « le sucre de canne qui a échappé à l'action du suc gastrique est converti en glucose en traversant le foie[10] ». Beaucoup plus tard, après avoir pris connaissance des travaux de Berthelot et de Pasteur sur les fermentations, Bernard modifiera une fois encore son opinion ; ce sera cette fois pour donner la bonne solution : le lieu le plus important où le sucre de canne se transforme en glucose n'est ni l'estomac ni le foie, mais l'intestin grêle ; le pancréas produit un « ferment diastasique » qui peut transformer l'amidon en glucose, et il existe dans le suc intestinal un « ferment saccharosique » ou « inversif » qui transforme le sucre de canne en lévulose et glucose ordinaire[11].

Au cours des années 1850 et 1851, Bernard découvrit et étudia l'influence de l'éthérisation, de l'asphyxie et aussi de l'application du curare sur la glycémie et sur l'apparition du sucre dans l'urine[12]. Ses premières explications de la glycosurie curarique furent portées par un rare élan philosophique :

10. « De l'assimilation du sucre de canne », *Comptes rendus de la Société de Biologie,* 1, 1849, pp. 114-115.

11. *Leçons sur le diabète,* 1877, pp. 256-261 ; *Leçons sur les phénomènes de la vie,* 1879, II, p. 341.

12. Voir par exemple *Ms. 8j,* pp. 57-63.

> Nous avons été conduit dans nos recherches à constater qu'on peut mettre un animal dans cet état [c'est-à-dire produire la glycosurie] toutes les fois que ses fonctions de la vie de relation sont supprimées, en même temps que les fonctions purement nutritives restent intactes; il semble que celles-ci s'exagèrent alors d'autant plus que les premières ont conservé moins d'action. Ainsi, quand sur un animal on vient à éteindre les mouvements volontaires et la sensibilité, on voit tous les organes internes, le foie, les intestins, les glandes, en un mot, tous les viscères qui ne sont pas soumis à l'influence de la volonté, présenter une activité plus grande que dans l'état normal. L'énergie vitale qui a cessé pour toutes les actions de la vie animale semble se concentrer sur les actes purement organiques. Nous avons trouvé depuis quelques années qu'il existe une substance extrêmement précieuse pour démontrer ainsi cette indépendance de la vie animale et de la vie organique; cette substance est le curare[13].

Après la découverte des nerfs vasomoteurs, l'explication de la glycosurie curarique deviendra plus simple: elle sera réduite à un mécanisme de vasodilatation dans la région hépatique.

Sur la piste de la pathogenèse du diabète

Tout médecin, tout naturaliste connaît les recherches admirables de Bernard sur la sécrétion externe du pancréas et sur les propriétés digestives du suc pancréatique. Mais certains lui reprochent d'avoir manqué la découverte de la sécrétion interne du pancréas. À ce propos, Pierre Mauriac (le seul parmi les biographes de Bernard à ne pas aimer son héros) s'exprime ainsi:

---

13. *Leçons de physiologie générale,* 1855, I, pp. 348-349. Pour les recherches de Bernard sur le curare, voir Grmek, 1973.

> Pourtant l'expérimentation que le savant avait conçue lui offrit un jour la clé de l'énigme ; il ne sut pas la saisir. Claude Bernard supprime le pancréas du chien par des injections intra-caniculaires [*sic*][14] ; il décrit sa voracité, son amaigrissement. Et lui qui fait des analyses de sang et d'urines à longueur de journée, justement dans cette conjoncture ne s'y intéresse pas. Grand spécialiste du métabolisme du sucre, il néglige de rechercher le sucre dans les urines de l'animal en expérience ; après l'avoir frôlée, il passe à côté de la découverte de l'origine pancréatique du diabète. [...] Même aux plus grands génies la lumière n'est pas dispensée complète et sans éclipse[15].

Les reproches de ce genre sont, de toute évidence, injustes, car ils ne tiennent pas suffisamment compte des obstacles épistémologiques. Il y a toujours de bonnes raisons expliquant pourquoi une découverte n'a pas été réalisée malgré les conditions qui, à première vue, paraissent suffire pour un accomplissement heureux[16].

Bernard fit effectivement plusieurs expériences sur des chiens dont le pancréas avait été partiellement enlevé par un procédé opératoire ou complètement détruit au moyen d'injections de matières grasses. Le 3 octobre 1849, il opéra un chien pour lui poser une canule dans le conduit pancréatique. Ce chien supporta mal l'opération et tomba dans un état d'émaciation qui contrastait singulièrement avec un appétit de plus en plus vorace. L'autopsie montra la destruction complète du pancréas[17]. L'animal était-il devenu diabétique ? À la lumière de nos connaissances actuelles, cela nous paraît très probable[18].

---

14. Il s'agit probablement d'une faute d'impression ; le mot juste est « intra-canaliculaires ».

15. MAURIAC, 1954, p. 141.

16. L'insuccès de Bernard dans ce cas est bien expliqué par DAGOGNET, 1965, pp. 356-357.

17. « Destruction du pancréas pendant la vie chez le chien », 1849.

18. Voir OLMSTED et HARRIS OLMSTED, 1952, pp. 56-57.

En janvier et en mars 1851, lors de ses expériences comportant la destruction du pancréas par injection, Bernard provoqua, là encore, le diabète sans s'en rendre compte [19]. Aveuglé par son objectif (étude de la fonction digestive du pancréas) et par l'idée préconçue d'un réglage exclusivement nerveux des phénomènes glycogéniques, il ne songea pas à chercher le sucre dans les urines. Bernard se contenta d'examiner soigneusement les selles et de faire des autopsies. Il faut préciser que, dans la plupart de ces expériences, une « péritonite » (c'est-à-dire une autolyse d'origine pancréatique) masquait une partie des symptômes cliniques du diabète.

Dès 1849, Bernard avait aussi remarqué que chez l'homme, à l'autopsie, le pancréas des diabétiques est « excessivement petit et très atrophié, sans pourtant présenter d'autres altérations que cette diminution de volume [20] ». Pourtant, il n'en tira qu'un mince enseignement : cette atrophie du pancréas lui sembla coïncider avec la présence de matières grasses dans les selles des diabétiques.

En 1850, Bernard observa une incompatibilité entre le diabète sucré et certaines affections du foie. Il eut l'impression que les malades atteints de cirrhose ne sont pas sujets au diabète et il constata la difficulté de provoquer l'hyperglycémie par la piqûre chez un animal souffrant d'affection hépatique ou simplement épuisé. Le diabète, disait-il, suppose un bon état de santé général. À partir de là, il envisagea une thérapeutique très originale :

> Il faudra guérir les diabétiques en leur donnant une petite maladie non mortelle mais qui porte sur

19. « Sur la destruction des glandes au moyen d'injections de matières grasses », 1853, pp. 115-116 ; *Leçons de physiologie expérimentale,* 1856, II, pp. 274-293, et en particulier le cahier *7b*, pp. 17-24 et 39-47.

20. *Leçons de physiologie expérimentale,* 1855, I, p. 425.

> l'ensemble. Réfléchir à cela qui fait que les animaux un peu malades ne peuvent pas être rendus diabétiques[21].

Le 20 octobre 1850, Claude Bernard note dans son « Cahier rouge » :

> J'ai répété avec un plein succès mes expériences sur le suc pancréatique et sur la production de sucre par la piqûre de la moelle allongée avec M. Heller de Vienne. M. Heller m'a dit avoir constaté sur lui que, lorsqu'il mangeait à jeun beaucoup de sucre de canne, il en retrouvait dans son urine mais à l'état de sucre de raisin. J'ai constaté le même fait sur des lapins qui restaient quelque temps à jeun et auxquels on donnait ensuite des carottes à manger[22].

Il s'agit là de la découverte d'un phénomène très important connu aujourd'hui sous le terme de « diabète du jeûne[23] ». Dans la littérature anglaise ou allemande, on donne au diabète du jeûne le nom de « phénomène de Hofmeister ». Pourtant, ce n'est pas au médecin allemand Franz Hofmeister (1850-1922) que l'on doit la première description de la perturbation du métabolisme des glucides qui se développe dans un organisme animal privé de nourriture ou seulement soumis à un régime dépourvu d'hydrates de carbone. Sa description de 1890 fut précédée par quelques autres au cours des années 70 du siècle dernier, elles aussi bien postérieures à celle de Bernard. Certes, la note du « Cahier rouge » resta longtemps inconnue, mais Claude Bernard fit état de sa découverte dans une leçon publiée en 1859 :

> On peut rendre un animal diabétique en lui faisant absorber du sucre dans certaines conditions ; en lui en ingérant, par exemple, dans les voies digestives après 24 ou 36 heures d'abstinence[24].

---

21. *Ms. 8j*, p. 22.
22. *Cahier de notes 1859-1860*, 1965, p. 35.
23. Voir LUNDBAEK, 1950.
24. *Leçons sur les propriétés des liquides*, 1859, II, p. 79.

Jusqu'à la publication intégrale du « Cahier rouge » en 1965, on avait ignoré le rôle joué par le médecin viennois Johann Florian Heller (1813-1871) dans la découverte du diabète du jeûne. L'expérience à laquelle fait allusion Bernard (lapins alimentés avec des carottes après quelques jours d'abstinence) remonte à l'année 1846, mais son importance ne fut pas immédiatement saisie par son auteur.

Prix de l'Académie et thèse de doctorat ès sciences

Au cours de sa séance du 21 octobre 1850, l'Académie des sciences prit connaissance d'un bref mémoire de Claude Bernard intitulé « Sur une nouvelle fonction du foie chez les hommes et les animaux[25] ». À tort, nombre d'historiens des sciences se réfèrent à cette publication comme à l'édition princeps des nouvelles idées sur la fonction glycogénique du foie. À tort parce qu'en réalité, il n'y a là qu'une répétition succincte du contenu de textes déjà présentés à la Société de Biologie, à une exception près : le perfectionnement technique du prélèvement du sang qui a traversé le foie. L'ajout n'est pas sans importance. S'il n'apporte rien sur le plan théorique, le nouveau procédé est investi d'un grand intérêt pratique, car Bernard y voit un véritable *experimentum crucis.* Quand on pose bien les ligatures sur les vaisseaux d'un animal carnivore, le sang de la veine porte recueilli avant son entrée dans le foie ne contient point de sucre, tandis que celui recueilli dans les veines sus-hépatiques à la sortie du foie en contient toujours beaucoup. C'est l'expérience décisive, dit le savant, et son issue tranche irrévocablement la question de la glycogénie hépatique.

---

25. *Comptes rendus hebdomadaires de l'Académie des sciences,* 31, 1850, t. 31, pp. 571-574. Voir Kahn, 1996.

Nous verrons par la suite à quel point Bernard avait tort d'élever une expérience au rang de critère décisif de sa théorie.

Le mémoire présenté à l'Académie des sciences reçut une consécration officielle, car il fut couronné par le prix de physiologie expérimentale pour l'année 1851[26]. Avant de décerner ce prix, la commission de l'Académie voulut que l'expérience cruciale fût reproduite sous ses yeux. Voici comment cet événement se trouve consigné dans les papiers de Bernard :

> Le 27 novembre 1851. Devant la Commission du prix de physiologie. Étaient présents MM. Rayer, Flourens, Duméril, Pelouze[27]. Un chien adulte et de forte taille, nourri depuis trois jours exclusivement avec de la viande. Le 27 novembre, l'animal, n'ayant pas mangé depuis vingt-quatre heures, fit un repas assez copieux de tête de mouton cuite, et quatre heures après il fut expérimenté en prenant du sang au-dessous et au-dessus du foie comme dans l'expérience précédente[28]. Aux réactions qui furent faites par M. Pelouze, il n'y avait pas du tout de sucre dans le sang au-dessous du foie ; il y en avait au contraire très nettement au-dessus. On fit même la fermentation qui ne fut pas empêchée par le sulfate de soude. Et on constate que le sang au-dessous du foie ne fermente pas, tandis qu'au-dessus il y eut fermentation[29].

26. *Ibid.*, 34, 1852, p. 416.

27. Notons l'absence de Magendie (malade) et d'Augustin Serres, également membres de cette commission.

28. Bernard décrit ainsi l'expérience précédente : l'abdomen du chien est ouvert de son vivant par une incision étroite ; une ligature est pratiquée autour de la veine porte juste avant son entrée dans le foie ; le chien est tué par la section du bulbe ; l'abdomen est alors largement ouvert ; des ligatures sont faites autour de la veine cave inférieure au-dessus et au-dessous de l'insertion des veines hépatiques ; enfin le sang est prélevé de la veine porte et des veines sus-hépatiques.

29. *Ms. 8j*, p. 81.

Les années 1852 et 1853 furent entièrement occupées par des recherches sur la teneur du sucre dans le foie des Invertébrés, par la découverte du sucre dans le tissu pulmonaire de fœtus, par une longue et infructueuse série d'expériences sur l'assimilation du sucre injecté, seul ou en combinaison avec d'autres substances, sous la peau de divers animaux, par des recherches sur la matière alimentaire dont se sert le foie pour produire le sucre, etc. Dans ces investigations, plusieurs savants étrangers travaillèrent aux côtés de Claude Bernard, l'aidèrent et, plus encore, profitèrent de son génie. Il suffit de rappeler ici les noms du Danois Peter Ludwig Panum (1820-1885) et de l'Anglais Frederick William Pavy (1829-1911).

Le 17 mars 1853, Bernard soutint à la Sorbonne, devant un jury composé de Henri Milne-Edwards, Jean-Baptiste Dumas et Adrien de Jussieu, sa thèse de doctorat ès sciences naturelles[30]. Dans cette thèse, il reprend ses arguments en faveur de la glycogénie hépatique et les dispose dans un nouvel ordre. L'enchaînement logique est maintenant admirable, les hésitations n'apparaissent plus et les conclusions s'imposent. Tout d'abord, Bernard démontre l'existence du sucre dans le foie de l'homme et des Vertébrés à l'état physiologique ; la preuve est impeccable quant à la présence du sucre, mais la mesure de la glycémie est assez sommaire et donne des valeurs trop élevées. Puis, Bernard évoque les expériences démontrant : que le sucre du foie ne provient pas nécessairement du dehors (car « la présence du sucre dans le foie est un phénomène entièrement indépendant de la nature sucrée ou féculente de l'alimentation ») ; que ce sucre est formé primitivement dans le foie (car « il n'existe aucune trace de matière sucrée dans

---

30. *Recherches sur une nouvelle fonction du foie, considéré comme un organe producteur de matière sucrée chez l'homme et les animaux*, 1853.

le sang de la veine porte avant son entrée dans le foie, tandis qu'on en trouve toujours, et en grande quantité – 1 à 2 % du sang frais – dans le même sang à sa sortie du foie par les veines hépatiques »); que, chez les carnivores, le foie constitue la « source unique et constante du sucre » et que, chez les herbivores, le sucre ou la fécule alimentaire donne non pas le sucre du foie mais « une substance opalescente laiteuse encore indéterminée » (Bernard approche déjà de la découverte du glycogène); que la fonction glycogénique du foie est en rapport avec les états d'abstinence ou de digestion; que la formation du sucre dans le foie correspond par son mécanisme à une sécrétion, et enfin qu'elle se produit aux dépens de certains éléments du sang qui traverse le tissu hépatique.

Des expériences comparatives sur quatre chiens soumis à des régimes différents (eau seule; eau et graisse; eau et gélatine; eau et fécule) n'apportent pas de réponse nette sur la substance dont se sert l'organisme animal pour synthétiser le sucre. Toutefois, Bernard est prêt à croire « que les substances alimentaires azotées donnent des éléments qui servent à la formation du sucre dans le foie ».

Le quatrième chapitre de la thèse est consacré à l'étude de la production du sucre dans le foie des Invertébrés. Ce chapitre est un chef-d'œuvre de physiologie comparée. Contentons-nous ici de rappeler seulement une observation de Bernard : chez les Limaces, les deux sécrétions hépatiques, celle du sucre et celle de la bile, s'effectuent successivement et non, comme chez les Vertébrés, simultanément.

Dans sa thèse, Bernard n'emploie pas le terme « glycogénie » ou « glycogenèse »; ce mot apparaît, et cela peu fréquemment, seulement sous la forme d'adjectif : « fonction glycogénique ». Pourtant, déjà en octobre 1851, Bernard s'est servi du terme « glucogénie » en le définissant comme « formation de sucre s'opérant dans le foie[31] ». Notons que, dans ses premiers écrits, Bernard orthographiait le terme avec un « u » (en le faisant dériver de « glucose », mot forgé par Dumas). À partir de 1855, l'« u » fut remplacé par « y », orthographe plus conforme à son étymologie grecque. Mais, plus conséquent que nous aujourd'hui, Bernard écrira dans ses dernières publications aussi « glycose » au lieu de « glucose ».

Premier cours sur la glycogenèse

Suppléant de Magendie au Collège de France, Claude Bernard consacra son cours de l'hiver 1854-1855 à l'exposé de ses recherches et de ses opinions sur la glycogenèse. Il décida de publier les leçons de ce cours sous forme de livre, en laissant au texte son côté didactique et formellement inachevé. Henri Lefèvre, licencié ès sciences naturelles, assistant et disciple fidèle de Claude Bernard, fut donc chargé de recueillir les leçons et de les rédiger sous le contrôle vigilant du maître. Ainsi naquit le tout premier tome de la célèbre collection des *Leçons* bernardiennes. Le titre en est intentionnellement vague, indiquant l'intitulé général du cours et non son sujet véritable[32], car le volume est entièrement consacré à la discussion d'un seul problème : la production du sucre dans le foie.

Dans ces *Leçons,* Bernard répète en partie les arguments et les conclusions de sa thèse, évoque les expériences décrites dans ses communications antérieures aux sociétés savantes et analyse minutieusement les

31. « Sur les causes de l'apparition du sucre dans l'urine », 1851, p. 144.

32. *Leçons de physiologie expérimentale appliquée à la médecine, faites au Collège de France,* Tome I : *Cours du semestre d'hiver 1854-1855,* Paris, 1855.

conditions expérimentales et le mécanisme physiopathologique du « diabète artificiel » provoqué par la piqûre du plancher du quatrième ventricule. En outre, les *Leçons* contiennent plusieurs idées originales et apportent même la mention de quelques nouvelles découvertes, centrées sur le sort du sucre dans l'organisme animal.

Pour démontrer *in vivo* la présence du sucre dans le sang du ventricule droit du cœur, Bernard développe une technique remarquable, « une sorte – dit-il – de cathétérisme cardiaque » : il introduit dans la veine jugulaire externe d'un chien une sonde métallique légèrement courbée et la pousse jusqu'à l'oreillette droite[33].

D'une importance toute particulière sont les parties concernant la définition de la « sécrétion interne » et la description des phénomènes circulatoires dans le foie. L'histoire du foie établit maintenant d'une manière très nette qu'il y a des sécrétions internes, c'est-à-dire des sécrétions dont le produit, au lieu d'être déversé à l'extérieur, est transmis directement dans le sang[34].

Chacun connaît la fortune de cette expression bernardienne dans la médecine du XXe siècle. Certes, la notion actuelle de sécrétion interne ne s'applique plus à la glycogénie hépatique, mais il est utile de rappeler parfois la véritable origine et la signification primitive des termes scientifiques.

Dans sa leçon du 17 février 1855, Bernard informa ses auditeurs que le liquide céphalo-rachidien contient du sucre :

> Ce liquide [...] est constamment sucré, soit pendant la digestion, soit dans l'intervalle de deux repas, soit même au bout de plusieurs jours d'abstinence. Ce sucre du fluide céphalo-rachidien vient du foie, et toutes les causes qui augmentent ou diminuent la sécrétion glycogénique de

33. *Ibid.*, pp. 126-127.
34. *Ibid.*, pp. 96-97.

> cet organe, augmentent ou diminuent dans le même rapport la quantité de sucre contenue normalement dans ce liquide. La section des pneumogastriques le fait disparaître là comme partout ailleurs, tandis que la piqûre telle que nous l'avons pratiquée devant vous dans la dernière séance en exagère la quantité [35].

Bernard estimait que l'examen comparatif du sang de la veine porte et du sang des veines sus-hépatiques constitue à lui seul une preuve irréfutable de la création du sucre dans le foie. C'est pourquoi il fut particulièrement heureux à cet égard d'apprendre que les expériences de Carl Gotthelf Lehmann (1812-1863), alors professeur de chimie physiologique à Leipzig, confirmaient sur le cheval ce qu'il avait trouvé sur le chien.

Les matières utilisées par le foie pour la formation du sucre sont sans nul doute apportées par le sang et proviennent, en dernier lieu, de l'alimentation. Mais quelles sont ces matières ? C'est cette question qui, vers 1854-1855, préoccupa particulièrement Bernard. Ne trouvant pas de réponse dans ses propres recherches, il accepta la théorie de Lehmann sur l'origine albuminoïde du sucre. Bernard était surtout impressionné par l'observation de Lehmann, selon laquelle le sang de la veine porte, en traversant le foie, perd une certaine proportion de substances albumineuses et presque toute la fibrine. Le sucre hépatique serait donc le résultat d'une transformation chimique des substances albuminoïdes. Selon Lehmann, ces substances du sang peuvent se décomposer en donnant d'un côté le sucre et d'un autre côté des matières azotées plus simples probablement utilisées dans la formation de la bile.

Évidemment, il était possible aussi d'envisager que le sucre se forme aux dépens des matières grasses. Carl

35. Ce texte de la leçon du 6 janvier 1855 contient le premier usage public de l'expression « sécrétion interne ». *Ibid.*, pp. 314-315.

Schmidt (1822-1894), alors professeur de chimie physiologique à Dorpat, venait juste d'élaborer une théorie selon laquelle la graisse, en se décomposant en glycérine et acide cholalique, peut donner du sucre. Cette dernière explication déplaisait à Bernard et, dans une de ses leçons, il se permit d'en faire une forte critique.

Dans une communication présentée en janvier 1855 à la Société de Biologie, Bernard affirme que le foie fabrique du sucre avec les matières azotées et que, « de plus, il change la matière sucrée en une matière qui ressemble à de la graisse émulsionnée[36] ». Il répète à plusieurs occasions dans ses *Leçons* que « le sucre se change dans le foie en une matière laiteuse[37] ». Nous voilà au seuil de la découverte du glycogène. La matière graisseuse ou laiteuse dont Bernard ignore encore la constitution chimique et le véritable rôle physiologique n'est rien d'autre que le glycogène. Une idée préconçue, celle de la création directe et continue du sucre hépatique à partir des éléments du sang, l'empêchait de voir clair. Il lui fallut une expérience spectaculaire – le « lavage du foie » – pour déchirer le voile.

Les *Leçons* de 1855, livre dont la préface est signée de mai de cette année-là, récapitulent les recherches bernardiennes juste à la veille d'un changement radical dans la théorie de la glycogenèse animale. Elles comportent le dernier essai d'explication physiopathologique du diabète sans recours au glycogène, substance encore inconnue. Le diabète est donc à ce moment-là pour Bernard une maladie caractérisée par l'exagération de la fonction glycogénique du foie ou, plus précisément une maladie nerveuse due à un excès d'action du nerf désassimilateur du foie. Bien que le foie soit l'organe affecté, la lésion qui produit l'exagération de son activité peut

36. « Sur les phénomènes glucogéniques du foie », 1855, p. 2.

37. *Leçons de physiologie expérimentale*, I, 1855, p. 163 ; cf. aussi pp. 152-154, 156 et 174.

siéger ailleurs, notamment dans le système nerveux qui transmet l'excitation ou dans le poumon (ne sait-on pas que les diabétiques meurent presque tous de phtisie ?) qui déclenche par son irritation le réflexe nerveux aboutissant dans les cellules hépatiques. La maladie en général, et le diabète en particulier, ne peut créer dans aucun organe de nouvelles facultés ; l'organisme malade change quantitativement et non qualitativement.

Même le lecteur non averti de ce premier tome des *Leçons* bernardiennes remarquera que dans quelques passages le ton change et que, à l'arrière-plan, certains événements indisposent l'auteur. S'il préfère taire le plus possible les contestations soulevées, s'il ne cite pas le nom de ses adversaires, il ne les oublie nullement. Et l'*Appendice* apporte une mise au point énergique, de même que la réédition des textes relatifs à l'importante controverse scientifique que nous allons maintenant examiner de plus près.

L'attaque de Louis Figuier

Il serait faux de croire que les idées de Bernard sur la glycogénie animale et sur la pathogénie du diabète furent acceptées d'emblée par les physiologistes et les médecins de son temps. Nombre de savants ne partageaient pas ses opinions, mais jusqu'en février 1855, nul n'avait ouvertement attaqué ses travaux. Le premier parmi les adversaires déclarés de Claude Bernard fut Guillaume Louis Figuier (1819-1894), docteur en médecine de Montpellier et docteur ès sciences de Toulouse, très connu comme chroniqueur et vulgarisateur scientifique, moins apprécié comme physiologiste et expérimentateur. Issu d'une famille de pharmaciens et de chimistes, il s'était passionné depuis son enfance pour la chimie physiologique. En 1855, il était professeur agrégé à l'École de pharmacie de Paris.

Figuier publia d'abord un mémoire où il soutint que, contrairement aux dires de Claude Bernard, le sucre animal provient entièrement du sucre alimentaire et qu'il n'est nullement créé par le foie, organe non formateur mais simple « réceptacle des matériaux utiles de la digestion ». Il fit remarquer que le sang des animaux de boucherie contient du sucre, que les muscles pourraient bien en contenir aussi, probablement sous une forme complexe, et que, par conséquent, en nourrissant des chiens avec de la viande, on leur administre des matières sucrées. Figuier souligna aussi la possibilité d'une insuffisance des réactifs chimiques ; par exemple, le « liquide bleu » peut ne pas toujours réagir avec le sucre, car la présence d'une autre substance, l'albuminose, peut entraver la réaction et masquer la présence du glucose. Bernard, écrivait Figuier, trouve le sucre dans la veine cave et les veines sus-hépatiques et ne le décèle pas dans la veine porte pour la seule raison que la composition chimique de ces sangs n'est pas la même quant aux substances azotées. Dans ses propres expériences, Figuier constata la présence de sucre dans le sang de tous les vaisseaux, et cela grâce à deux précautions : « ne pas attendre la coagulation spontanée du sang » et « opérer sur des liqueurs légèrement acides ». Dans un deuxième mémoire, il affirma que, en précipitant les matières albuminoïdes du sang avec de l'alcool acidifié, on peut démontrer la présence du sucre dans le sang de n'importe quelle partie du corps, même dans la veine porte d'un chien nourri exclusivement de viande. Lors d'une expérience sur un chien ainsi nourri, Figuier trouva plus de glucose dans la veine porte que dans le sang à la sortie du foie[38].

38. Voir les communications de Figuier dans les *Comptes rendus hebdomadaires de l'Académie des sciences*, 40, 1855, pp. 228-232 et 674-678, et dans la *Gazette hebdomadaire de médecine*, 1855, pp. 83, 122, 236, 290 et 301.

C'était là une attaque dirigée contre le pilier de la théorie bernardienne. En effet, en présentant à l'Académie des sciences les travaux de Lehmann, Bernard avait bien précisé :

> Tous les arguments relatifs à la question de savoir si le foie fabrique ou non du sucre, doivent être ramenés à cette expérience fondamentale qui a pour objet l'examen comparatif des sangs de la veine porte et des veines hépatiques ; et tant qu'il restera établi que le sang qui entre dans le foie ne renferme pas de sucre et que le sang qui en sort en contient des proportions considérables, il faudra bien admettre que la matière sucrée se produit dans le foie[39].

Et Figuier allait dire – nous l'avons vu – que d'après ses analyses on trouve, chez un chien qui a mangé de la viande de bœuf crue, plus de sucre dans la veine porte que dans la veine cave ! Bernard fut obligé de réagir et il le fit d'abord sous la forme d'une petite note à l'Académie des sciences, où il déclare simplement que les résultats de Figuier « sont entièrement inexacts[40] ». Très curieusement, au lieu de répéter les expériences de son adversaire dans les conditions indiquées par ce dernier, il se contenta de réaffirmer l'exactitude de ses propres expériences. Pourtant, Figuier n'avait jamais contesté les résultats bruts des expériences bernardiennes ; il avait seulement critiqué leurs conditions de réalisation (retard dans l'exécution des analyses chimiques, modes de ces analyses) et les conclusions qui en avaient été tirées.

Pour renforcer sa position, Bernard, qui ne pouvait communiquer une seconde fois à l'Académie les résultats de ses expériences, fit parvenir à la compagnie

39. « Remarques sur la sécrétion du sucre dans le foie », 1855, p. 590.

40. « Note sur la présence du sucre dans le sang de la veine porte et dans le sang des veines hépatiques », 1855, p. 716.

savante le compte rendu des expériences absolument analogues de son assistant Charles Leconte (né en 1819, préparateur de Magendie depuis 1847 au Collège de France, ensuite préparateur de Claude Bernard jusqu'en 1863) et d'Antoine Poggiale (1808-1879), professeur de chimie au Val-de-Grâce.

La dispute des physiologistes ne passa nullement inaperçue. En voici un témoignage de Paul de Rémusat :

> Le monde savant s'en occupe, les hommes compétents se passionnent, les académies discutent, le public même s'inquiète et prend parti, et la libre discussion, chassée de partout, semble s'être réfugiée dans la physiologie. De toutes ces querelles, d'ailleurs, un nom est sorti [...] celui de M. Claude Bernard, que les personnes étrangères au mouvement scientifique ont été quelque peu étonnées de voir élire membre de l'Académie des Sciences à la place de M. Roux et qui, après y être entré victorieux, en est réduit maintenant à combattre pour sa découverte et pour sa réputation[41].

L'Académie nomma une commission chargée de faire un rapport sur les communications de Figuier, Leconte et Poggiale. Homme honnête et intègre, Bernard, qui devait faire partie de cette commission, demanda à être remplacé par un membre non personnellement impliqué dans le litige. La commission fut donc composée de Dumas, Pelouze et Rayer. Le 18 juin 1855, elle rendit un verdict qui, à l'instar du jugement de Salomon, se voulait prudent et sage.

La commission de l'Académie « a pensé qu'elle devait, laissant de côté toute préoccupation théorique, réduire la question qui lui était soumise aux simples termes d'une vérification des faits ». En analysant les divergences entre les affirmations de Bernard et de Figuier, elle est arrivée à la conclusion que, dans le domaine des faits expérimentaux, il n'y a qu'une seule

41. RÉMUSAT, 1856, p. 102.

question cruciale, « à savoir si le sang de la veine porte contient ou non du sucre chez les animaux nourris de viande ». La commission a effectué quelques expériences qui

> lui ont semblé décisives. Elle n'a pas trouvé trace appréciable de sucre dans le sang de la veine porte d'un chien nourri à la viande crue. [Et] dans une expérience [...] elle s'est assurée que le sang de la veine porte ne renfermait pas trace de sucre, tandis que celui des veines sus-hépatiques en contenait des quantités parfaitement appréciables, ainsi que M. Claude Bernard l'avait annoncé.
>
> Ainsi – conclut le rapport –, tous les faits annoncés par notre confrère M. Claude Bernard, au sujet de la fonction qu'il attribue au foie, ont été vérifiés par nous, et nous ne pouvons qu'applaudir à la rare habileté du savant physiologiste qui les a mis le premier en évidence[42].

L'hommage rendu à Bernard, certes, est mérité. Toutefois, la commission de l'Académie a-t-elle vraiment été juste envers Figuier ? S'il est vrai que ce verdict ne contient aucune inexactitude scientifique, il ne nous en semble pas moins partial. N'aurait-il pas fallu dire que l'expérience avait été réalisée entièrement dans les conditions exigées par Bernard et non dans celles décrites dans les mémoires de Figuier ? Par ailleurs, la commission a examiné les échantillons de sang fournis par Figuier et où ce dernier « croyait reconnaître la présence du sucre à l'aide du réactif de Frommherz », elle n'en avait pas trouvé, mais « en employant, il est vrai, la fermentation », et non le procédé indiqué par Figuier.

En vertu d'une règle que Bernard lui-même ne cessa de prêcher dans ses publications, les résultats contradictoires de deux expériences mettent l'expérimentateur dans l'obligation d'examiner avec grand soin toutes les

---

42. *Comptes rendus hebdomadaires de l'Académie des sciences*, 40, 1855, pp. 1281-1284.

conditions expérimentales. Cela considéré, la commission n'aurait-elle pas dû d'abord répéter les expériences de Figuier exactement comme il les avait décrites ? D'ailleurs, Figuier révéla plus tard – et personne ne le contesta – que les membres de la commission assistèrent bien à l'une de ses expériences et qu'ils furent forcés d'admettre la présence, dans le sang de la veine porte d'un animal en train de digérer de la viande, d'un principe réduisant le réactif cupro-potassique. La commission prit ses précautions en formulant une excuse facile et gratuite, à savoir

> qu'on ne doit pas accorder une confiance trop complète à des réactions semblables à celles qu'on obtient avec la dissolution du tartrate de cuivre dans la potasse. Tous ces phénomènes de coloration, de réduction, produits par des matières organiques, sont trompeurs et incertains[43].

Selon Dumas et Pelouze, la seule preuve absolument sûre de la présence du sucre dans un mélange est la fermentation alcoolique.

Par ce verdict, Figuier fut en quelque sorte invité à faire des expériences en employant le seul procédé analytique sanctionné par l'Académie : la fermentation. Il ne fit pas la sourde oreille et, en août 1855, il présenta à l'Académie son troisième mémoire où il explique les conditions qui, dans le sang de la veine porte, empêchent la fermentation et de ce fait masquent la présence du sucre. Après l'ébullition avec quelques gouttes d'acide sulfurique ou nitrique, l'analyse par la fermentation des divers échantillons du sang corrobora les premières expériences de Figuier et non celles de Bernard[44]. Ce dernier répondit alors en reprenant tous les arguments avancés par son adversaire pour « en relever les inexactitudes », affirmer que « jamais l'auteur [Figuier] ni personne n'a constaté la présence du sucre

---

43. *Ibid.*, 40, 1855, p. 1284.
44. *Ibid.*, 41, 1855, pp. 352-355.

dans la viande » et surtout que la preuve expérimentale de la présence du sucre dans le sang de la veine porte est fausse :

> J'ai fait cette expérience, ainsi que l'indique l'auteur, et après l'avoir répétée plusieurs fois avec soin, je dois déclarer que les faits avancés sont complètement inexacts. Le sang de la veine porte recueilli dans des conditions convenables ne fermente pas, même quand on l'a fait bouillir avec un acide, comme le dit l'auteur[45].

Réponse surprenante car nous savons aujourd'hui que, dans les conditions indiquées par Figuier, le sang contient du sucre et qu'il est possible de le démontrer par la fermentation. Les auteurs postérieurs essayèrent d'expliquer les résultats négatifs de Bernard par l'imperfection de sa méthode. Les cahiers de laboratoire montrent qu'en effet, Bernard n'avait pas suivi exactement le protocole expérimental de Figuier mais avait agi selon ses propres procédés. À cet égard, la critique de William Pavy, qui travailla aux côtés de Bernard, nous paraît particulièrement intéressante. La méthode bernardienne permet de déceler seulement les concentrations de glucose supérieures à 0,8-1 g/litre, ce qui est précisément la valeur autour de laquelle oscille le taux de glycémie chez un chien soumis à l'abstinence ou nourri de viande. Ainsi, dans les expériences de Bernard, la différence quantitative entre la teneur du sucre dans le sang avant l'entrée dans le foie et celle dans le sang après sa sortie de cet organe se traduit par une différence qualitative : ce n'est pas la présence du sucre mais sa quantité qui rend la réaction chimique positive ou négative.

Dans la réalisation de sa découverte de la fonction glycogénique du foie, Bernard, ou plutôt la science physiologique, a profité d'une double chance. D'une part, la sensibilité du réactif bernardien était juste celle

---

45. « Sur le mécanisme de la formation du sucre dans le foie », 1855, p. 463.

qui permettait de transformer une différence quantitative en différence qualitative et, d'autre part, sa méthode de cathétérisation de la veine cave pour prélever le sang des veines hépatiques ainsi que son habitude de tuer l'animal d'expérience par la section du bulbe provoquaient une glycogénolyse immédiate et forte[46]. Si les savants de l'époque avaient d'emblée connu les valeurs réelles des glycémies à l'entrée et au sortir du foie, ils auraient eu du mal à admettre que d'aussi petites différences puissent justifier une hypothèse aussi novatrice.

Bernard reconnaîtra en partie ses torts[47] et, vers la fin de sa vie, les attribuera aux vicissitudes de la recherche dans un domaine encore inexploré :

> J'avais d'abord annoncé qu'il n'y avait pas sensiblement de sucre dans le sang de la veine porte, parce que j'attendais un certain temps avant d'en faire l'analyse. Plus tard, ayant découvert que le sucre se détruit très rapidement dans le sang après son extraction des vaisseaux, je rectifiai ces premières analyses, en trouvant qu'il y a toujours une certaine proportion de sucre qui passe du système artériel dans le sang de la veine porte comme dans toutes les autres veines ; mais ces rectifications [...] ne détruisent pas les premières recherches et les conclusions qui en découlent à savoir qu'il y a plus de sucre dans le sang qui sort du foie que dans celui qui entre dans cet organe. Toutes ces rectifications et ces corrections ne sont donc que l'expression même d'une science qui avance[48].

---

46. Voir C. F. Cori, G. T. Cori et H. L. Goltz, « Comparative study og the blood sugar concentration in the liver vein, the leg artery and the leg vein during insulin action », *Journal of Pharmacology and Experimental Therapeutics*, 22, 1924, pp. 355-373.

47. Il devait admettre notamment l'exactitude des mesures de Jean-Baptiste Augustin Chauveau, démontrant dès 1856 la présence du sucre dans le sang de tous les vaisseaux. Voir Olmsted et Harris Olmsted, 1952, pp. 100-101.

48. *Leçons sur le diabète*, 1877, p. 346.

Toujours est-il qu'après le troisième mémoire de Figuier, Bernard se trouva dans une situation délicate. L'expérience clé de son adversaire était exacte, non la sienne. Lehmann défendit son ami parisien et soumit le troisième mémoire de Figuier à une âpre critique[49], mais la réplique fut immédiate et fort bien conçue. La théorie de la glycogenèse hépatique, déclara Figuier, sera au moins modifiée : « on ne pourra plus dire que le foie *fabrique* le sucre, mais seulement qu'il le *transforme*[50] ».

Rémusat fit remarquer à quel point Bernard avait été imprudent en plaçant inutilement le critère de la théorie glycogénique dans la seule absence de sucre dans la veine porte. Maladresse regrettable, car la théorie bernardienne est correcte dans sa partie essentielle et il suffit pour la démontrer de se fonder sur une petite différence dans le taux de glycémie avant et après le passage du sang à travers le foie.

Le vétérinaire Gabriel Constant Colin (1825-1896), alors chef des travaux anatomiques à Alfort, ayant découvert la présence de sucre dans les chylifères des chiens nourris exclusivement de viande, revenait à l'ancienne théorie sur la formation du sucre dans les intestins aux dépens des matières azotées. Pierre Honoré Bérard (1797-1858), professeur de physiologie à la Faculté de médecine à Paris, prétendait que le sucre se forme dans les reins. Les glucides créés dans les intestins, dans les reins ou dans un autre organe pourraient parvenir au foie non seulement par la veine porte mais encore plus aisément par le système artériel de la grande circulation. Cela expliquerait presque toutes les expériences bernardiennes !

Citons encore une fois Rémusat :

---

49. *Gazette hebdomadaire de médecine,* 1855, p. 763.
50. *Ibid.,* p. 779.

> M. Figuier n'a pas mis peut-être dans ses travaux toute la réserve nécessaire en présence de tant et de si habiles adversaires. Il aurait peut-être dû se souvenir que, M. Magendie mort, M. Bernard est le premier des physiologistes vivants, et qu'il mérite d'être toujours très sérieusement discuté. Même quand il a tort, et nous ne croyons pas que ce soit ici le cas, on peut dire que par son habileté, sa sagacité, sa merveilleuse faculté d'expérimentation et d'induction, il mérite presque toujours d'avoir raison[51].

L'EXPÉRIENCE DU « FOIE LAVÉ »

Se méfiant du raisonnement spéculatif et touché à tout jamais par le scepticisme rationnel de Magendie, Claude Bernard ne donnait sa pleine foi qu'au *fait*, c'est-à-dire à la seule expérience, soit externe, soit sensorielle, soit interne, intuitive. Dans le cas de la glycogénie hépatique, Bernard avait le sentiment d'« être dans le vrai ». Pleinement justifiée par le développement ultérieur de la physiologie, cette intuition profonde de la vérité soutenait, telle une arme redoutable, les recherches de Bernard et animait ses discussions. Mais elle lui cachait en même temps la fragilité des preuves matérielles dont il disposait avant septembre 1855. L'illustre diabétologue et admirateur des travaux bernardiens, Raphaël Lépine (1840-1919), reconnaîtra, au début de notre siècle, que

> pour tout esprit impartial, il n'y avait encore vers le milieu de l'année 1855, c'est-à-dire sept ans après les premières expériences de Claude Bernard, aucune *preuve* décisive permettant d'affirmer la formation du sucre dans le foie, soit aux dépens de la fibrine, comme le croyait Lehmann, soit aux dépens des matières grasses[52].

51. RÉMUSAT, 1856, p. 128.
52. LÉPINE, 1909, p. 15.

La glycogénie hépatique n'était pas encore un fait scientifiquement établi; ce n'était qu'une théorie ou même, pour beaucoup de physiologistes, qu'une simple hypothèse.

En septembre 1855, Bernard eut la surprise de découvrir que, sans doute possible, le foie fabrique du sucre après la mort de l'animal. Cette découverte sensationnelle changea d'un coup la direction de la polémique sur la glycogénie hépatique et ouvrit des horizons nouveaux. Le moment de cette découverte ne pouvait être mieux choisi : Bernard cogitait tout juste sa riposte aux trois mémoires de Figuier. Vu les circonstances particulières de la découverte bernardienne, plusieurs historiens soulignèrent le rôle du hasard; la chance, dirent-ils, favorisait Claude Bernard dans ses travaux. Nous l'avons fait remarquer aussi en plusieurs occasions, mais toujours avec des réserves qui confirment le dicton de Pasteur selon lequel la chance favorise seulement l'esprit déjà préparé[53].

Revenons aux faits historiques. Voici comment les expose Bernard lui-même :

> Après avoir trouvé [...] qu'il existe dans le foie des animaux du sucre à l'état normal et dans toute espèce d'alimentation, je voulus connaître la proportion de cette substance et ses variations dans certains états physiologiques et pathologiques. Je commençai donc des dosages de sucre dans le foie d'animaux placés dans diverses circonstances physiologiquement déterminées. Je répétais toujours deux dosages de la matière sucrée, et d'une manière simultanée, avec le même tissu hépatique. Mais un jour il m'arriva, étant pressé par le temps, de ne pas pouvoir faire mes deux analyses au même moment, je fis rapidement un dosage immédiatement après la mort de l'animal, et je renvoyai l'autre analyse au lendemain. Mais je trouvai cette fois des quantités de sucre beaucoup plus grandes que celles que j'avais obtenues la veille pour

53. Voir Grmek, 1976c.

le même tissu hépatique, et je remarquai d'un autre côté que la proportion de sucre que j'avais trouvée la veille dans le foie, examiné immédiatement après la mort de l'animal, était beaucoup plus faible que celle que j'avais rencontrée dans les expériences que j'avais fait connaître comme donnant la proportion normale du sucre hépatique. Je ne savais pas à quoi rapporter cette singulière variation obtenue avec le même foie et le même procédé d'analyse. Que fallait-il faire ? [...]

Je voulus savoir en effet quelle était la raison qui m'avait fait trouver deux nombres si différents dans le dosage du foie de mon lapin. Après m'être assuré qu'il n'y avait pas d'erreur tenant au procédé de dosage; après avoir constaté que les diverses parties du foie sont sensiblement toutes également riches en sucre, il ne me resta plus à examiner que l'influence du temps qui s'était écoulé depuis la mort de l'animal jusqu'au moment de mon deuxième dosage. Jusqu'alors, sans y attacher aucune importance, j'avais fait mes expériences quelques heures après la mort de l'animal, et, pour la première fois, je m'étais trouvé dans le cas de faire immédiatement un dosage quelques minutes après la mort et de renvoyer l'autre au lendemain, c'est-à-dire vingt-quatre heures après. En physiologie les questions de temps ont toujours une grande importance, parce que la matière organique éprouve des modifications nombreuses et incessantes. Il pouvait donc s'être produit quelque modification chimique dans le tissu hépatique. Pour m'en assurer, je fis une série de nouvelles expériences qui dissipèrent toutes les obscurités en me montrant que le tissu du foie va constamment en s'enrichissant en sucre pendant un certain temps après la mort, de sorte qu'on peut avoir des quantités de sucre très variables, suivant le moment dans lequel on fait son examen. Je fus donc amené à rectifier mes anciens dosages et à découvrir ce fait nouveau, à savoir que des quantités considérables de sucre se produisent dans le foie des animaux après la mort. Je montrai, par exemple, qu'en faisant passer dans un foie encore chaud et aussitôt après la mort de l'animal un courant d'eau froide injecté avec force par des vaisseaux hépatiques, on débarrasse complètement le tissu hépatique du sucre qu'il contient; mais le lendemain ou quelques heures après, quand on place le foie lavé à une douce

> température, on trouve son tissu de nouveau chargé d'une grande quantité de sucre qui s'est produit depuis le lavage.
>
> Quand je fus en possession de cette première découverte que le sucre se forme chez les animaux après la mort comme pendant la vie, je voulus pousser plus loin l'examen de ce singulier phénomène et c'est alors que je fus amené à trouver que le sucre se produit dans le foie à l'aide d'une matière diastasique réagissant sur une substance amylacée que j'ai isolée et que j'ai appelée *matière glycogène*. De sorte que j'ai pu démontrer de la manière la plus nette que chez les animaux le sucre se forme par un mécanisme en tout point semblable à celui qui se rencontre dans les végétaux[54].

La célèbre expérience du « foie lavé » et la découverte de la « matière glycogène » firent une grande impression sur les académiciens réunis à la séance du 24 septembre 1855. Dans sa communication, Bernard déclara que

> au lieu de chercher dans le sang la substance qui précède le sucre et qui lui donne immédiatement naissance, il faut la chercher dans le tissu hépatique lui-même[55].

Voici l'expérience qui, comme le dit Bernard, « mettra ce fait en lumière » :

> Je choisis un chien adulte et je le sacrifiai par la section du bulbe rachidien, sept heures après un repas copieux de tripes. Aussitôt l'abdomen fut ouvert, le foie fut enlevé en évitant de blesser son tissu, et cet organe, encore tout chaud et avant que le sang eût eu le temps de se coaguler dans ses vaisseaux, fut soumis à un lavage à l'eau froide par la veine porte. Pour cela, je pris un tube de gutta-percha, long de 1 m environ et portant à ses deux extrémités des ajoustages en cuivre. Le tube étant préalablement rempli d'eau, une de ses extrémités fut solidement fixée sur le tronc de la veine porte à son entrée dans le foie et l'autre fut ajustée au robinet de la fontaine du laboratoire du Collège de France. En ouvrant le robinet,

54. *Introduction*, 1865, pp. 291-294.

55. « Sur le mécanisme de la formation du sucre dans le foie », 1855, p. 461.

> l'eau traversa le foie avec une grande rapidité. [...] Déjà au bout d'un quart d'heure, le tissu du foie était à peu près exsangue, et l'eau qui sortait par les veines hépatiques était entièrement incolore. Je laissai ce foie soumis à ce lavage continu pendant quarante minutes sans interruption. J'avais constaté au début de l'expérience que l'eau colorée en rouge qui jaillissait par les veines hépatiques était sucrée et précipitait abondamment par la chaleur, et j'ai constaté à la fin de l'expérience que l'eau parfaitement incolore qui sortait par les veines hépatiques ne renfermait plus aucune trace de matière albumineuse ni de sucre. [...] J'abandonnai alors dans un vase ce foie à la température ambiante, et en revenant vingt-quatre heures après, je constatai que cet organe bien lavé de son sang, que j'avais laissé la veille complètement privé de sucre, s'en trouvait alors pourvu très abondamment[56].

Cette expérience prouve aux yeux de Bernard qu'un foie frais contient deux substances : le sucre, très soluble dans l'eau, et une matière peu soluble dans l'eau, fixée au tissu hépatique, résistant au lavage et capable de se changer en sucre par un processus chimique indépendant de la vie. Cette formation du sucre dans le foie lavé pouvant être entravée par la cuisson, Bernard était convaincu que ce processus se trouve sous l'emprise d'un ferment altérable par la chaleur. Bernard annonçait donc deux découvertes : celle d'une matière intermédiaire formée dans le foie aux dépens des éléments du sang et celle d'un ferment spécifique destiné à transformer cette matière en sucre.

L'expérience du « foie lavé » força Bernard à une refonte importante de ses explications de l'origine du sucre dans l'organisme animal :

> Je fus longtemps – écrira-t-il plus tard, vers 1875, dans un de ses carnets – détourné de la vraie voie de recherche parce que les idées régnantes éloignaient la pensée que le sucre doit se produire dans les animaux comme dans les

56. *Ibid.*, p. 465.

> végétaux. Je voulais absolument trouver la formation du sucre dans le dédoublement[57] d'une matière azotée. [...] Insister sur cette expérience, lavage du foie, parce que c'est l'*expérience mère de toute la glycogénie* ; elle montre qu'on était dans des idées fausses relativement à la formation du sucre (citer Lehmann et Frerichs) et la découverte du glycogène y était déjà renfermée. [...] J'arrivai donc à cette conclusion que le sucre ne se forme pas d'emblée dans le foie mais par la transformation d'une matière insoluble qui lui préexiste[58].

L'ISOLEMENT DU GLYCOGÈNE

S'il est parfaitement correct de dater de 1855 la *découverte de l'existence* du glycogène[59], ou plus exactement la *conceptualisation* d'une telle matière intermédiaire, il n'est pas pour autant permis de dire que le glycogène fut *isolé* cette même année. Bernard confia à l'un de ses cahiers :

> Ce n'est que plus tard[60] et après beaucoup d'essais que j'isolai cette matière insoluble glycogène. J'avais signalé à diverses reprises sa présence afin de provoquer des recherches dans cette voie. Aussi des recherches analogues furent-elles faites à peu près dans le même temps en Allemagne[61].

---

57. Pour Bernard, ce terme désigne la décomposition chimique des substances organiques complexes en deux ou plusieurs substances plus simples.

58. *Ms. 1d*, p. 3.

59. Dans sa première mention de cette substance, en septembre 1855, Bernard se servit d'une appellation vague et descriptive (« matière hépatique qui est susceptible de se changer en sucre ») mais peu après, encore au cours de l'année 1855, il utilisa le terme « matière glycogène » ou simplement « glycogène » (voir notamment le *Ms. 8c*).

60. Bernard écrivit d'abord « un an plus tard », barra ces mots pour les remplacer par « un peu plus tard », puis enfin ratura les mots « un peu ».

61. *Ms. 1d*, pp. 3-5.

En effet, les premières tentatives pour isoler le glycogène ont échoué. Bernard aurait voulu pouvoir en faire la démonstration devant les auditeurs de son cours au Collège de France, mais il sera obligé de conclure sa dernière leçon du semestre d'été de l'année 1856 par la déclaration qu'il « espère être sur la voie de pouvoir bientôt isoler cette matière glycogène spéciale[62] ». Il lui faudra pourtant attendre jusqu'en février 1857 pour obtenir, après d'innombrables tentatives infructueuses, du glycogène hépatique à un état relativement pur[63].

Bernard sera même devancé dans la réalisation de son propre projet. Son allusion aux « recherches analogues » conduites « à peu près dans le même temps en Allemagne » se rapporte aux travaux de Victor Hensen (1835-1924). Ce jeune physiologiste a, en effet, isolé le glycogène avant Bernard[64]. Un troisième savant, Moritz Schiff (1823-1896), déclarait avoir aussi isolé le glycogène. Quoi qu'il en soit, Bernard n'a pas été influencé par ces recherches parallèles et a mis au point un procédé d'extraction du glycogène bien différent du procédé allemand[65]. La priorité de Hensen est aujourd'hui bien établie, mais il faut néanmoins remarquer que son succès s'inscrit dans la continuation directe des recherches bernardiennes. Hensen avait alors à peine vingt et un ans ; il travaillait comme étudiant de

---

62. *Leçons sur les effets des substances toxiques et médicamenteuses*, 1857, p. 460.

63. « Nouvelles recherches expérimentales sur les phénomènes glycogéniques du foie », 1857. Les notes inédites sur ce succès se trouvent dans les *Ms. 10b*, p. 2-40 et *Ms. 25b*, ff. 180-184. Pour l'histoire de la découverte et de l'isolement du glycogène, voir PFLÜGER, 1905 ; LÉPINE, 1909 ; LIEBEN, 1935 ; OLMSTED et HARRIS OLMSTED, 1952 ; MAURIAC, 1955 ; YOUNG, 1957 ; SCHUTH, 1962 ; DAGOGNET, 1965 ; LARNER, 1967, et LIPPI et coll., 1994.

64. Voir HARMSEN, 1932 et 1934 ; WOLFF, 1960 ; POREP, 1971.

65. Sur l'originalité du procédé de Bernard, voir LIEBEN, 1935, p. 475.

médecine dans le laboratoire du professeur Johann Joseph Scherer (1814-1869) à Wurzbourg. Ce dernier a communiqué à Hensen le compte rendu de la découverte de Bernard (communication à l'Académie des sciences du 24 septembre 1855) en l'incitant à s'exercer en répétant les expériences du physiologiste français. Hensen a continué ce travail après son passage à Berlin et c'est là, dans le laboratoire de Rudolf Virchow (1821-1902), qu'il a, en décembre 1856, extrait du tissu hépatique une matière correspondant à la description bernardienne du glycogène[66]. Le produit obtenu par le procédé de Hensen était en fait, comme l'a montré Eduard Pflüger (1829-1910), beaucoup moins pur que la substance isolée par le procédé de Bernard[67].

On comprend aisément pourquoi Bernard évitait de parler de cette phase de la chasse au glycogène. Il renonça même à conserver les notes manuscrites qui s'y rapportent[68]. Après coup, certains faux raisonnements sous-jacents à ses premières tentatives d'isolement du glycogène l'exaspéraient. Il aurait dit à Marcelin Berthelot que les chimistes lui ont fait perdre trois ans avec leurs formules[69]. Lors de la communication de sa réussite à l'Académie des sciences, au cours de la séance du 23 mars 1857, Bernard décrit ainsi, ou plutôt évite de décrire, les écueils rencontrés en cours de route :

> Toute la difficulté consistait donc à séparer la matière en question du tissu du foie et à l'isoler du ferment qui l'accompagne. Je ne rapporterai pas tous les tâtonnements par lesquels j'ai successivement passé pour parvenir à ce résultat, parce que la connaissance de ses hésitations devient inutile et même désagréable à l'esprit dès que la question a été éclairée et simplifiée. Je dirai

66. HENSEN, 1857.

67. PFLÜGER, 1903, pp. 17-18, et 1905, p. 14; voir aussi YOUNG, 1957, p. 1432.

68. Voir seulement quelques traces dans le *Ms. 8c.*

69. Voir MAURIAC, 1930.

> seulement qu'en voyant la cuisson arrêter la formation d'une nouvelle quantité de sucre dans le foie lavé, j'étais demeuré pendant très longtemps dans cette croyance fausse que la matière glycogène devait être une substance albuminoïde, altérable par la chaleur, tandis que ce n'était en réalité que le ferment seul qui se trouvait détruit par la coction[70].

En mars 1857, Bernard parvint à déterminer les principales caractéristiques du glycogène: coloration par l'iode, activité optique et autres propriétés physiques, conditions dans lesquelles il se transforme en sucre, etc. La nature chimique du glycogène se révéla analogue à celle de l'amidon[71].

Des perspectives nouvelles s'ouvrent

L'histoire de la deuxième partie des recherches de Claude Bernard diffère largement de celle que nous venons de parcourir, car aux grandes découvertes vont succéder maintenant des généralisations conceptuelles.

Dans la fonction glycogénique du foie, Bernard distingue dorénavant deux ordres de phénomènes: la création (nous dirions aujourd'hui: la synthèse) du glycogène dans le foie et la transformation de cette matière en sucre. Selon Bernard, le premier phénomène est « un acte vital dont l'origine essentielle est encore inconnue », tandis que le second phénomène est « purement chimique » et par conséquent peut se produire aussi après la mort de l'individu[72]. C'est ainsi que s'établit dans la pensée bernardienne une distinction fondamentale entre les phénomènes dits « plastiques ou de

70. « Sur le mécanisme physiologique de la formation du sucre dans le foie (suite) », 1857.

71. *Ibid.*, 1857. Voir les *Mss. 10b, 10c, 12c* et *25b.*

72. Voir *Leçons sur le diabète et la glycogenèse animale,* 1877, pp. 307-308.

création organique» et les phénomènes dits «d'usure ou de destruction vitale», distinction qui est à la base de ses leçons sur la biologie générale.

La découverte du maintien de la stabilité du taux de glycémie par la sécrétion hépatique contribuera à l'élaboration des idées sur la constance du «milieu intérieur».

L'expérience du «foie lavé» peut être considérée comme la première perfusion artificielle d'un organe détaché du corps. Les notes de Bernard révèlent qu'il pressentait la portée de ce procédé et qu'il voulait l'appliquer à tous les organes sécréteurs. Il se proposait notamment d'étudier la survie artificielle des organes par la perfusion continue du sang.

Des recherches ingénieuses, véritable culmination de l'œuvre bernardienne dans le domaine du métabolisme des glucides, s'inscrivent alors dans le chapitre de la glycogenèse extra-hépatique: la découverte de la présence du glycogène dans le placenta des mammifères et dans la membrane vitelline des oiseaux[73], la glycogenèse chez les animaux dépourvus de foie[74], les aspects ontogénique et phylogénique de la fonction créatrice du sucre[75], le métabolisme des glucides dans le muscle (par exemple la fermentation lactique du glycogène musculaire)[76], la

73. Bernard a découvert la fonction glycogénique du placenta en janvier 1859. Voir «Sur une nouvelle fonction du placenta», 1859. Coup d'œil rétrospectif sur ces recherches dans *Ms. 1d*, pp. 6-7. Cf. aussi FOSTER, 1899, pp. 92-95.

74. «De la matière glycogène chez les animaux dépourvus de foie», 1859.

75. Par exemple l'étude sur «l'évolution du glycogène dans l'œuf des oiseaux» (expériences faites en 1860, mais présentées à l'Académie des sciences seulement en 1872).

76. *Leçons sur le diabète*, 1877, pp. 427-430. Pour l'importance et l'originalité des contributions de Bernard au métabolisme du travail musculaire, voir LIEBEN, pp. 191-201, et 518, et NEEDHAM, 1971, pp. 41-42 et 368-370.

destruction du sucre dans les tissus et la création de la chaleur animale, le rôle des ferments glycogéniques et, surtout, la réduction de la glycogenèse à des phénomènes d'ordre cellulaire. Bernard arriva à la conclusion que la création du sucre est une fonction spéciale de certaines cellules d'origine épithéliale.

À partir de la fin de l'année 1859 jusqu'en 1873, Bernard est, comme il le note dans un cahier, « distrait de ces sujets[77] ». Cependant, la discussion sur la glycogenèse hépatique se poursuivait. La clé de voûte de la théorie bernardienne, l'expérience du « foie lavé », n'échappait pas à la critique. Certes, elle montrait que le foie est capable de faire du glucose *post mortem*, mais elle ne prouvait pas définitivement que le sucre se forme dans le foie pendant la vie. On pouvait parfaitement imaginer que le sucre provienne d'une décomposition cadavérique du foie et que sa sécrétion ne soit point une fonction vitale. Louis Figuier, l'adversaire non réduit au silence, se moquait de Bernard en disant que son expérience « décisive » démontrait seulement une « fonction physiologique posthume ».

Guère atteint par les railleries de Figuier, Bernard était autrement sensible aux remarques critiques formulées par son ancien élève William Pavy et par l'illustre physiologiste Moritz Schiff[78]. Pavy niait la glycogenèse hépatique pendant la vie, car il ne détecta pas de sucre dans le foie jeté dans l'eau bouillante immédiatement après la mort de l'animal. Quant à Schiff, il élabora une théorie particulière, très ingénieuse mais fausse, selon laquelle la glycogenèse hépatique ne serait qu'un

77. Voir *Ms. 1d*, pp. 9-10. Pour la reprise des investigations et des réflexions sur la glycogenèse, voir *Ms. 1d*, pp. 1-61, et *Ms. 4*.

78. Cf. LÉPINE, p. 22 ; YOUNG, p. 1432. Bernard en parle dans ses *Leçons sur le diabète et la glycogenèse animale*, 1877, pp. 184-185 et 287-288. Dans les papiers de Bernard se trouve l'ébauche d'une réponse assez amère à la critique de Pavy (*Ms. 25b*, ff. 125-129).

phénomène pathologique dû à l'apparition du ferment diastasique dans le sang en stagnation. Pour infirmer ces critiques, Bernard dut inventer des procédés expérimentaux très raffinés qui allaient lui permettre d'obtenir, à l'aide d'une sonde élastique introduite par la veine crurale, le prélèvement direct, *in vivo*, du sang de la veine cave inférieure à différents niveaux. Les différences dans la teneur en glucose des divers sangs prélevés de cette manière confirmèrent indéniablement la formation du sucre dans le foie pendant la vie de l'animal. Bernard démontra que la glycémie ne diffère pas chez les animaux carnivores et herbivores, qu'elle est indépendante de l'alimentation, que le sang artériel renferme des proportions de sucre sensiblement identiques sur l'ensemble de son parcours et que, dans le système veineux, le taux du sucre est variable, restant toujours inférieur à celui du sang artériel[79].

Bernard ne cessa de remanier ses idées sur la pathogénie du diabète et, vers la fin de sa vie, il les exposa d'une façon magistrale dans son dernier cours au Collège de France[80]. Avec une rare prescience, il reconnut l'insuffisance des théories formulées jusqu'alors :

> Nous n'avons pas encore trouvé l'élément ou les conditions organiques dans lesquels réside la cause du diabète et sur lesquels il faudrait porter le remède[81].

Selon les dernières idées de Bernard, l'exagération fonctionnelle du foie chez les diabétiques n'est qu'un phénomène secondaire. La lésion primitive doit être cherchée ailleurs. Pour trouver le mécanisme pathogénique véritable de cette maladie, il ne faut pas, affirmait-il, s'arrêter aux organes ; l'étude des lésions doit

---

79. « Critique expérimentale de la glycémie », 1876. Voir aussi *Ms. 25b*.

80. *Leçons sur le diabète et la glycogenèse animale*, 1877.

81. *Ibid.*, p. 85.

descendre jusqu'aux éléments de ces organes. « L'élément organique atteint est encore indéterminé[82]. »

L'idée était juste. Josef von Mering (1849-1908) et Oskar Minkowski (1858-1931) ont constaté en 1889 l'apparition du diabète chez un chien après l'ablation du pancréas. Leur expérience était d'ailleurs la copie fidèle d'une expérience faite auparavant par Claude Bernard lui-même. Chez les physiologistes allemands, l'« obstacle épistémologique » fut contourné par le fait que leur garçon de laboratoire s'est aperçu de la polyurie diabétique du chien opéré. L'« élément organique » pressenti par Bernard, à savoir les cellules de Langerhans du pancréas, ne sera reconnu définitivement que tout au début de notre siècle.

Glycogenèse ou glyconéogenèse ?

Une remarque de Figuier, exprimée à l'occasion de sa polémique avec Lehmann et citée plus haut dans ce chapitre, chagrina particulièrement Bernard au cours des dernières années de sa vie : le foie ne fabriquerait pas de sucre mais se bornerait à le transformer. Déjà du vivant de Bernard, des observations s'accumulaient selon lesquelles le glycogène (et, par son intermédiaire, également le glucose animal) proviendrait des glucides synthétisés par les végétaux. Dans des conditions normales de vie, le foie serait plus un organe de stockage du sucre qu'un véritable créateur de cette substance. Mais accepter cela, n'était-ce pas retourner en arrière et admettre sous une nouvelle forme l'ancienne théorie de Dumas et de Liebig ? N'était-ce pas surtout abandonner la conception, si chère à Bernard, de l'unité fondamentale des deux règnes de la nature vivante ?

En 1877, Claude Bernard ne pouvait faire mieux que de déclarer : l'origine alimentaire du glycogène est

82. *Ibid.*, p. 62.

un « sujet obscur ». Tenant à conserver les positions acquises pendant la période héroïque de ses grandes découvertes, il affirma que le sucre des aliments incite, stimule la glycogenèse hépatique mais n'en fournit pas directement la matière :

> On voit que le phénomène n'est pas aussi simple qu'il le paraissait. Le fait qui est indubitable et que j'ai le premier signalé, c'est que l'injection du sucre de canne augmente considérablement le contenu glycogénique du foie ; mais comment le sucre agit-il dans ce cas, comme excitant nutritif ou comme principe directement transformable en glycogène ? Je penche, je dois le dire, pour la première opinion jusqu'à plus ample informé[83].

Pendant une centaine d'années, depuis la mort de Bernard jusqu'aux années 80 de notre siècle, l'opinion a prévalu que, sur ce point précis, le grand physiologiste s'était trompé. On enseigne encore aujourd'hui dans la plupart des manuels que la glycogenèse hépatique est essentiellement une mise en réserve des glucides alimentaires (qui se trouvent, nous le savons maintenant, aussi dans la nourriture des carnivores). Il s'agirait d'une fonction du foie permettant la régulation fine de la glycémie : c'est grâce à la glycogenèse hépatique que les glucides, introduits dans l'organisme de manière intermittente, sont déversés dans le sang et fournis aux tissus de façon ininterrompue, constante. Il est vrai, dit-on, que tout le sucre sécrété par le foie ne provient pas exclusivement des glucides alimentaires et que d'autres substances organiques peuvent subir une série de transformations chimiques aboutissant à la formation de glucose. Ce processus, appelé *glyconéogénie*, correspondrait exactement à la notion bernardienne de la glycogénie, tandis que la *glycogénie* au sens actuel serait une sorte de polymérisation des monosaccharides

83. *Ibid.*, p. 321-322. Voir YOUNG, 1957, p. 1433.

d'origine alimentaire et leur libération selon les besoins énergétiques du moment.

Or, dans les années 70, les expériences avec le foie en perfusion[84] et avec le tissu hépatique en culture[85] ont montré que les hépatocytes ne produisent que très peu de glycogène en présence du glucose comme seul substrat nutritif. Le rendement devient meilleur si l'on ajoute au glucose des lactates, de la glycérine et d'autres précurseurs de la glyconéogenèse. On donna à ce phénomène le nom de « paradoxe du glucose » et on chercha à l'élucider par des expériences sur des animaux entiers et sur des êtres humains auxquels on administrait des produits marqués par l'isotope de carbone. Une équipe dirigée par Joseph Jacob Katz et J. D. McGarry a démontré récemment qu'une petite partie seulement du sucre alimentaire est transformée initialement dans le foie et que, sans aucun doute, la glyconéogenèse (c'est-à-dire la glycogenèse au sens bernardien) est beaucoup plus importante que la glycogenèse (au sens actuel de ce terme), au moins pendant les premières heures après le repas[86]. Ainsi, dans l'essentiel, Claude Bernard avait vu juste.

84. Hems et coll., 1972.
85. Seglen et coll., 1974.
86. Katz et McGarry, 1984, et McGarry et coll., 1987.

CHAPITRE IX

La fleur au bois dormant

> Les plantes possèdent comme les animaux, au degré ou à la forme près, la sensibilité, cet attribut essentiel de la vie.
>
> Claude BERNARD [1]

Claude Bernard aimait les plantes. La couleur de la pervenche, les lignes nobles de la vigne, la flore de la vallée du Rhône et de la Saône lui inspirèrent plusieurs réflexions poétiques que l'on retrouve dans ses lettres et dans ses notes. Jusqu'à un âge avancé, cet intérêt pour le règne végétal demeura essentiellement esthétique, sa curiosité s'étant portée sur la physiologie animale. Cependant, au fur et à mesure que s'élargit l'horizon de ses recherches et de son enseignement, Bernard s'attache de plus en plus aux problèmes de physiologie générale. Nommé en 1868 professeur de Physiologie générale au Muséum d'Histoire naturelle, il consacre son cours aux phénomènes communs aux animaux et aux végétaux.

Déjà lors de ses investigations sur la formation du sucre chez les êtres vivants, Bernard s'était aventuré dans le domaine de la physiologie et de la biochimie

1. BERNARD, « La sensibilité dans le règne animal et dans le règne végétal », 1877, p. 52.

végétales. Par la suite, et surtout pendant les dernières années de sa vie, il entreprit des expériences systématiques sur le développement, les propriétés de la chlorophylle, la greffe, la production de gaz carbonique, l'ascension des liquides, la fermentation et la sensibilité chez les plantes. Les séjours prolongés qu'il fit à Saint-Julien lui offrirent un contact avec le règne végétal dans ses conditions naturelles.

Premières communications sur l'éthérisation des plantes

Au début de juillet 1876, Bernard écrit à Mme Raffalovich qu'il prépare une communication pour la Société de Biologie dont le sujet pourrait plaire aux deux enfants de celle-ci :

> Dans mes recherches sur la sensibilité des plantes, j'ai vu qu'on peut arrêter la végétation et la floraison par les anesthésiques. Si l'on prend une plante, comme une renoncule, par exemple, qui a la faculté de continuer à pousser et à fleurir dans l'eau, et qu'on ajoute quelques gouttes d'éther ou de chloroforme à cette eau, on voit que tout s'arrête et que la plante reste stationnaire. Mais le phénomène remarquable est que la plante arrêtée ne se flétrit plus ; sa corolle conserve tout son éclat et le bouton garde toute sa fraîcheur. On a réalisé le problème de la *fleur au bois dormant.* Que ne peut-on arrêter ainsi les humaines fleurs ? Leurs charmes seraient moins fugitifs et sans doute aussi leurs sentiments[2].

En effet, le 15 juillet 1876, Bernard informe la Société de Biologie, dont il est alors le président, qu'il « a étudié, à l'occasion du cours qu'il fait en ce moment sur l'unité vitale des deux règnes, les effets de l'éthérisation appliquée aux végétaux et aux animaux ». Les comptes rendus des séances de la Société rapportent les grandes lignes de cette investigation :

2. *Lettres beaujolaises,* 1950, p. 191.

> Chez les animaux, l'éthérisation n'agit pas seulement, comme on l'a cru longtemps, sur le système nerveux, mais sur tous les tissus, sans exception ; c'est ainsi que, sous son influence, les muscles deviennent rigides et perdent momentanément leurs propriétés ; c'est ainsi que chez les grenouilles on voit s'arrêter les mouvements du cœur, des cils vibratils, etc. De même dans le règne végétal, on voit l'action de l'éther arrêter les mouvements de la sensitive, et ce n'est pas là un fait isolé ; tous les actes vitaux, dans le règne végétal comme dans le règne animal, subissent l'influence des anesthésiques. La germination des plantes en fournit un exemple frappant : M. Bernard met sous les yeux de la Société des graines de cresson alénois disposées sur des éponges dans des tubes qui renferment de l'eau ; ces graines, dans ces conditions, germent d'ordinaire du jour au lendemain ; mais une partie d'entre elles ont été soumises à l'éthérisation et elles n'ont pas germé, l'éther mettant obstacle à la germination comme aux autres actes vitaux. Cet obstacle n'est que temporaire ; la graine conserve toute sa vitalité car si elle cesse d'être soumise à l'éthérisation, elle commence bientôt à germer. Le chloroforme a la même action. Ces anesthésiques exercent sur la levure de bière une influence analogue... En résumé l'on doit considérer l'anesthésie comme un fait général à tous les êtres vivants ; l'éthérisation annihile momentanément l'irritabilité de tous les tissus. Elle agit sur le protoplasma, la matière vivante ; elle le rend opaque, elle en détermine pour un laps de temps variable la coagulation. [...] M. Claude Bernard a observé en outre que les anesthésiques ont la même action sur la fonction chlorophyllienne des feuilles [3]...

Lors de la même séance, Paul Bert (1833-1886), élève et collaborateur de Bernard, fit part de ses propres recherches concernant l'action de l'éther sur la sensitive (*Mimosa pudica* L.).

La séance suivante de la Société de Biologie eut lieu le 22 juillet 1876 et Bernard ne manqua pas d'y relater la

3. *« Éthérisation appliquée aux végétaux et aux animaux »*, *Comptes rendus de la Société de Biologie*, 28, 1876, pp. 263-264.

suite de ses expériences, c'est-à-dire qu'il décrivit et commenta les observations qu'il avait faites en anesthésiant des feuilles de nénuphar (*Nymphea alba* L.)[4].

LA CONFÉRENCE DE CLERMONT-FERRAND

Les conclusions que Bernard pensait pouvoir tirer de ses expériences sur les réactions des plantes à l'éthérisation ont une très grande importance théorique. Le physiologiste était convaincu, en effet, de fournir ainsi une preuve expérimentale de l'unité essentielle des deux règnes de la nature. Rien d'étonnant, donc, à ce qu'il se soit servi justement de ces expériences pour la conférence solennelle qu'il dut faire, le 19 août 1876, à la session de l'Association française pour l'avancement des sciences tenue à Clermont-Ferrand[5].

Le but de sa communication à Clermont-Ferrand était – comme il le dit lui-même – « de montrer que les plantes possèdent comme les animaux, au degré ou à la forme près, la sensibilité, cet attribut essentiel de la vie[6] ». Il voulait passionnément transmettre à qui voulait l'entendre sa croyance dans l'unité des êtres vivants :

> La diagnose exclusive de Linné : *vegetabilia crescunt et vivant ; animalia crescunt, vivunt et sentiunt,* n'est pas exacte en ce qu'elle s'en tient aux apparences et comme à l'écorce des choses. On sait depuis longtemps que certaines plantes réagissent quand on les touche : ainsi la sensitive ferme ses feuilles au contact des mains qui veulent les saisir. Mais ces phénomènes étaient regardés comme tout à fait exceptionnels, et leur réalité ne passait même pas pour absolument démontrée. La généralisation que j'ai présentée ici a pris un caractère tout nouveau

4. *Ibid.*, p. 280.
5. Cf. OLMSTED et HARRIS OLMSTED, 1961, p. 228.
6. « La sensibilité dans le règne animal et dans le règne végétal », 1877 ; repris dans *La science expérimentale,* 1878, pp. 218-236.

> parce qu'on connaît maintenant un véritable réactif de la vie et de la sensibilité qui permet d'en reconnaître partout avec certitude l'existence. Ce réactif c'est l'agent anesthésique, soit l'éther, soit le chloroforme[7].

D'une grande simplicité dans sa forme mais très originale par son contenu, la conférence de Bernard au congrès de Clermont-Ferrand frappa beaucoup les auditeurs. L'un d'entre eux, Paul Reclus (1847-1914), en conserva le souvenir suivant :

> Il commença d'une voix si hésitante que le public se sentait inquiet pour l'orateur. Peu à peu, les phrases s'éclaircirent ; l'auditoire, d'ailleurs, était déjà captivé ; Claude Bernard décrivait les modifications de la sensibilité. Il nous montrait le chloroforme endormant aussi bien la sensitive que l'homme ; sous l'influence des vapeurs anesthésiques, la graine de cresson s'endort ; elle sommeille, malgré les conditions de chaleur et d'humidité favorables à sa germination. Dès que le chloroforme est enlevé, l'activité reprend, la graine pousse sa tigelle. Mêlez quelques gouttes d'éther à l'eau où végète une plante aquatique, sa respiration s'arrête ; elle n'absorbe plus d'acide carbonique et n'émet plus d'oxygène, du moins jusqu'à complète évaporation de l'éther. Le végétal microscopique qui constitue la levure du vin ou de la bière n'échappe pas à cette loi et de l'eau chloroformée en suspend la fermentation ; le champignon dort, laissant intact le sucre qui doit le nourrir[8].

Cette participation de Bernard à une réunion scientifique loin de Paris a été tout à fait exceptionnelle. Notons qu'il n'a accepté pendant toute sa vie qu'une demi-douzaine d'invitations aux conférences nationales, notamment à Lyon et à Nantes, et qu'il n'a jamais assisté à une réunion internationale. D'ailleurs, à Clermont-Ferrand, il a presque regretté d'avoir cédé à l'attrait de ce mélange de science et de mondanité qui

---

7. *La Science expérimentale*, 1878, p. 225.
8. Reclus, *Le Monde illustré*, mai 1878.

caractérise les congrès. Comme en témoigne une lettre à Mme Raffalovich, il a mal supporté le côté cérémonieux, les excès culinaires et les déplacements touristiques :

> J'aurais été bien mal inspiré si j'étais venu me reposer de mes fatigues au Congrès de Clermont-Ferrand. Depuis que je suis arrivé, j'ai été constamment en scène bien malgré moi, mais j'ai fini par accepter mon rôle. Je n'ai pu arriver ici que vendredi et dès samedi j'ai fait une conférence sur la sensibilité des plantes. Hier nous sommes allés faire une excursion à Vichy. Une autre surprise m'y attendait. À la gare, le maire, le conseil municipal, les pompiers, les orphéons nous ont reçus. Comme j'étais un des plus vieux et le plus en vue de la bande j'ai dû m'improviser président de l'excursion. On nous a offert un banquet de 100 couverts. Il a fallu toaster ce qui est, en général, hors de mes moyens. Néanmoins je m'en suis tiré. [...] Demain nous montons au sommet du Puy-de-Dôme inaugurer le nouvel observatoire météorologique. Il y aura, au sommet, un dîner de 500 couverts. Cela ressemble aux repas pantagruéliques. [...] Je soupire après Saint-Julien où je pourrai me reposer réellement [9].

Enfin rentré dans le Beaujolais, il informe son fidèle assistant Arsène d'Arsonval des suites néfastes de ce qu'il ressentait comme une véritable aventure :

> Je n'ai pas bien réussi en allant à Clermont. Les festins pantagruéliques auxquels on a dû se livrer depuis huit jours ont réveillé ma vieille affection intestinale. Joint à cela, je me suis enrhumé au sommet du Puy-de-Dôme et je suis arrivé à Saint-Julien en assez mauvais état [10].

9. *Lettres beaujolaises*, 1950, pp. 104-105.
10. D'ARSONVAL, 1913, p. 566.

Début des recherches sur l'anesthésie des plantes

À quelle date remontent en fait les expériences bernardiennes sur l'anesthésie des plantes ? D'après les époux Olmsted, l'idée en serait venue à Bernard en 1870, à la suite de ses leçons sur les anesthésiques [11]. Pendant l'année scolaire 1869-1870, il fit au Collège de France un cours sur les phénomènes d'anesthésie. Il est vrai que la théorie développée à cette occasion pour expliquer le mécanisme de la narcose pouvait s'étendre au règne végétal, mais les notes manuscrites de ce cours montrent clairement que, à cette époque, Bernard ne pensait qu'à l'anesthésie des animaux. Au moment de la révision de ses leçons sur l'anesthésie en vue de leur publication en volume [12], Bernard préparait également son cours au Muséum sur l'unité de la physiologie des animaux et des plantes : c'est de cette rencontre que, vers la fin de l'année 1874 ou au début de 1875, jaillit l'idée de l'anesthésie des plantes. Bernard la gribouilla rapidement sur une feuille volante en posant une question qui annonçait tout un programme de recherche : « Le chloral anesthésie-t-il les graines, les fermentations, etc. [13] »

Au cours du printemps 1876, il réalisa en effet quelques expériences devant servir à déterminer l'influence des anesthésiques sur la germination. Les premières tentatives échouèrent à cause d'une trop grande concentration de chloroforme ; néanmoins, dès le début, l'action anesthésique sur la germination parut incontestable. Voici une note manuscrite rédigée à ce moment-là :

---

11. Olmsted et Harris Olmsted, 1952, pp. 210-213.
12. *Leçons sur les anesthésiques et sur l'asphyxie*, 1875.
13. *Ms. 31b*, f. 12.

> Quand on met du chloroforme pur, les graines sont tuées. L'éther serait peut-être moins offensif. Dans les éprouvettes où les graines ont poussé il y avait de la vapeur d'eau contre les parois de l'éprouvette, ce qui n'avait pas lieu dans l'éprouvette où les graines avaient été anesthésiées [14].

C'est vers la fin juin 1876 que Bernard tire les conclusions de la première série de ses expériences sur la « germination anesthésiée ». Il écrit sur une feuille détachée :

> *Germination anesthésiée.* J'ai mis dans 3 tubes, le 26 juin 1876, des graines de cresson alénois sur des éponges mouillées avec eau éthérée – eau et eau chloroformée – eau, et avec eau distillée comme tube témoin.
>
> Les graines de cresson alénois s'anesthésient très bien par l'éther et le chloroforme, mais la germination n'est pas retardée parce que, surtout par les chaleurs, le chloroforme et l'éther s'évaporent vite, et alors la germination marche. Si l'on bouche le tube pour empêcher l'évaporation de l'anesthésique, alors il peut se faire que les graines soient asphyxiées, alors il se fait une fermentation avec développement de gaz, mais la germination est arrêtée.
>
> Le meilleur procédé est de faire passer dans une éprouvette un courant d'air éthéré. Tant qu'il passe, il n'y a pas germination ; dès qu'on fait passer de l'air ordinaire, la germination commence. Les moyens de faire cette expérience peuvent être d'ailleurs très variés, mais ce qui est important c'est que l'expérience réussit très bien [15].

Un croquis de Bernard, tracé en août 1876, montre son dispositif expérimental (voir fig. 6).

Dans une leçon au Muséum sur l'unité de la vie dans les deux règnes, le 30 juin 1876, Bernard parla, pour la première fois en public nous semble-t-il, de l'éthérisation des plantes [16]. Il passa de l'« anesthésie de la

14. *Ibid.*, f. 14.
15. *Ibid.*, f. 10.
16. *Ms. 4* (Registre de préparation du cours), p. 103.

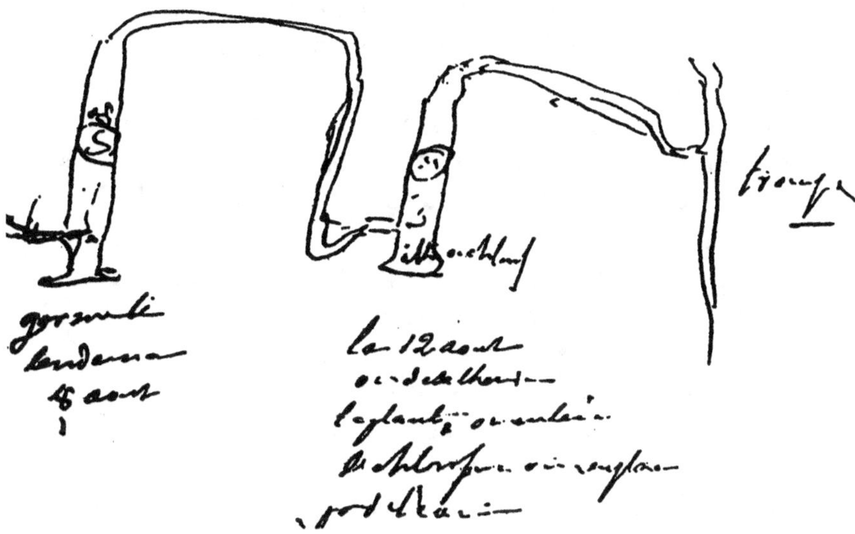

Figure 6. Dessin schématique de Claude Bernard représentant son dispositif expérimental pour l'étude de la germination des graines de cresson alénois en atmosphère anesthésiante (août 1876). *(Archives du Collège de France.)*

germination » à l'« anesthésie de la sensibilité », sujet des deux communications présentées en juillet à la Société de Biologie et de la conférence tenue en août à Clermont-Ferrand.

L'« ANESTHÉSIE DU PROTOPLASMA » ET LES RAPPORTS ENTRE LA VIE ET LA MORT

À la rentrée scolaire, Bernard informe la Société de Biologie (séance du 28 octobre 1876) qu'il « a institué de nouvelles expériences dans le but de montrer que l'anesthésie peut être produite chez tous les êtres vivants ». Ces recherches concernent en premier lieu les anguillules du blé niellé. En étudiant les réactions des

Nématodes et des Protozoaires, Bernard voulait surtout démontrer que l'anesthésie est due « vraisemblablement à une coagulation temporaire sans désorganisation du protoplasma ». Selon lui, l'action des anesthésiques ne porte pas seulement sur les éléments nerveux, mais aussi, d'une manière générale, sur tous les tissus vivants [17].

Ce sujet lui est maintenant si cher qu'il en reparle à l'occasion de son cours au Collège de France en décembre 1876, cours consacré aux méthodes de la Physiologie moderne [18].

Le problème de l'« anesthésie de la germination » ne cesse d'occuper l'esprit de Bernard. Lors du classement de ses papiers aux Archives du Collège de France, j'ai trouvé une douzaine de feuilles comportant des notes sur les expériences avec l'éther et le chloroforme effectuées au cours de l'année 1877 [19]. Sur la feuille qui servait de chemise se trouvent quelques remarques curieuses, écrites d'une main hâtive, presque fiévreuse :

> *Éthérisation, germination.* – La première loi est que l'être doit *vivre.* La deuxième loi est qu'il ne peut vivre que de la mort. C'est une loi absolue ; l'être ne vit que de la mort ; tout est combat dans la vie. Ceux qui ne voient pas cette loi sont utopiques et absurdes. On ne peut être heureux que du malheur des autres.
>
> [Note marginale :] Tous les êtres sont faits pour être heureux, mais il faut des malheureux.
>
> Donc ce n'est pas l'œuf qui se fait pour être mangé ; il se fait pour être couvé ; l'herbe n'est pas faite pour être

---

17. « Nouvelles expériences dans le but de montrer que l'anesthésie peut être produite chez tous les êtres vivants », 1876, p. 312. Pour la théorie bernardienne du mécanisme de narcose, cf. Bancroft et Richter, 1930, pp. 573-577, et Henderson et Lucas, 1931, pp. 253-267.

18. *Ms. 4,* pp. 161-162.

19. Nous avons réuni ces feuilles dans un recueil qui porte actuellement la cote *C VIII e, Ms 31b.*

> mangée, mais le bœuf est fait pour vivre. C'est la manière de résoudre cette espèce de contradiction. Dans la finalité, un être n'est pas fait pour être mangé par l'autre. Un être est fait pour vivre. Voilà la loi. Et il ne peut vivre que de la mort[20].

Évidemment, ce texte d'inspiration héraclitienne n'a rien à voir avec son titre. Nous l'avons reproduit ici parce qu'il apporte quelques échos de l'état d'esprit de Bernard durant la dernière année de sa vie. Les mots cités revêtent un caractère particulier quand on songe qu'ils marquent le dernier printemps de leur auteur.

Les expériences de 1877 sur la germination des graines

Dès le mois de février 1877, Bernard conçoit des expériences qui devaient éclaircir l'action des vapeurs du chloroforme et de l'éther sur la germination des graines du cresson alénois. Il constate rapidement que « ces expériences ne peuvent être faites que pendant l'été ; faites à l'étuve, il n'y a pas assez de lumière et il y a trop de chaleur[21] ». Il attend donc les beaux jours du printemps pour entreprendre une série d'expériences dont il note soigneusement les résultats :

> *Anesthésie des graines de cresson alénois.* 12 mai 1877.
>
> *Éprouvette A :* J'ai suspendu sur une éponge imbibée d'eau *1* des graines de cresson qui y adhéraient par leur mucilage. Il y a au fond de l'éprouvette en *2* une petite couche d'eau. La température de la chambre est environ 17°. Dès le lendemain on voit la germination apparaître. Le 17 mai, la germination est faite et la pousse avancée ; il y a des feuilles vertes, des radicelles chevelues qui pendent. Le 17 mai, on met l'éponge et les graines germées et poussées de l'éprouvette *A* dans l'éprouvette *B* qui contient du chloroforme. Dès le lendemain, on voit que

20. *Ms. 31b*, f. 1.
21. *Ibid.*, f. 2.

les tigelles pâtissent et les radicules jaunissent et se collent les unes contre les autres. Le 21 mai, les plantes paraissent mortes par l'influence du chloroforme ; on les retire et on les met dans une assiette humide à l'air pour voir si elles reviendront. Le 29 mai, les graines germées ne sont pas revenues.

Éprouvette B : L'éprouvette *B* contient 13 des graines de cresson alénois sur une éponge humide *1'*, exactement dans les mêmes conditions que l'éprouvette *A*, avec cette seule différence qu'il y a au fond de l'éprouvette *2'* une couche de chloroforme de 1 centimètre de hauteur recouverte d'une couche d'eau de 4 centimètres environ. Le 17 mai, la germination n'a pas eu lieu du tout. Il semble [que] la couche de mucus sur les graines est plus épaisse qu'elle ne l'a été dans l'éprouvette *A*. Est-ce ce qui a empêché la germination qui n'a pas eu lieu du tout ? – Le 17 mai, on enlève l'éponge et les graines non germées, on les met dans l'éprouvette *A* qui ne contient que de l'eau sans chloroforme. Le 21 mai, la couche gluante qui entourait les graines de cresson a à peu près disparu ; mais les graines n'ont point encore germé. On les retire et on les met dans une assiette humide à l'air pour voir si elles germeront ultérieurement. Le 29 mai, elles n'ont pas encore germé[22].

Éprouvettes C et D : J'ai d'abord fait passer (du 14 mai au 17 mai) à l'aide de la trompe, dans l'éprouvette *D*, un courant d'air qui passait sur une couche d'eau de 15 à 18 centimètres de hauteur au fond de laquelle il y avait une couche de 4 centimètres de chloroforme ; tandis que dans l'éprouvette *C*, il passait un courant d'air qui passait sur une couche d'eau d'égale épaisseur sans chloroforme au fond[23]. Les deux éprouvettes ont donné une très belle germination, ce qui prouve que la couche d'eau au-dessus du chloroforme était beaucoup trop épaisse. Le 17 mai, je place au fond des éprouvettes une couche d'eau de 2 à 3 centimètres, en ajoutant une très mince couche de chloroforme dans l'éprouvette *C*. Dès le lendemain, les plantules soumises à la vapeur du chloroforme pâtissent, les

22. *Ms. 31b*, f. 3.

23. Ce dispositif expérimental correspond à celui représenté sur la figure 6.

> radicelles se collent et elles meurent. Le 21 mai, les plantules de l'éprouvette *C* paraissent mortes tandis que celles de l'éprouvette *D* sont très vivaces, vertes et ont beaucoup poussé. On cesse l'expérience[24].

Bernard se rend compte que la germination peut être suspendue aussi par l'action de la chaleur :

> Une chaleur trop élevée arrête la germination comme le chloroforme ou l'éther. La chaleur insensibilise de même les grenouilles, les muscles qui reviennent quand on les refroidit ensuite.
>
> Des graines de cresson alénois sur une éponge dans une éprouvette[25] plongée dans un bain d'eau à 38° n'ont pas germé pendant 4 à 5 jours qu'elles y sont restées. Retirées, ces graines ont ensuite germé avec lenteur et successivement. Donc la chaleur avait arrêté la germination, mais n'avait pas tué les graines[26].

Tout au long des mois de juin et de juillet 1877, Bernard expérimente en utilisant des graines d'espèces différentes, changeant la nature et la quantité de l'anesthésique et variant les conditions de température et d'humidité[27]. L'un après l'autre, les facteurs externes les plus importants de la germination sont étudiés. L'analyse expérimentale de l'influence de la chaleur apporte des résultats remarquables. Plus instructif encore est l'examen des phénomènes respiratoires qui accompagnent la germination normale et la germination dans une atmosphère anesthésiante. Bernard arrive ainsi à arrêter à volonté la germination et à la faire reprendre sans effets néfastes pour la plante en question. Dans ces expériences, il a utilisé les graines de plusieurs

---

24. *Ms. 31b*, f. 4.
25. Nous avons corrigé ici le texte original, car Claude Bernard écrit, certainement par erreur : « une éponge dans une éponge ».
26. *Ms. 31b*, f. 9.
27. Pour la description complète de ces expériences, voir GRMEK, 1965 b, pp. 68-75.

Crucifères alimentaires, telles que le cresson alénois (*Lepidium sativum* L.), la rave (*Brassica rapa* L.), le colza (*Brassica napus* L. var. *oleifera*), le chou branchu du Poitou (variété de *Brassica oleracea acephala* DC.), puis les graines du haricot (*Phaseolus vulgaris* L.), de l'orge (*Hordeum distichum* L.) et du lin (*Linum utilissimum* L.). Les résultats ont toujours été les mêmes d'une espèce à l'autre, à la seule différence de la rapidité spécifique de la germination.

Le 10 février 1878, la mort vint interrompre les recherches de Bernard alors qu'il préparait de nouvelles expériences et corrigeait les dernières épreuves du premier tome de ses *Leçons sur les phénomènes de la vie communs aux animaux et aux végétaux.* Dans cet ouvrage, Bernard remarque qu'il a été le premier à constater « il y a déjà quelques années que l'éther ou le chloroforme suspendent la germination des plantes » et résume toutes ses découvertes relatives « aux phénomènes d'anesthésie du protoplasma dans les phénomènes de germination, de développement, de nutrition et de fermentation chez les animaux et les végétaux[28] ».

Le projet d'« anesthésier » la fermentation

Selon Claude Bernard, les phénomènes de la vie se divisent en deux grands groupes : les phénomènes d'organisation, de création ou de synthèse organique d'une part et les phénomènes purement chimiques de destruction organique d'autre part. L'éthérisation de la germination lui fournit un exemple de la dissociation expérimentale de ces deux groupes de processus vitaux :

> Dans la germination en effet deux ordres de phénomènes ont lieu : 1° les phénomènes de création organique proprement dits, en vertu desquels la graine germe,

28. *Leçons sur les phénomènes de la vie communs aux animaux et aux végétaux*, 1878, t. I.

> pousse et développe sa radicelle, sa tigelle, etc.; 2° les phénomènes chimiques concomitants, qui sont par exemple la transformation de l'amidon en sucre sous l'influence de la diastase, l'absorption de l'oxygène avec l'exhalation d'acide carbonique. Or, chez la graine dont les phénomènes vitaux de la germination sont suspendus par l'anesthésie, on observe comme à l'ordinaire les phénomènes chimiques de la germination; on constate que l'amidon se change en sucre sous l'influence de la diastase, que l'atmosphère qui entoure la graine se charge de l'acide carbonique, etc. On démontre ainsi que la graine anesthésiée dont la végétation est arrêtée respire comme la graine normale en germination. Pour cela il suffit de mettre au fond des éprouvettes bouchées de l'eau de baryte; il se précipite dans l'un et l'autre cas une quantité sensiblement égale de carbonate de baryte [29].

Bernard croyait pouvoir « anesthésier » aussi la fonction chlorophyllienne. Dans ses *Leçons sur les phénomènes de la vie communs aux animaux et aux végétaux*, il apporte des preuves expérimentales de l'anesthésie des « ferments figurés » et de l'impossibilité d'anesthésier des « ferments solubles ». Ses notes manuscrites nous apprennent que la plupart de ces expériences ont été faites à Saint-Julien en septembre et en octobre 1876 et qu'elles sont étroitement liées aux recherches bernardiennes sur la fermentation alcoolique [30].

> On pourrait – écrit Bernard – distinguer les fermentations en deux espèces: fermentations à ferments protoplasmiques ou vivants, qui sont arrêtés par les anesthésiques; fermentations non protoplasmiques ou produites par des agents qui ne sont pas doués de vie et qui ne peuvent être anesthésiés. C'est ainsi que le chloroforme et l'éther deviendraient [...] de véritables réactifs de la vie [31].

29. *Ibid.*, p. 272.
30. Cf. Delhoume, 1939, pp. 96-101.
31. *Leçons sur les phénomènes de la vie...*, I, 1878, pp. 277-278.

Le projet inachevé de Bernard était de démontrer par l'éthérisation que la théorie de Pasteur sur la nature de la fermentation est, au moins partiellement, fausse. Poursuivant son idée fondamentale, Bernard croit qu'

> on pourrait, à l'aide de l'anesthésie, séparer la fonction chlorophyllienne des végétaux, qui est protoplasmique ou vitale, de la respiration qui, comme celle des animaux, est de nature purement chimique[32].

L'ENJEU HISTORIQUE DE CETTE EXPÉRIMENTATION

Évidemment, la terminologie bernardienne est en partie inadéquate. L'arrêt de la germination sous l'influence des anesthésiques peut être qualifié d'« anesthésie » seulement par une analogie assez hardie. En outre, les expériences bernardiennes comportent un défaut incontestable, qui est de ne pas déterminer la quantité d'acide carbonique émis.

Dans les processus étudiés, une importance capitale revient aux rapports entre la germination et la respiration[33]. La respiration des graines pendant la germination fut étudiée par L. Rischavi à peu près à l'époque où Bernard commençait ses propres travaux sur ce sujet[34], mais personne ne songea alors à l'éthérisation de la germination. La priorité de Claude Bernard n'est pas contestable. Toutefois, les savants qui abordèrent le même sujet vers la fin du XIXe siècle (W. Lauren en 1892 et Wilhelm Johannsen en 1896), et au début du XXe siècle ne font aucune allusion à l'œuvre du physiologiste français. Les recherches de J. F. Gindele (1929) ne diffèrent de celles de Claude Bernard que par leur aspect quantitatif et pourtant ne s'en inspirent aucunement[35].

---

32. *Ibid.*, p. 279.
33. Voir Stiles, 1960, vol. XII/2, p. 465.
34. Rischavi, 1876, pp. 321-340.
35. Gindele, 1929, pp. 532-578.

Contrairement à Bernard, les auteurs cités observent que la production de gaz carbonique diminue sous l'influence des anesthésiques. Selon Bernard en effet, cette production restait « sensiblement égale », résultat qui s'explique aujourd'hui facilement : l'éthérisation de la germination comporte une phase de stimulation de la respiration, phase initiale et de brève durée.

La découverte bernardienne de l'inhibition, à l'aide des anesthésiques, de l'activité chlorophyllienne fut utilisée, en 1886, par Gaston Bonnier (1853-1922) et Louis Mangin (1852-1937) comme point de départ pour les mesures et analyses quantitatives des échanges gazeux propres à la photosynthèse[36].

Au milieu du XXe siècle, Pierre Gavaudan et ses collaborateurs à la Faculté des sciences de Poitiers ont repris, avec des techniques modernes, les expériences de Bernard sur l'« anesthésie » des plantes en s'inspirant de son interprétation unificatrice qui voit dans la narcose nerveuse, l'inhibition de la germination et l'inhibition de l'assimilation autant d'expressions particulières d'une perturbation unique et très générale du protoplasme de toute cellule animale ou végétale[37].

36. COMBES, 1933, p. 53.
37. GAVAUDAN, 1951, pp. 11-14.

CHAPITRE X

Les relations entre Bernard et Pasteur

> La réputation des savants est faite de deux choses, de l'opinion favorable de leurs pairs et de leurs émules et de l'envie des gens médiocres.
>
> Louis PASTEUR[1]

Claude Bernard et Louis Pasteur se connaissaient bien, se rencontraient lors de séances scientifiques à Paris et exerçaient l'un sur l'autre une influence intellectuelle importante. Les historiens des sciences qui ont écrit sur ce sujet insistent soit sur le côté positif de leurs relations, en exaltant la similitude de leurs méthodes et l'amitié entre les deux savants[2], soit sur le côté négatif, en discutant notamment de l'opposition de Bernard à la théorie pasteurienne des germes[3]. Mais on laisse en général de côté la question essentielle: cette influence réciproque a-t-elle affecté la méthode de leur investigation

1. Note manuscrite de Pasteur. Bibliothèque nationale, *Nouv. acq. fr. 18030.*

2. Voir en particulier CABANÈS, 1895; DUCLAUX, 1896; FAYE, 1903; MICHAUT, 1903; J. L., 1937; DELHOUME, 1953; WROTNOWSKA, 1976.

3. Par exemple TZANCK, 1933; KOPACZEWSKI, 1936; VIRTANEN, 1960, pp. 89-92; THÉODORIDÈS, 1977. Pour des jugements équilibrés, voir DEBRÉ, 1995, pp. 371-386, et MOULIN, 1995.

scientifique[4] ? Question essentielle, car nul n'ignore que ces deux savants étaient les principaux protagonistes de l'application systématique de la méthode expérimentale dans l'étude des phénomènes vitaux.

Conflit posthume à propos de la fermentation

Examinons les événements historiques à rebours, car le fait le plus connu concernant les relations entre les deux savants est le conflit, pour ainsi dire posthume, sur la nature des ferments. En 1878, après la mort de Bernard, Marcelin Berthelot (1827-1907) a publié des extraits des cahiers manuscrits du physiologiste qui faisaient état d'une série d'expériences ayant pour but la réfutation de la théorie pasteurienne des ferments vivants[5].

Lorsqu'il a pris connaissance du contenu du protocole bernardien, de ces notes secrètes qui témoignaient d'une sorte de désaveu de ses idées sur la fermentation, la déception de Pasteur a été profonde. Là où le chimiste voyait la vie, le physiologiste tenait à voir seulement des corps chimiques. Adrien Loir, neveu et préparateur de Pasteur, décrit ainsi le désarroi de son patron :

> Claude Bernard, dans ses conversations avec Pasteur, émettait un certain doute sur le rôle prépondérant des levures dans la fermentation, mais jamais ces objections n'avaient été assez fermes pour que Pasteur lui proposât de faire des expériences à ce sujet. Pourtant Claude Bernard, sans en parler à personne, avait fait un programme d'expériences à entreprendre sur la question.
>
> Au moment de sa mort, Berthelot eut connaissance de ces notes, et sans en rien dire à Pasteur, avec lequel

4. Dans une courte note intitulée « Pasteur et Claude Bernard », publiée dans la *Chronique médicale*, 10, 1903, p. 448, Michaut affirme que « Pasteur a beaucoup emprunté à Claude Bernard dont il fut l'élève assidu » et que, en fait, tous les deux se sont inspirés des cours d'Auguste Comte.

5. Berthelot, 1978, pp. 49-56.

d'ailleurs il causait rarement, les fit paraître dans la *Revue scientifique* sous le titre « Écrit posthume de Claude Bernard ». Pasteur l'apprit dans l'après-midi et revint au laboratoire avec le document. Comme toujours dans les cas graves, il se mit à arpenter le laboratoire en se lamentant à mi-voix : « Ah ! Mon Dieu ! Mon Dieu ! » Il s'agissait pour lui de démontrer que Claude Bernard s'était trompé et il hésitait. La publication de ces notes, disait-il, est une infamie vis-à-vis Claude Bernard. Elles n'étaient pas destinées à la publicité, l'homme qui m'oblige à les réfuter est un malhonnête. Et il continuait à se promener en poursuivant toujours à voix basse ses imprécations. Enfin, à un moment donné, exaspéré, il s'écria : « Cet homme, cet homme, il est capable de tout ! Il est capable, cet homme ! Il doit tromper sa femme ! »

La réponse parut sous le titre « Réponse à un écrit posthume de Claude Bernard », en une plaquette illustrée dans laquelle on voyait les serres où se trouvaient les grappes de raisin[6]. Ce travail constitue un des plus intéressants travaux de Pasteur pour appuyer ses idées sur la théorie des germes[7].

Les annotations confidentielles de Claude Bernard montrent que, dans les années cinquante du siècle dernier, il cherchait déjà à comprendre la nature intime de la fermentation alcoolique[8]. Il suivait attentivement la querelle qui, à ce propos, divisait les chimistes Pasteur et Berthelot. Il penchait du côté de ce dernier mais évitait soigneusement de s'exprimer publiquement sur ce

6. En fait, cette réponse est une communication présentée le 26 novembre 1878 à l'Académie de médecine, publiée dans le *Bulletin* de cette Académie et réimprimée au début de l'année 1879 sous forme de plaquette.

7. Loir, 1938, p. 63.

8. Bernard, *Cahier de notes, 1850-1860,* présenté et commenté par Grmek, Paris, 1965, pp. 32, 41, 165-166, 168, 174-175, 187 et ailleurs (pour les notes de Bernard) et pp. 217-218 et 292-293 (pour le commentaire historique).

sujet[9]. À la suite des expériences retentissantes de Pasteur sur l'action des levures, Bernard, attaché avec une passion grandissante à ses vignobles du Beaujolais, entreprit vers la fin de sa vie une série d'expériences originales dont le but était de « détruire la vitalité dans les fermentations » et de réduire l'activité des ferments « figurés », vivants, à l'activité de leurs produits, ferments solubles. Selon lui, ces ferments solubles n'auraient pas d'activité vitale et ne seraient que de simples « instruments chimiques » des êtres vivants[10].

Bien qu'il se fût déjà exprimé en ce sens de son vivant, lors de ces derniers cours de physiologie générale au Muséum (leçons parues en volume seulement après sa mort), Bernard n'avait pas voulu affronter directement Pasteur et publier les résultats de ses propres expériences sur la fermentation[11].

Berthelot, ayant obtenu par l'intermédiaire d'Arsène d'Arsonval (1851-1940), les cahiers d'expériences de Claude Bernard, décédé en février 1878, se fit un malin plaisir de rendre publique, le 20 juillet de la même année, la partie qui mettait en cause les idées de Pasteur. Particulièrement gênante était l'affirmation de Bernard selon laquelle il aurait constaté la production d'alcool dans le jus de raisin sans la présence de cellules de levure. Surpris et amer, Pasteur répondit assez durement, d'abord lors d'une séance de l'Académie des sciences, deux jours seulement après la publication des notes bernardiennes, puis, un an plus tard, dans une plaquette[12]. Il répondit à la fois à Berthelot et à Bernard.

---

9. Notons toutefois qu'en 1859, tout en accordant à Pasteur le prix Montyon, Bernard avait déjà exprimé, en tant que président du jury académique, une critique en demi-teinte de l'interprétation purement biologique de la fermentation alcoolique. Voir Debré, 1995, p. 132.

10. Cf. Delhoume, 1939.

11. *Leçons sur les phénomènes de la vie*, t. I, 1878, pp. 158-165.

12. Pasteur, 1878 et 1879.

Pasteur reprocha à Berthelot d'avoir publié des notes privées, inachevées, non signées et non destinées à la publication et, qui plus est, de les avoir publiées de manière incomplète et partiellement inexacte. Toutefois, comme l'examen attentif des manuscrits originaux ne laissait aucun doute sur la prise de position de Bernard, Pasteur ne pouvait éviter de diriger sa critique, dans l'essentiel, contre son défunt collègue. Polémique curieuse, comme le remarque Émile Duclaux, « en ce que Bernard n'y est pas intervenu et que Pasteur a dû discuter avec une ombre[13] ».

Les expériences de Bernard étaient datées d'octobre 1877. Or, en novembre et décembre de la même année, Bernard avait assisté aux séances de l'Académie des sciences. Sa place était voisine de celle qu'occupait Pasteur. Les deux savants avaient échangé des informations diverses, sans que Bernard ait fait la moindre allusion à ses recherches sur la fermentation. Pasteur se posa donc rétrospectivement des questions sur ce silence de Bernard et arriva à ces conclusions :

> Ce silence n'est-il pas un nouveau témoignage de sa bonté et l'un des effets de la mutuelle estime qui nous unissait ? Puisqu'il pensait avoir entre les mains la preuve que les interprétations que j'avais données à mes expériences étaient erronées, n'a-t-il pas voulu seulement attendre pour m'en instruire l'époque où il se croirait prêt pour une publication définitive ? J'aime à prêter aux actions de mes amis des intentions élevées, et je veux croire que la surprise que m'a causée sa réserve à l'égard du confrère que ces contradictions intéressaient le plus doit faire place dans mon cœur à des sentiments de pieuse gratitude. Toutefois, Bernard eût été le premier à me rappeler que la vérité scientifique plane au-dessus des convenances de l'amitié et que j'ai devoir, à mon tour, de discuter en toute liberté ses vues et ses opinions[14].

13. Duclaux, 1896, p. 258.
14. Pasteur, 1878 ; cf. Vallery-Radot, 1914, pp. 404-405.

> Dans ses conceptions physiologiques et philosophiques, Bernard laissait volontiers sa pensée courir à l'aventure, plus qu'on ne le pense et plus qu'il ne le disait lui-même. D'une nature douce et aimable, vivant dans ce monde d'élite de l'Académie française où dominent les idées spiritualistes, il s'astreignait volontiers, soit dans la conversation, soit principalement quand il avait la plume à la main, à des ménagements qui seyaient d'ailleurs très bien à la rigueur scientifique de sa méthode. Il n'y a que des savants à l'esprit téméraire qui puissent faire parade d'une philosophie qu'ils seraient impuissants d'établir [15].

D'après la réponse de Pasteur, le constat bernardien de l'existence d'un ferment alcoolique non vivant et soluble est une grave erreur. On peut l'expliquer, dit Pasteur, en partie par des défauts dans la technique utilisée pour la détection de l'alcool et par le fait que Bernard est devenu presbyte à la suite de sa maladie, mais dans l'essentiel les fausses conclusions proviennent d'un aveuglement idéologique. Selon Pasteur, Bernard aurait inventé l'« hypothèse d'un ferment alcoolique soluble » non pas comme une conséquence nécessaire de ses expériences mais pour « sauver son système » et pour « affranchir la fermentation de la vitalité des cellules ». Loin d'être un fait expérimental, l'existence de ce ferment, affirme Pasteur, n'est qu'« une déduction obligée des vues a priori », développées par Bernard dans son dernier livre [16].

> Il y a en tout ceci – écrit Pasteur – un essai de réhabilitation d'une doctrine longtemps maîtresse des esprits, la doctrine de la spontanéité pour l'explication des causes de destruction de ce qui a vécu, doctrine que je combats depuis plus de vingt années par des travaux dont Bernard me paraît n'avoir compris ni les preuves, ni la portée [17].

---

15. Pasteur, 1879, p. 2.
16. *Ibid.*, pp. 2-3.
17. *Ibid.*, p. 3.

L'histoire de ce conflit posthume a été bien étudiée[18]. Nous savons aujourd'hui que les expériences de Bernard étaient bien faites et que, quant aux conclusions, les vérités partielles et les erreurs étaient réparties équitablement des deux côtés. Depuis la découverte de la « zymase » et les expériences d'Eduard Buchner (1860-1917), publiées en 1897, on sait que des ferments solubles existent et que, comme le pensait Bernard, ils peuvent agir en dehors de la présence des cellules vivantes, mais que, comme le pensait Pasteur, ils résultent d'une activité cellulaire et ne se forment jamais par une sorte de « génération spontanée »[19].

Éloge de Bernard par Pasteur

Le conflit posthume a empêché Louis Pasteur de faire l'éloge funèbre ou d'écrire la notice nécrologique de Bernard. Mais il a fait mieux en rédigeant un éloge particulièrement chaleureux au moment où son illustre collègue était encore en vie. En effet, Pasteur a publié, le 7 novembre 1866, dans le *Moniteur universel*, journal officiel de l'Empire, un article sur l'importance historique des travaux de Bernard, l'originalité de son enseignement et la perfection de sa méthode[20].

---

18. Une lettre de Paul Bert à Pasteur, publiée par Wrotnowska, 1975, pp. 157-160, donne un excellent aperçu des circonstances dans lesquelles Bernard fit ses dernières expériences et du comportement de ses amis et collaborateurs dans les jours qui suivirent son décès. Pour le fond de la dispute, voir en particulier Duclaux, 1896, pp. 258-267 ; Vallery-Radot, 1914, pp. 400-412 ; Olmsted, 1937, pp. 114-124 ; Rostand, 1943 ; Olmsted et Harris Olmsted, 1952, pp. 232-239 et 246-249 ; Fruton, 1972, pp. 59-65 ; Geison, 1995, pp. 18-21 ; Debré, 1995, pp. 377-381.

19. Voir Florkin, 1975.

20. Pasteur, 1866, pp. 1284-1285. Voir aussi Kahane, 1961, pp. 90-98.

Des « circonstances particulières », écrit Pasteur dans cet article, lui ont offert l'occasion de relire les principaux mémoires « de notre grand physiologiste ». La contemplation « des progrès accomplis avec une telle sûreté de méthode qu'on ne saurait en imaginer de plus parfaite » a attisé dans son cœur « le feu sacré de la Science » au point qu'il s'est senti obligé de communiquer son enthousiasme à un large public. Pasteur ne précise pas quelles étaient ces circonstances mais on peut aisément les deviner si l'on se souvient que Bernard sortait alors à peine d'une grave maladie qui l'avait obligé à interrompre son enseignement et à se retirer dans sa maison de campagne en Beaujolais. On craignait pour sa vie. Pasteur demanda des nouvelles de sa santé à leurs amis communs Henri Sainte-Claire Deville (1818-1881) et Paul Bert (1833-1886). Il décida d'encourager Bernard par une marque publique de son admiration et de l'aider ainsi à surmonter sa crise de dépression. L'article publié dans le *Moniteur universel* est en quelque sorte une lettre ouverte rédigée à l'intention de Bernard lui-même.

> Je ne songe pas – écrit Pasteur – à présenter un examen détaillé des découvertes de Claude Bernard : je n'en ai point le loisir, et l'espace me manquerait. C'est mon sentiment sur l'importance de ses travaux, de son enseignement et de sa méthode que je veux épancher, comme ces personnes qui éprouvent une sorte de malaise à admirer seules et en silence les œuvres de génie[21].

À titre d'exemple, Pasteur décrit les recherches de Bernard sur la fonction glycogénique du foie, recherches que, selon lui, « une méthode d'investigation des plus fécondes pouvait seule inspirer ». Il admire la position méthodologique de Bernard qui évite les deux « erreurs de principe » : le vitalisme naïf de ses prédécesseurs et la

21. PASTEUR, *l. cit.*, p. 1284.

réaction matérialiste de ses contemporains. Bernard emprunte aux uns le respect de la vie en tant que phénomène irréductible aux seules lois de la physique et de la chimie et aux autres la précision de la méthode expérimentale :

> Les démonstrations expérimentales de Claude Bernard ont la clarté et la rigueur de celles des sciences physiques et chimiques[22].

Pasteur fut le premier parmi tous les collègues et lecteurs de Bernard à avoir compris la portée historique de son livre sur la méthode, ouvrage publié en août 1865 et, en effet, encore « à peine connu » au moment de la rédaction de cet éloge[23] :

> L'ouvrage qu'il vient de publier, *Introduction à l'étude de la médecine expérimentale*, exigerait un long commentaire pour être présenté au lecteur avec tout le respect que mérite ce beau travail, monument élevé à l'honneur de la méthode qui a constitué les sciences physiques et chimiques depuis Galilée et Newton, et que M. Bernard s'efforce d'introduire dans la physiologie et dans la pathologie. On n'a rien écrit de plus lumineux, de plus complet, de plus profond sur les vrais principes de l'art si difficile de l'expérimentation. Ce livre est à peine connu, parce qu'il est à une hauteur où peu de personnes peuvent l'atteindre aujourd'hui. L'influence qu'il exercera sur les sciences médicales, sur leur enseignement, leurs progrès, leur langage même, sera immense ; on ne saurait la préciser dès à présent, mais la lecture de ce livre laisse une impression si forte, que l'on ne peut s'empêcher de penser qu'un esprit nouveau va bientôt animer ces belles études[24].

---

22. *Ibid.*

23. Pour l'accueil froid et réservé de l'*Introduction* de Bernard et pour le caractère prophétique du jugement émis à ce propos par Pasteur, voir Grmek, 1973, pp. 8-14.

24. Pasteur, 1866, p. 1285.

Après avoir loué le savant, Pasteur conclut son article en traçant un portrait flatteur de Bernard en tant qu'homme. « Je cherche – écrit-il – dans M. Bernard le côté faible et je ne le trouve pas. »

Dès le lendemain de la parution de l'article de Pasteur, Bernard écrivit une lettre de remerciements dans laquelle il loue l'« âme délicate et tendre » de son correspondant et ajoute :

> Mon cher ami, vous m'avez fait un homme illustre de par votre autorité scientifique. C'est pour moi un bien précieux encouragement d'être approuvé et loué par un savant tel que vous. Vos travaux vous ont acquis un grand nom et vous ont placé au premier rang des expérimentateurs de notre temps ; c'est vous dire que l'admiration que vous professez pour moi est bien partagée. Nous devons être nés pour nous entendre, puisque tous deux nous sommes animés de la même passion et des mêmes sentiments pour la vraie science[25].

Bernard écrira dans une lettre à Saint-Claire Deville que la lecture de l'article de Pasteur lui a « paralysé les nerfs vasomoteurs du sympathique » et l'a « fait rougir jusqu'au blanc des yeux », tandis que Pasteur dira qu'il « scella entre nous des liens d'une mutuelle et affectueuse confiance[26] ».

Différence méthodologique entre Pasteur et Bernard

Louis Pasteur s'étonnait du caractère initialement « imprévu » des découvertes bernardiennes, de ce qu'elles avaient de surprenant pour le découvreur lui-même :

---

25. Lettre publiée par Barral, 1889, pp. 69-70. Voir aussi Wrotnowska, 1976, pp. 154-155.

26. Barral, 1889, p. 70, et Wrotnowska, 1976, pp. 153-154.

> Ce qui ajoute encore à l'éclat de ces découvertes (sur la fonction glycogénique du foie), c'est l'imprévu qui s'y est mêlé à l'origine, car l'observation comparée des actes nutritifs chez les végétaux et chez les animaux faisait, au contraire, penser que l'organisme animal était incapable de produire de la matière sucrée. [...] Voilà bien l'inventeur dégagé de tout l'esprit de système et marchant à la recherche des découvertes imprévues, ainsi qu'il les nomme, comme il en a tant de fois vu surgir sous ses regards, découvertes qui, comme il le dit si bien lui-même, loin d'être des corollaires de théories, sont accomplies en dehors d'elles et leur sont contraires, d'autant plus rares que les sciences sont mieux constituées, d'autant plus fréquentes qu'elles le sont moins[27].

De son côté, Bernard s'étonnait de l'absence d'un tel imprévu dans les découvertes pasteuriennes. Dans un de ses cahiers, on trouve cette note incisive : « Pasteur ne voit que ce qu'il vise[28]. » On ne saurait exprimer de manière plus succincte une importante différence méthodologique, ou si l'on veut psychologique, entre ces deux coryphées de l'expérimentation biologique.

Dans les deux grands courants compétitifs et complémentaires qui ont transformé la médecine française du XIXe siècle, Pasteur et Bernard s'étaient placés du même côté, sur le versant expérimental, en opposition au versant anatomoclinique illustré de façon emblématique par Laennec et Charcot.

Pasteur et Bernard étaient tous deux des expérimentateurs, mais ils se distinguaient néanmoins l'un de l'autre sur un point méthodologique capital. Bernard commençait en général par des hypothèses fausses qu'il abandonnait en cours de route. Son génie consistait à saisir l'inattendu. Pasteur, en revanche, expérimentait pour vérifier ses intuitions, pour apporter la preuve

---

27. PASTEUR, 1866, p. 1284.

28. *Ms. 21c* (Fonds Bernard au Collège de France). Voir GRMEK, 1963, p. 345.

irréfutable de ses idées fondamentales. Si une expérience ne confirmait pas son hypothèse de départ, il n'expérimentait plus dans la même direction. Le génie tout particulier de Pasteur consiste dans le fait historique d'avoir presque toujours été d'emblée dans le vrai. Il réfléchissait beaucoup avant d'expérimenter et, lors du passage à l'acte expérimental, il posait à la nature des questions précises. Contrairement à Bernard, Pasteur ne supportait pas le « piétinement », les « à-côtés » de l'investigation expérimentale.

Bernard avait le don extraordinaire de voir les faits nus, dépourvus au maximum de leurs oripeaux théoriques, et semblait, suivant l'expression d'un de ses élèves, « avoir des yeux tout autour de la tête[29] ».

Pasteur au contraire discernait précisément les faits expérimentaux en rapport avec un problème théorique posé d'avance. Il payait la clarté de cette vision centrale par ce qu'on peut appeler un scotome périphérique. Voici un témoignage instructif de son préparateur :

> Enfin [c'est-à-dire après une longue rumination] Pasteur arrivait à la période de ses expériences. Elles étaient peu nombreuses mais très nettes et répondant à sa préoccupation. Si le résultat était négatif, il abandonnait son idée. Elle n'existait plus pour lui, il était inutile de chercher à l'y ramener, il ne s'en souvenait plus. Si, au contraire, le résultat était positif, il s'acharnait et dès le commencement on sentait qu'il était dans la vérité. « C'est dans le sens », disait-il. Puis il multipliait les expériences[30].

Bernard connaissait bien ces habitudes de Pasteur. Dans un texte rédigé en février 1877 et non publié du vivant des deux protagonistes, Bernard se démarque expressément du procédé pasteurien :

---

29. BERT, 1878, pp. 28-29. Cf. GRMEK, 1973, pp. 60-61.
30. LOIR, 1938, p. 49.

> Il ne faut pas se laisser dominer par son idée inductive qui n'est au fond qu'une hypothèse. Je puis dire que je suis exactement ce précepte; c'est pourquoi la vérification de mon hypothèse inductive, quelque vraisemblable qu'elle puisse être, ne m'aveugle pas; je n'y tiens que sous bénéfice d'inventaire. C'est pourquoi je cherche autant à détruire mon hypothèse qu'à la vérifier; je cherche en un mot avec l'esprit libre, et c'est pourquoi il m'est arrivé si souvent de trouver des choses que je ne cherchais pas en en cherchant d'autres que je ne trouvais pas. [...] Ainsi Pasteur veut diriger la nature; moi, je me laisse diriger par elle; je la suis. Cuvier dit: l'observateur écoute la nature, l'expérimentateur l'interroge. Il faut faire les deux. Il faut interroger la nature, lui poser une question, mais il ne faut pas vouloir qu'elle réponde à votre question, il faut l'écouter quoi qu'elle dise. [...] Il faut tâcher de la comprendre, voilà tout. Le savant n'est que son secrétaire et ne lui dicte pas ses idées. Moi, je suis le secrétaire de la nature. Pasteur et les a prioristes veulent lui dicter ses réponses selon leurs idées[31].

Après avoir pris connaissance de ce texte, il est d'autant plus savoureux de lire sous la plume de Pasteur une exclamation provoquée par l'édition posthume d'un texte de Bernard qui mettait en doute la nécessité de la présence des cellules lors de la fermentation alcoolique:

> Ici se dévoile encore la tyrannie que les idées systématiques de Bernard exercent, à son insu, sur son esprit[32].

La suite de l'histoire a bien montré à quel point il s'agissait de la part de Pasteur d'une projection de sa propre attitude. Sur le point essentiel, à savoir l'existence des ferments solubles, Bernard a correctement interprété ses expériences, mais Pasteur était tellement sûr d'être dans le vrai qu'il prenait son opinion pour un

31. Note publiée par Léon DELHOUME dans BERNARD, *Principes*, 1947, pp. XXV-XXVI. Cf. ROLL-HANSEN, 1979, p. 278.
32. PASTEUR, 1879, 3.

fait expérimental et les conclusions de Bernard pour « l'influence d'un système défectueux sur l'esprit même le plus juste, le plus voué au culte de l'expérimentation rigoureuse[33] ».

PASTEUR, AUDITEUR DE BERNARD AU COLLÈGE DE FRANCE

Au début de son éloge de Bernard, Pasteur tient à préciser qu'il connaît l'œuvre du physiologiste par une lecture récente et attentive de ses publications scientifiques. Cependant, il passe sous silence le fait qu'il a suivi les cours de Bernard à la Sorbonne et au Collège de France.

Parmi les papiers de Louis Pasteur que Louis Pasteur-Vallery-Radot (1886-1970) a donnés en 1964 à la Bibliothèque nationale (sous réserve qu'ils ne soient compulsés qu'après sa mort) se trouve un cahier comportant des notes prises pendant l'hiver 1862-1863 au cours donné par Bernard au Collège de France[34]. C'est un cahier de 94 feuilles, mais seules les feuilles 2-59 sont utilisées[35].

Ce cours dispensé au Collège de France pendant l'année scolaire 1862-1863 portait le titre de *Médecine expérimentale*[36]. C'est précisément à ce moment-là que Bernard, alors au faîte de sa gloire, a décidé de donner à son enseignement une orientation plus générale, plus « philosophique ». Les leçons de l'hiver 1862-1863 sont en quelque sorte le premier jet des idées qu'il développera deux ans plus tard, dans sa fameuse *Introduction à*

33. *Ibid.*, p. 1. Cf. GEISON, 1995, pp. 19-20.
34. Cf. PRÉVOST, 1977.
35. Bibliothèque nationale, *Nouv. acq. fr. 18063.*
36. Les leçons de l'hiver 1862-1863 n'ont pas été publiées dans la série des *Leçons* bernardiennes. Pour le programme de ces leçons, voir GRMEK, 1967, p. 16-18.

l'étude de la médecine expérimentale. Si le but de Pasteur fut de connaître à la source l'enseignement méthodologique de Bernard, il ne pouvait mieux choisir son moment pour participer au cours de médecine du Collège de France.

Le cours a débuté le 12 décembre 1862, mais Pasteur n'y a participé qu'à partir de la deuxième leçon. Il a suivi cet enseignement très assidûment, en prenant des notes abondantes et détaillées, s'efforçant souvent de retenir exactement les phrases prononcées par Bernard. La présentation de ces notes est très ordonnée, d'une écriture soignée et égale. Le cahier conservé donne l'impression d'être une mise au propre des notes prises au cours.

Voici la transcription des notes prises par Pasteur lors de la leçon du 17 décembre 1862 :

> *Claude Bernard, 1862-63. Collège de France. 2e leçon.* On peut définir la méthode expérimentale comme le raisonnement à l'aide des faits. On ne peut raisonner expérimentalement sans des faits, des expériences. On trouve un fait, on fait une hypothèse sur sa cause, et on fait des expériences pour la vérifier. Puis nous concluons. Mais cette conclusion, on ne peut la garder toute sèche. Il faut la mettre en harmonie avec les autres faits de la science. Cet accord constitue une théorie. Donc grande différence de l'hypothèse et de la théorie.
>
> Aujourd'hui je parlerai des écueils de la méthode expérimentale, écueils nombreux, surtout dans la médecine et la physiologie. On a encore appelé la méthode expérimentale méthode *a posteriori*, pour dire que l'on ne conclut qu'après observation, expérience. En mathématique, la logique suffit, pas besoin d'expériences. On a encore dit méthode d'induction, et de déduction. Je crois que cette distinction n'est pas fondée. Je crois que dans toutes les sciences l'esprit ne va qu'*a priori*. Je crois même qu'on peut prouver que tous les écueils viennent de la tendance de l'esprit à raisonner *a priori*.
>
> Entre les deux extrêmes il y a toutes les nuances. Il y a des esprits empreints de la méthode a priori et un peu de la méthode a posteriori, et inversement. Exemple.

Trois cas pris dans la médecine et physiologie. 1° Il y a des gens *a priori.* 2° Il y a des gens systématiques. 3° Il y a des gens *a posteriori.*

Des premiers, il y en a encore, très peu, mais il y en a même dans les sciences d'observation. Ce sont des personnes qui raisonnent faux. Cela tient à ce que chacun de nous a des idées d'autant que dans les cours on cherche à simplifier par théories. Ils prennent cela comme des choses absolument établies, et raisonnent à leur aise. Cela se voit beaucoup chez les mathématiciens qui raisonnent en physiologie comme dans leur science et font des lois absurdes.

Magendie m'a dit souvent qu'un homme distingué lui avait dit mon mémoire est fini, je n'ai plus que quelques expériences à faire.

Les systématiques sont à moitié dans la méthode *a priori* et à moitié dans l'autre. Ils font des expériences en vue des théories. Et cherchent la démonstration de leurs idées, acceptant les faits et repoussant les autres. Ils cherchent les résultats. C'est très fréquent en médecine. On introduit alors des erreurs dans les sciences d'autant plus dangereuses qu'elles paraissent avoir des faits à leur appui. Si on leur dit, mais voilà des faits contraires : oh, ce sont des exceptions.

L'exception n'existe pas. Un phénomène qui ne s'offre pas, c'est que les conditions de production n'existent pas. Si elles existent, le fait se produit toujours. Les variations s'expliquent par des perturbations naturelles. À ce sujet je me rappelle l'opinion d'un médecin lorsque je soutins cela un jour dans la Société philomathique. Après avoir dit que Magendie et Brodie n'étaient en désaccord que parce que l'un avait opéré sur un chien et non (sur un) lapin, ce médecin dit : Quand il s'agit des minéraux, des choses mortes, M. Bernard a raison, mais là où est la vie les conditions étant les mêmes, les faits (ne sont pas) les mêmes. C'est la négation de la science. Il n'y a d'exceptions que pour nos connaissances.

Celui qui est dans la méthode *a posteriori* tout entier, il arrive à lui qu'il ne fait que son expérience et qu'il lui faut y faire rentrer tous les faits.

Le premier raisonne faux. Celui qui fait un système ne veut pas changer sa théorie. Il aime mieux modifier les faits. Le 3e dit, toutes les théories sont fausses d'une manière absolue. Elles sont bonnes aujourd'hui, pour ce qui est connu. Demain, elles rencontreront des faits qui les démoliront.

En physique et en chimie, les théories sont plus près de la vérité. En médecine et physiologie, toutes sont mauvaises. Mais il en faut, et elles servent à aller plus loin. L'expérience alors vérifie, non la théorie, l'hypothèse. Le résultat sous-tend alors la théorie. Mais le plus souvent l'expérience ne la confirme pas. Il faut savoir que cela sera ainsi, et avoir donc l'esprit attentif à voir ce qui arrivera ; faire aller de front l'esprit d'observation et l'expérience[37].

La leçon s'est terminée par la description paradigmatique de la découverte des nerfs vasomoteurs et par la présentation de quelques expériences.

Dans sa leçon du 19 décembre 1862, Bernard parla du but de la méthode expérimentale, puis il exposa les principes de la théorie cellulaire de Schwann et de la pathologie cellulaire de Virchow. Il souligna l'importance de la pathologie et de la thérapeutique expérimentales. Pasteur écouta sans doute avec un intérêt tout particulier les réflexions de Bernard sur le rôle de la prédisposition et des « virus » dans la genèse des maladies. Dans les notes prises à ce sujet, il n'y a apparemment rien qu'il aurait trouvé contraire à ses propres convictions[38].

Lors de la quatrième leçon, tenue le 24 décembre 1862, Bernard parla d'abord de l'importance de l'« élément organique » dans la pathologie, puis du mécanisme des empoisonnements. Il n'y a pas, dit-il, de maladie sans lésion. Mais elle peut être cachée. Par exemple, dans l'empoisonnement par le curare, les lésions ne sont pas visibles :

Où est donc la lésion ? Mais il faut croire qu'il y a des choses très délicates, inconnues. Ainsi expériences de M. Pasteur où l'arrangement moléculaire a une grande importance[39].

---

37. Bibliothèque nationale, *Nouv. acq. fr. 18063*, f. 2r-3v.
38. *Ibid.*, f. 5r-8r.
39. *Ibid.*, f. 11v.

Dans ses notes, Pasteur écrit son propre nom comme s'il s'agissait d'une autre personne. L'allusion de Bernard se rapporte évidemment aux expériences pasteuriennes sur la dissymétrie racémique. Ce rappel était une sorte de cadeau de Noël à son collègue et auditeur.

Lors de sa cinquième leçon, la dernière de l'année 1862, Bernard insista sur les conditions internes des maladies. D'un côté, il critiqua Virchow en lui reprochant d'avoir trop restreint les causes externes, mais de l'autre côté il affirma avec force qu'il ne faut jamais perdre de vue le rôle des causes internes innées et acquises. Pasteur eut ainsi l'occasion d'entendre et de noter des considérations presque prophétiques sur ce que sera la principale faiblesse de ses propres théories pathogénétiques[40].

Pendant la première semaine de janvier 1863, Bernard exposa son opinion sur « l'idée fondamentale de la vie » et aborda le problème de la contagion et des « virus » (au sens que ce terme avait à l'époque). D'après les notes de Pasteur, il fut assez expéditif :

> Virus, dira-t-on. Il y a là quelque chose à étudier, mais ce sont des choses d'expérience[41].

À partir du 9 janvier, le cours fut entièrement consacré à la physiologie du système nerveux et aux anesthésiques. Pasteur nota avec soin la critique bernardienne des expériences d'Achille Longet. Il n'assista pas aux leçons des 3 et 11 mars 1863.

Pasteur au cours de Claude Bernard à la Sorbonne

Lorsque Pasteur vient s'asseoir sur les bancs de l'école, au cours de l'hiver 1862-1863, pour écouter son

40. *Ibid.*, f. 12v-15r.
41. *Ibid.*, f. 19r.

collègue et illustre aîné, ce n'est pas pour la première fois : deux ans plus tôt, il avait suivi le cours de Bernard à la Faculté des sciences. Cela peut étonner, car si le cours du Collège était destiné aux chercheurs, celui que Bernard donnait à la Sorbonne ne s'adressait qu'aux étudiants. Or, bien que d'une dizaine d'années plus jeune que Bernard, Pasteur était déjà alors un savant confirmé, directeur d'études à l'École normale et même administrateur de cette École après avoir été doyen de la Faculté des sciences de Lille.

Un cahier intitulé *Leçons de M. Cl. Bernard à la Faculté des sciences, 1860 (2e semestre)* et composé de 90 feuilles, dont les premières (f. 1-48) et les dernières (f. 88-90) sont couvertes de l'écriture fine de Pasteur, prouve l'assiduité de ce dernier comme auditeur de Bernard[42]. Pasteur suivit le cours de l'été 1860 du début à la fin. Il n'a manqué que quatre leçons et demie (il est arrivé une fois en retard) sur 26 que comportait ce cours.

Le cours de 1860 avait pour titre *Phénomènes de propagation et de développement des êtres vivants*[43]. Le contenu des leçons du premier semestre est consigné dans les notes prises par Charles Chossat (1796-1875)[44], celui du second semestre n'est connu que par les notes de Pasteur.

Le cours commença en mars et se termina en juin 1860. Dans les notes de 1862-1863, Pasteur cite textuellement les paroles de Bernard, et il les résume ici en parlant du conférencier à la troisième personne :

> 1re leçon. *Idées des anciens et des modernes sur la vie.* Il discute surtout des idées de Bichat. Il insiste sur la localisation des propriétés dans les organes. Il combat le principe qu'il y a lutte entre les forces de la vie et de la mort[45].

---

42. Bibliothèque nationale, *Nouv. acq. fr. 18062.*
43. Collège de France, *Ms. 6*, p. 87.
44. *Ms. 21a*, f. 1-44 ; cf. GRMEK, 1967 (a), pp. 253-254.
45. *Nouv. acq. fr. 18062*, f. 2r.

Les deux leçons suivantes concernent la vie latente. Voici quelques extraits des notes prises par Pasteur :

> Influence de la température. Poissons gelés, végétaux gelés. Œufs vraiment gelés ne sont plus féconds. Grenouilles gelées, *idem*. Quand on a vu la vie reprendre c'est qu'on n'avait pas été jusqu'à geler les liquides intérieurs. Il offre cœurs de grenouilles mis à zéro 24 heures et plus trace de battement mais remis à la température ordinaire le cœur se remet à battre vivement ; à une température plus basse de cet hiver, 15 ou 16°, vraie congélation et plus de retour à la vie.
>
> Vie latente des liquides. [...] C'est donc dans les tissus qu'il faut chercher l'explication des phénomènes de vie latente. De la somme de la vie. Il montre cœur de grenouille isolé de l'animal. Il peut battre deux jours ainsi isolé. Supposons qu'il ait battu un jour. On le place alors à 0°. Il s'arrête. Remis à la température ordinaire il pourra battre le jour qui lui reste. Il peut rester arrêté à 0°, 24, 48 heures, et reprendre ensuite sa vie. Il était à l'état de vie latente à 0°.
>
> Chaque organe, chaque liquide même peut avoir une vie latente. (Ce point de vue offre beaucoup d'intérêt dans cette question.) [46]

La phrase écrite par Pasteur entre parenthèses est de lui. On comprend sans peine l'intérêt que l'affirmation de Bernard pouvait avoir pour l'expérimentation de Pasteur sur la génération spontanée. Dans la suite de ce chapitre, je citerai entièrement le texte de la quatrième leçon, consacrée au problème de ce type de génération. Pour la suite du cours, je me contente de rappeler le titre des sujets traités :

> Développement de la cellule.
>
> Théorie de Schwann.
>
> Générations alternantes. [Pasteur remarque à cette occasion « Je n'ai assisté qu'à la 2e partie de la leçon 7 ».]
>
> Propagation par œuf [« L'œuf est une sécrétion ! »]
>
> Particularités de la reproduction animale. [Pasteur n'assiste pas aux 12e, 13e et 14e leçons.]

---

46. *Ibid.*, f. 2v-5r.

Génération chez les mammifères.

Développement de l'embryon chez les mammifères.

Embryologie expérimentale.

Nécessité de l'oxygène dans des concentrations précises. [Pasteur n'assiste pas à la 20e leçon.]

Sang fœtal.

Particularités du développement embryonnaire. [Pasteur assiste aux cinq dernières leçons mais ne prend pas de notes. Il s'agit de considérations embryologiques qui, manifestement, ne l'intéressent pas.]

La 26e et dernière leçon, le 30 juin : Résumé général du cours.

Les idées de Bernard sur la génération spontanée

Claude Bernard a été le rapporteur de la Commission de l'Académie des sciences qui a accordé à Pasteur le prix Montyon de physiologie expérimentale pour l'année 1859. À ce moment-là, les relations entre les deux savants étaient excellentes. Mais cela ne suffit pas pour expliquer l'intérêt de Pasteur pour l'enseignement universitaire de Bernard. L'explication se trouve probablement dans le fait que Bernard avait annoncé qu'il parlerait de la génération spontanée, sujet qui se trouvait alors au centre des préoccupations scientifiques de Pasteur.

En décembre 1858, le professeur rouennais Félix Archimède Pouchet (1800-1872) présenta à l'Académie des sciences une communication en faveur de la génération spontanée des « proto-organismes végétaux et animaux » et publia, en octobre 1859, un ouvrage intitulé *Hétérogénie ou traité de la génération spontanée*. L'Académie annonça en janvier 1860 qu'un prix spécial serait donné pour des expériences qui apporteraient des lumières nouvelles sur cette question. Pasteur décida de combattre les idées de Pouchet et d'entreprendre une série d'expériences dans le but de montrer que même les êtres vivants les plus élémentaires sont engendrés par l'action d'êtres vivants préexistants et ne se forment jamais à partir de la seule matière inerte. Le 7 février 1860, il écrit à son père qu'il a présenté à l'Académie une communication sur la génération spontanée et qu'il a fait à la Société chimique, en présence de Bernard, un exposé sur ses anciens travaux[47].

Ainsi débuta la fameuse controverse entre Pasteur et Pouchet[48]. On ne saurait en surestimer la portée historique et l'impact qu'elle eut du côté des chercheurs sur leur méthodologie et du côté d'un public plus large sur les débats idéologiques[49].

Bernard avait déjà travaillé sur le même problème en 1857 et avait publié en 1858, avant Pouchet, des observations originales sur la génération des êtres microscopiques[50]. Lors de la première communication de Pouchet à l'Académie, Bernard est intervenu avec des remarques critiques. C'est donc tout naturellement à lui que l'Académie va confier le rapport pour l'attribution du prix constitué en janvier 1860 et brigué par Pasteur dès le mois suivant[51].

Les idées exprimées par Claude Bernard à la veille du débat Pasteur-Pouchet étaient nuancées. D'un côté, il avait réalisé avant Pasteur des expériences comparatives avec deux ballons de verre contenant un milieu nutritif (eau distillée, gélatine et sucre de canne) stérilisés par ébullition et exposés ensuite l'un à l'air ordinaire et

---

47. Vallery-Radot, 1914, pp. 102-104.

48. Pasteur, 1860.

49. La controverse Pasteur-Pouchet a fait objet d'excellentes analyses historiques et épistémologiques. Voir en particulier Duclaux, 1896, pp. 111-152; Farley et Geison, 1974; Farley, 1977; Roll-Hansen, 1979, pp. 273-292; Geison, 1995, pp. 110-142.

50. Bernard, *Observations sur la question des générations spontanées*, 1858.

51. Olmsted et Harris Olmsted, 1952, pp. 122-123.

l'autre à l'air tamisé par le passage à travers un tube rempli de fragments de porcelaine chauffés au rouge; des moisissures étaient apparues seulement dans le premier de ces ballons[52]. D'un autre côté, Bernard croyait que d'autres expériences démontraient la possibilité de la formation des cellules vivantes à partir d'un liquide blastémique non organisé. « Le monde organique », écrit-il dans un cahier de notes, ne peut pas « provenir directement du monde inorganique, minéral[53] »; mais cela ne l'empêche pas d'affirmer aussi que des éléments « solides » de la vie, structurés au niveau microscopique, peuvent provenir d'une sorte de liquide organique. Selon lui, la vie peut être latente à l'état liquide, se conserver et se transmettre par des structures submicroscopiques, subcellulaires. Bernard était, en 1860 encore, partisan de la théorie cellulaire de Schwann et non de celle de Virchow. Cette option théorique avait une conséquence fâcheuse : Bernard était porté à croire que les « virus », c'est-à-dire les germes pathogènes vivants, peuvent se former dans un organisme supérieur à partir de ces liquides organiques. Sur ce point, sa conception de la génération spontanée divergeait de celle de Pasteur et, tout en ayant pratiquement la même portée philosophique, enlevait à cette dernière une partie essentielle de sa signification médicale.

Tenant compte de toutes ces circonstances, on comprend que Pasteur ait dû écouter et noter avec le plus vif intérêt les termes de la leçon que, fin mars 1860, Bernard fit en Sorbonne pour expliquer aux étudiants ce qu'il en est, selon lui, de cette génération spontanée si ardemment débattue. La présence de Pasteur dans l'auditoire

---

52. Bernard, *op. cit.*, 1858. Pour les commentaires historiques, voir Foster, 1899, pp. 158-159; Kopaczewski, 1945, p. 60; Mauriac, 1954, pp. 157-158.

53. Bernard, *Cahier de notes*, 1965, p. 78; avec mon commentaire, pp. 238-239.

obligeait évidemment le professeur à bien peser chacun de ses mots.

Voici la transcription intégrale des notes de Pasteur prises lors de cette leçon :

> 4e leçon. *De la génération spontanée.* On a dit : êtres possibles sans parents. Génération spontanée. Très vaste d'abord. Se restreint de plus en plus. Aristote : mouches, vers, même rats, taupes, etc. ; toute matière putréfiée peut donner des animaux. Van Helmont donne le moyen de faire des souris avec du linge sale dans un pot de terre. Vers intestinaux. Burdach dit qu'ils sont spontanés forcément et il en donne des raisons non scientifiques. Il y avait donc beaucoup de ces générations admises. Dans beaucoup des cas : moucherons, levure de bière ; moisissures sur les corps.
>
> Ce champ s'est beaucoup rétréci. C'est Redi au 17e siècle qui a le premier attaqué la théorie. Redi : gaze très fine entourant le fromage et éloignant ainsi les mouches, on a vu qu'il n'y a jamais de larves. Redi cependant avait encore admis la génération spontanée dans quelques cas. Redi, Vallisnieri, Spallanzani firent aussi des expériences et on abandonne tout à fait la génération spontanée pour les insectes, a fortiori pour les taupes. Mais on la remit alors en vigueur pour les helminthes et les infusoires. Nous verrons la vraie génération de beaucoup de ces êtres. Mais pour les infusoires surtout on était resté dans le doute.
>
> Lorsque infusions animales ou végétales, on voit naître végétaux divers et animaux divers. Cela n'avait rien d'absolument absurde, parce que mêmes éléments chez les animaux et chez les substances mortes et on pensait que synthèse organique possible. Dans une infusion, dit-il, il faut toujours qu'il y ait des matières organiques ayant eu vie. Jamais, dit-il, on n'a vu des infusions minérales donner des infusoires. Il dit qu'il y a toujours une matière ayant eu vie.
>
> La question peut être alors étudiée expérimentalement. C'est la seule manière. Car on ne sait pourquoi il y a eu toujours mélange des idées philosophiques aux idées scientifiques. Ce n'est qu'une question scientifique et rien de plus. C'est toujours ainsi qu'il faut procéder. Les uns disaient : mais dans cette eau, dans cette matière il

peut y avoir des germes ! Qu'est-ce qui prouve qu'on n'a pas ainsi réviviscence, œufs secs qui tombent et sont transportés. L'objection pourrait être détruite, par ex. air, eau, matière où on aurait détruit cela. Burdach a dit qu'en infusant matières végétales, bouillies et mises en vases clos on aurait infusoires variés. Mais il y a une grande différence entre une expérience mal faite et bien, et il faut être préparé par une habitude de rigueur très grande. Ces expériences de Burdach sont mal faites.

M. Biot[54] lui a raconté que, eau ordinaire chauffée et air, dans un fumier, trois semaines, on avait infusoires. Gay-Lussac et Biot furent rapporteurs. Ils refirent l'expérience en bouchant *bien*[55] et alors plus rien. Les expériences de B[urdach] sont toutes mal faites et Müller qui les voyait lui disait que cela n'était pas probant. Et Biot disait qu'il y avait parti pris. MM. Dumas, Milne-Edwards, lui, en France n'ont rien obtenu. Schultze les a reprises en Allemagne et a montré que rien, si bien pur partout. Il faut l'eau, la chaleur, l'air etc. Schultze par l'ébullition détruisait tous les germes, puis il fallait introduire de l'air et pour cela il faisait passer l'air dans SO_3HO, on peut aussi prendre chaleur rouge et il en résulte que générations spontanées impossibles.

J'avoue, dit-il, que cela avait paru concluant. Lorsque M. P[ouchet] le soutint par des expériences nouvelles. Mais il diffère un peu. On avait dit d'abord : il faut matière organique. Mais on ne s'était pas expliqué sur leur développement. M. P[ouchet] a admis que de même que chez les animaux supérieurs il se forme des organes accessoires dans leur vie embryonnaire qui disparaissent ensuite. Lui admet que c'est analogue chez les infusoires. Mais peu importe : aussi difficile pour cellule que pour être entier. Et M. P[ouchet] n'a pas simplifié la question.

La question était toujours la même : avait-il bien purifié. M. P[ouchet] avait dit : foin très sec et purgé de germes par 100°. Mais objections. Car on sait combien [il

54. Jean-Baptiste Biot (1774-1862) était professeur de physique mathématique au Collège de France. Théoricien et astronome, il était néanmoins un maître incontestable dans le domaine de la physique expérimentale.

55. Ce mot est souligné par Pasteur.

> est] difficile de porter du bois, de la paille à 100°. Et puis d'ailleurs on a vu que les œufs pouvaient, [étant] secs, être fortement chauffés.
>
> Expériences de Schultze refaites par lui et il avait vu génération spontanée. M. P[ouchet] a nié aussi les faits de Spallanzani, de M. Doyère, et il a fallu reprendre les expériences (Société de Biologie) et très bien prouver que secs 110° et 50° dans l'eau[56].

Après cette leçon de Bernard, Pasteur a présenté à l'Académie quatre nouvelles communications sur la génération spontanée. Ses expériences devenaient de plus en plus raffinées. Les historiens ont négligé le rôle de Bernard dans la mise au point de ces expériences. Mauriac a pourtant attiré l'attention sur la similitude entre les dispositifs expérimentaux de Bernard et les premières expériences de Pasteur[57]. La critique bernardienne de Pouchet sera entièrement reprise par Pasteur. Mais il est certain que ce dernier ira plus loin. D'ailleurs, Bernard lui-même reconnaîtra pleinement l'originalité de Pasteur dans la solution du problème de la prétendue génération spontanée des infusoires[58].

Les mondanités, les microbes pathogènes et le culte des grands hommes

D'après Léon Delhoume, Pasteur et Bernard se seraient rencontrés pour la première fois en 1858, à l'occasion du concours pour le prix de physiologie expérimentale[59]. Pasteur était candidat et Bernard membre de la commission académique. Ce dernier présenta un rapport très élogieux sur les recherches de

---

56. *Nouv. acq. fr. 18062*, f. 5v-8v.
57. Mauriac, 1954, p. 180.
58. Cf. Bernard, *Rapport*, 1867, p. 104.
59. Delhoume, 1953, pp. 995-999.

Pasteur concernant la fermentation alcoolique et les isomères de l'acide tartrique, exprima une critique en demi-teinte, loua « l'habileté et la rigueur expérimentale de ce savant distingué », et obtint son couronnement par le prix Montyon de l'année 1859. Denise Wrotnowska décrit bien les circonstances de cet événement et remarque très pertinemment que les deux hommes avaient déjà dû se rencontrer lors du séjour parisien de Pasteur en 1856, sinon même avant cette date, par exemple lors des séances de la Société de Biologie dont Bernard était vice-président[60].

Le 8 décembre 1862, Pasteur fut élu membre de l'Académie des sciences et, dans le courant du même mois, obtint de cette institution le prix Alhumbert à titre de récompense pour ses recherches sur la génération des organismes inférieurs. Bernard eut un rôle très actif dans la préparation de ces deux événements. Dès 1863, les deux savants se voyaient régulièrement lors de séances académiques et de manifestations culturelles.

En 1869, Bernard soutint moralement Pasteur au moment de son attaque apoplectique et en 1871, Pasteur à son tour vint consoler Bernard dans sa retraite à Saint-Julien.

Le 16 mars 1869, Napoléon III convoqua une conférence au palais des Tuileries sur l'état de l'enseignement scientifique. Victor Duruy (1811-1894), ministre de l'Instruction publique, chargea Pasteur et Bernard de présenter des rapports sur l'enseignement supérieur et la recherche scientifiques. Les deux rapports, publiés récemment, témoignent d'une parfaite identité de vues[61].

Georges Barral raconte comment Claude Bernard fut invité par Napoléon III à une fête au palais de Compiègne :

---

60. Wrotnowska, 1976, pp. 149-151.

61. Miles, 1982. Le texte de ces rapports est publié d'après les manuscrits autographes, vendus aux enchères en 1969.

Il s'y rendit en compagnie de M. Pasteur également prié, non sans s'être informés tous les deux, au préalable, auprès d'amis plus au courant qu'eux des habitudes et de l'étiquette des Cours, du vêtement qu'ils devaient mettre pour cette réception et notamment de la culotte noire de rigueur, ce qui les gênait considérablement[62].

Contrairement à ce qu'on dit et écrit parfois, Bernard ne s'est pas montré hostile à la théorie pasteurienne du rôle des microbes dans la genèse des maladies infectieuses. Elle lui paraissait foncièrement correcte mais aussi, en tant qu'explication étiologique et pathogénétique, partielle. À la lumière de nos connaissances actuelles, les critiques que Bernard adressait à la bactériologie de Pasteur étaient en partie bien justifiées et en partie erronées. Bernard a vu juste en reprochant aux bactériologistes de négliger les conditions de l'organisme hôte et le rôle pathogène des facteurs internes. Il a eu tort de croire à la possibilité de la formation endogène des microbes :

Le virus morveux se forme sous nos yeux par excès de travail ; l'abstinence rend la morve aiguë, qui devient contagieuse, tandis que la chronique (farcin) ne l'est pas. [...] La section du sympathique ou de la 5e paire produirait-elle un virus morveux ? Dans le rein, la section des nerfs produit un véritable virus transmissible. C'est donc par altération nerveuse. Ces altérations nerveuses amènent une décomposition putride qui se verse dans le sang et l'infecte d'une manière continuelle ; ces venins ou virus deviennent alors transmissibles. Le virus syphilitique a dû se produire ainsi. Le virus rabique se produit aussi sous l'influence nerveuse ; vient-il des glandes salivaires ou de la muqueuse buccale ? Toutes ces questions sont de la pathologie expérimentale. Il faut savoir comment ces virus se forment. Ce sont des altérations de liquides sous des influences nerveuses. [...] Étudier avec ces idées les maladies virulentes qui résultent des altérations spéciales des liquides normaux sous l'influence du système

62. Barral, 1889, p. 10.

> nerveux ou autrement; d'où l'on voit que des influences morales peuvent produire des maladies septiques. La substance septique peut donc naître dans l'individu, se former dans le milieu intérieur (sang)[63].

En octobre 1865, Pasteur et Bernard ont été nommés membres d'une commission qui devait établir la cause du choléra qui, venant d'Égypte, avait commencé à sévir d'abord à Marseille, puis à Paris. Pasteur cherche en vain, dans l'air et dans les échantillons de la poussière du plancher et du linge recueillis à l'hôpital Lariboisière, les germes pathogènes. Il n'examine pourtant de ce point de vue ni les humeurs ni les déchets des malades. Bernard ne participe pas à ces recherches parce que, convalescent, il séjourne à Saint-Julien où il rédige son *Introduction.* Il donne seulement, dans une lettre adressée à Sainte-Claire Deville, son avis sur les recherches que la commission devrait faire pour éclaircir l'étiologie du choléra. Selon lui, il faudrait bien examiner non pas le milieu externe mais les matières diarrhéïques et le sang des patients pour y chercher – en quoi il se trompe plus encore que Pasteur – des particularités chimiques et non des germes vivants[64].

Arsène d'Arsonval raconte qu'un jour Pasteur, à la suite d'une discussion à l'Académie de médecine, rendit visite à Bernard et, découragé par les attaques de la part des médecins, s'écria: « Cher Maître, croyez-vous sincèrement qu'il restera quelque chose de moi ? » Bernard aurait répondu à peu près ceci: « N'en doutez pas, cher ami, il restera d'abord vos expériences qui sont inattaquables. Tenez, pas plus tard que ces jours derniers, deux chirurgiens sont venus me sonder la vessie. Le premier, notre confrère Gosselin; le second un jeune

---

63. *Principes*, 1947, p. 214. Les mêmes idées sont exposées dans les *Leçons de pathologie expérimentale*, 1872, pp. 37-42. Voir à ce propos Théodoridès, 1977, pp. 138-139.

64. Wrotnowska, 1979, pp. 25-32.

médecin, Félix Guyon, imbu de vos doctrines. Eh! bien, j'ai remarqué que tous les deux ont lavé leurs mains; seulement Gosselin les a lavées *après* et Guyon *avant* cette petite opération[65]. »

Parmi les papiers inédits de Louis Pasteur se trouve un cahier portant le titre *Projet d'un livre sur l'esprit en matière de sciences (choix de pensées), 1858-1867*. Ce cahier contient une chronologie des rois de France, des esquisses biographiques de quelques savants illustres (Galilée, Bacon, Descartes, Newton, Hales, Harvey, Stahl, Montaigne et Palissy) et des extraits d'auteurs les plus divers: Ingen-Housz, Halévy, Bonnet, Leibniz, Hales, Buffon, Priestley, Flourens, Jésus (placé entre un physiologiste et un chimiste!), Lavoisier, Cuvier, Biot, Fontenelle, Guizot, Janet, l'abbé Bautain (étude sur l'art de parler en public), Chevreul (sa définition de la méthode expérimentale), Turgot, Cicéron et Claude Bernard. Si Pasteur justifie ce recueil de notes historico-philosophiques en invoquant « son culte pour les grands hommes, sa passion pour les inventeurs[66] », le fait qu'il mêle aux citations recueillies au gré de ses lectures ses propres réflexions personnelles (dont fait partie l'exergue de ce chapitre) montre aussi qu'il était conscient d'appartenir, avec Claude Bernard, à cette famille de découvreurs et de penseurs exceptionnels.

65. Voir GODART, 1939, p. 4, et MILLET, 1945, pp. 258-259.
66. Bibliothèque nationale, *Nouv. acq. fr. 18030.*

CHAPITRE XI

Une lecture critique des manuels de Ludwig et de Virchow

> Aujourd'hui les *théories* vont vite; elles meurent comme des mouches. Ce n'est plus comme autrefois. Elles ne vivent pas la vie de leurs ancêtres. Il faut établir des *faits* qui vivront toujours.
>
> Claude BERNARD [1]

Dans les papiers laissés par Bernard à son dernier préparateur Arsène d'Arsonval, déposés aujourd'hui aux Archives du Collège de France, se trouvent plusieurs traductions et extraits d'ouvrages scientifiques allemands [2]. Dans ces traductions, on peut distinguer deux groupes: les unes sont de la main de Claude Bernard lui-même, les autres sont écrites par ses collaborateurs (notamment Albert Dastre, P. Boéchat et Mme Raffalovich). Les manuscrits du second groupe sont en règle générale plus récents que ceux du premier. Nous avons l'impression que, vers 1850, Bernard fit un effort considérable pour pénétrer dans les arcanes de la langue allemande, effort qu'il soutint avec une ténacité certaine jusque vers 1865, date à partir de laquelle il se

1. *Ms. 24d*, f. 20.
2. GRMEK, *Catalogue*, 1967, pp. 209, 214, 241 et 297-301.

servit de plus en plus des bons offices de ses amis et disciples.

Certes, Bernard ne pouvait ignorer les recherches de ses collègues d'outre-Rhin ; mais ce qui était peu connu jusqu'ici, c'est que le maître français puisait au moins une partie de ses connaissances de la physiologie allemande directement à la source, c'est-à-dire grâce à une étude directe des textes originaux. Pour mener à bien ce travail, Bernard s'était constitué plusieurs petits dictionnaires allemand-français des termes techniques[3].

Parmi les traductions faites par Bernard, notons celle de la préface et des trois premiers chapitres d'un livre d'Emil Osann (1787-1842) sur l'histoire de la physiologie, celle des extraits d'un ouvrage histologique de Benedict Stilling (1810-1879) et, tout particulièrement, celles de l'introduction ou préface des grands traités de Carl Ludwig (1816-1895), d'Adolf Fick (1829-1901), de Josef Gerlach, d'Emil Du Bois-Reymond (1818-1896), de Karl Reichert (1811-1883) et de Gabriel Gustav Valentin (1810-1883).

Relations entre Bernard et Ludwig

Claude Bernard et Carl Ludwig se connaissaient surtout par l'intermédiaire de quelques disciples communs et n'ont jamais eu l'occasion de se rencontrer personnellement[4]. Malgré des différences très nettes dans leurs caractères et dans leurs méthodes de travail, les deux savants avaient une profonde estime l'un pour l'autre. Bien entendu, des deux côtés, l'admiration ne fut jamais sans faille. Bernard n'aimait pas l'emploi d'instruments compliqués et trouvait inacceptable de vouloir tout

3. Par exemple les carnets 16a, 16b, 16c et 16f, conservés au Collège de France.

4. Pour la vie et l'œuvre de Ludwig, voir Baureisen, 1962 ; Schröer, 1967, et Zupan, 1987 ; cf. aussi Rothschuh, 1953.

transformer en quantité, mesurer et étudier par des procédés mathématiques. Ludwig, quant à lui, devait trouver Bernard trop enclin aux généralisations, trop impulsif et attaché à une certaine forme de romantisme.

De trois ans plus jeune que Bernard mais ayant fait très rapidement une carrière universitaire brillante, Ludwig suivait déjà avec attention les premières recherches de Bernard. Les physiologistes allemands étaient en effet très intéressés par tout ce qui se passait dans le laboratoire de Magendie. Dans une lettre du 10 juillet 1849, Ludwig, qui venait juste de quitter sa chaire de physiologie à Marburg pour celle de Zurich, communique à Du Bois-Reymond son jugement sur plusieurs physiologistes parisiens, sans oublier Bernard qui lui paraît « un grand talent mais très hâtif[5] ».

Bernard, en revanche, n'était pas bien au courant des premiers travaux de Ludwig. Quand Du Bois-Reymond avait visité Paris et, en avril 1850, avait assisté dans le laboratoire du Collège de France aux expériences de Bernard sur la « piqûre sucrée[6] », il n'avait sans doute pas manqué de faire un tour d'horizon de l'actualité physiologique. Or, dans sa lettre du 25 août 1850, Du Bois-Reymond, revenant en Allemagne, écrit à Ludwig : « Brücke et toi, vous êtes absolument inconnus à Paris[7]... »

Alerté par Du Bois-Reymond, puis impressionné par les recherches de Ludwig sur le contrôle nerveux de la salivation, Bernard attendit avec intérêt la sortie du premier volume de *Lehrbuch der Physiologie des Menschen*[8]. Parmi les étrangers venus faire leur apprentissage dans son laboratoire se trouvait, à partir du printemps 1853, un jeune savant suisse, Friedrich Goll

---

5. « Bernard ist ein grosses Talent, aber sehr voreilig ! » Voir Du Bois-Reymond et Diepgen, 1927, p. 65.

6. Voir à ce propos les notes de Bernard dans son *Ms. 15f.*

7. Du Bois-Reymond et Diepgen, *op. cit.*

8. Publié à Heidelberg, Winter, 1852.

(1829-1903)[9]. Bernard apprécia ses manières et profita de son bilinguisme pour se faire traduire certaines parties du manuel de Ludwig[10].

Une lettre de Goll à son maître parisien, écrite dans un français approximatif et envoyée le 10 juin 1854, après son retour à Zurich, montre bien à quel point, à cette époque, Ludwig était curieux des expériences et des jugements de Bernard :

> Mes jours de Paris – écrit Goll – étaient les plus beaux de ma vie et comme le jugement vient après les faits, je le sens maintenant plus qu'auparavant même. Si mes conditions auraient permis de remplir mes désirs je n'aurais quitté Paris si vite, j'aurais prolongé mon séjour pour y jouir de votre amitié et de vos charmes, enfin de profiter le plus possible de vos expériences ingénieuses et raisonnements exacts. [...] M. Ludwig qui était le premier que j'allais voir, me félicite de votre amitié et de mes progrès, acquis par vous et vos expériences. Il était charmé de vos nouvelles qu'il avait reçues de ma part à cause de la physiologie et avait commencé une lettre pour vous exprimer son affection. Il était extrêmement curieux pour savoir et connaître tous vos progrès et je ne tardais pas de lui donner tous les renseignements possibles toutes fois qu'il venait me voir. Il s'occupa le plus, comme il était à prévoir, de la section du nerf sympathique et son influence sur la pression du sang. Malheureusement, il trouva la même contradiction de vos superbes faits avec les théorèmes de Volkmann comme vous et moi. J'ajoute à cette lettre l'explication verbale de M. Ludwig. M. Ludwig vous conseille de ne pas vous arrêter trop pour la friction (le frottement), c'est-à-dire d'un changement de friction du côté coupé dans les capillaires parce que la chose deviendrait encore plus compliquée, tant qu'elle l'est déjà trop. [...] M. Ludwig se chargera dès aujourd'hui de trouver l'explication de vos faits intéressants et inébranlables. Ludwig croit qu'il serait le mieux et le plus sûr moyen de

9. Goll deviendra professeur à Zurich et, entre autres découvertes, décrira le noyau bulbaire et le faisceau de fibres myélinisées qui portent son nom.

10. Voir Zupan, 1987, p. 128.

> vous faire faire un kymographion et de faire dessiner les courbes avant, pendant et après la section du nerf. [...] Quant à la sécrétion pancréatique, je racontai tout ce que je savais de vous à M. Ludwig, de même que je le persuadai des erreurs de Bidder. Il croit que vous avez tout à fait bien observé et constaté les faits, mais il croit encore à une sécrétion forte qui persiste longtemps [...] M. Ludwig voudrait connaître vos observations sur une sécrétion presque aqueuse et persistante quant à la propriété chimique et quant à la quantité. M. Ludwig était étonné de vos résultats sur la sécrétion de la bile double et voudrait connaître vos faits. M. Ludwig voudrait bien vous faire remarquer que M. Bidder est un homme traitable mais il est quelquefois, comme beaucoup de savants, entêté et ne veut pas avouer ses erreurs. M. Bidder doit reprendre les expériences du pancréas et de la bile et M. Ludwig voudrait d'abord avoir vos mémoires pour donner à M. Bidder des avis amicaux [11].

Dans sa leçon du 26 janvier 1859, Bernard décrit élogieusement les expériences de Ludwig sur les relations entre la pression du sang et les phénomènes de la sécrétion [12].

En 1863, les deux maîtres échangèrent disciples et lettres de recommandation. Le physiologiste russe Ivan M. Setchenov (1829-1905) se présenta à Ludwig, alors professeur à Vienne, avec une lettre de Claude Bernard datée du 3 avril 1863 et faisant état de « beaucoup de sympathie » et d'« une grande admiration ».

> Nous nous sommes, comme vous le dites vous-mêmes, souvent rencontrés – écrit Bernard à Ludwig – sur le même terrain et particulièrement sur celui de la sécrétion salivaire. Nous finirons, à nous deux, par illustrer la glande sous-maxillaire du chien et je serai toujours flatté de voir mon nom placé à côté du vôtre [13].

---

11. Delhoume, Huard et Wong, 1963, pp. 362-364.

12. *Leçons de pathologie expérimentale*, 1872, p. 366.

13. Ebstein, 1925, pp. 1518-1520. L'intérêt de cette remarque réside dans le fait qu'elle touche un domaine dans lequel, tout au

À cette époque, Ludwig était le véritable porte-drapeau de la nouvelle vague allemande en physiologie. La seconde édition de son *Lehrbuch*[14] connut un succès éclatant. À la fois par son enseignement direct, par ses recherches, par ses nouveaux outils et par son traité de physiologie, Ludwig fut « l'instituteur méthodique des physiologistes du monde[15] ». Son œuvre donna l'espoir d'une physiologie rigoureuse se voulant simplement la physique et la chimie des phénomènes vitaux.

La traduction bernardienne de l'introduction du *Traité* de Ludwig

L'introduction du *Lehrbuch der Physiologie des Menschen* de Ludwig représente une véritable profession de foi et fixe le programme de la physiologie physico-chimique[16]. On comprend aisément tout l'intérêt qu'un tel texte devait susciter chez Claude Bernard et les raisons qui l'ont poussé à le traduire[17].

Certaines différences dans le texte des deux éditions allemandes du Traité de Ludwig montrent que Bernard utilisa la seconde édition, ce qui revient à dire que la traduction fut faite après 1858.

La qualité de la traduction est franchement mauvaise. Voulant seulement satisfaire sa propre curiosité, Bernard

---

début de ses recherches, Bernard s'est trompé et a été devancé par les découvertes de son collègue allemand ; mais il a réussi ensuite à le rattraper et même à le dépasser.

14. Leipzig-Heidelberg, Winter, 1858.

15. Canguilhem, 1962, p. 32.

16. Pour la signification historique de ce texte, voir Frank et Weiss, 1966.

17. Collège de France, C VIII e, *Ms. 10e.* La traduction bernardienne occupe le recto des 20 premiers feuillets (pages impaires de 1 à 57), le verso étant réservé à l'explication des termes allemands et aux notes critiques.

s'efforça de réaliser une traduction littérale et non pas littéraire, mais cela l'amena à épaissir et à déformer souvent la pensée de l'auteur. Reconnaissons à sa décharge que le style de Ludwig ne lui facilitait point la tâche. Même pour les lecteurs de langue allemande, Ludwig n'était pas un auteur d'accès facile[18].

La traduction de Bernard, maladroite et même en plusieurs endroits incompréhensible, laisse entrevoir à quel point il lui fut difficile de saisir les nuances d'un style allemand qui devait lui paraître lourd et embrouillé. Mais l'effort ne fut pas vain : malgré les difficultés et les erreurs de détail, Bernard réussit à comprendre correctement les idées maîtresses de Ludwig et à s'en distancier en parfaite connaissance de cause.

Le Traité de Ludwig débute par une définition devenue célèbre :

> La physiologie scientifique a la tâche d'établir en fait les actions du corps animal et de les déduire avec nécessité des conditions élémentaires de l'organisme[19].

Remarque lapidaire de Claude Bernard : « Définition bonne. »

Pour illustrer comment les phénomènes physiologiques visibles doivent être analysés dans une perspective physico-chimique, c'est-à-dire, réduits à des événements au niveau des atomes, des molécules et des fluides physiques (électricité, etc.), Ludwig cite, à titre d'exemple, la flexion de la phalange d'un doigt. L'explication d'un phénomène apparemment si simple doit se faire, pour un physiologiste de la nouvelle école, non seulement en se référant aux structures anatomiques

---

18. Voir LESKY, 1962, p. 180.

19. Traduction de Bernard (*Ms. 10e*, p. 3). La traduction est correcte, encore que « actions » ne rend pas bien le sens de « Leistungen ». Pour traduire « Aufgabe », Bernard a hésité entre « problème », « but » et « tâche ».

mais en étudiant les événements physico-chimiques sous-jacents, et en parvenant ainsi à la connaissance des conditions élémentaires.

Dictionnaire en main, Bernard suit, tant bien que mal, la démonstration un peu tortueuse de la profession de foi « réductionniste » de Ludwig. Et il s'insurge. Entre les phénomènes macroscopiques, grossiers, et le monde physico-chimique des particules élémentaires, il doit y avoir, selon Bernard, un « domaine propre » de la physiologie.

> Nous observons – commente-t-il – le mouvement dans le muscle et c'est là qu'il faut placer la propriété essentielle qui domine le phénomène, car tout le reste n'est qu'accessoire et coordiné [*sic*] comme conséquence forcée de cette propriété vitale du muscle. Le nerf lui-même n'est qu'un organe annexé ; l'essentiel, c'est la *contraction du muscle*[20].

Contre le réductionnisme physico-chimique

Bernard critique l'essentiel de l'entreprise de Ludwig, à savoir la notion philosophique d'une réduction complète des phénomènes vitaux à des « conditions élémentaires » physico-chimiques.

> Il est important d'avoir des idées très nettes sur la manière dont on considère ces conditions élémentaires. Certainement on peut admettre que les ph[énomènes] chimiques de l'organisme sont comme en dehors du corps, dus à des attractions et à des répulsions, etc. Mais on ne peut pas en conclure que les phénomènes vitaux soient la conséquence de ces attractions et de ces répulsions. Ce sont des coïncidences le plus souvent. On peut dire seulement que les phénomènes vitaux ne peuvent s'accomplir que dans un milieu où ces répulsions et

20. *Ms. 10e*, p. 4.

> attractions chimiques ont lieu, mais ces dernières ayant lieu, le phénomène vital n'en est pas du tout pour cela la conséquence. Exemple: œuf fécondé ou non; sucre et gélatine, etc.; mes idées sur la fermentation, etc. On peut dire encore que le tissu vivant est comme un animal, comme un asticot; par exemple si on le met sur de la viande qui pourrit, fermente, il se nourrit et vit. Si la viande ne pourrit pas, ne fermente pas, sans doute l'asticot ne vit plus; mais s'il n'y a pas de phénomène vital, c'est-à-dire si l'asticot manque, la viande pourrira de même; mais ces phénomènes chimiques de putréfaction se font comme à l'ordinaire, sauf ce que la nutrition de l'asticot pourra changer, mais il n'engendrerait pas l'asticot ni aucun ph[énomène] vital quelconque. Maintenant, on peut établir mathématiquement que tous les phénomènes physico-mécanico-chimiques sont tous liés dans leur mesure, le temps, etc. de sorte qu'ils découlent les uns des autres; mais cela peut mesurer tout au plus l'intensité d'un ph[énomène] vital, mais rien apprendre sur sa nature. Cette conception physique est donc complètement insuffisante[21].

Tout en appréciant à leur juste valeur l'apport de la physique et celui de la chimie aux sciences de la vie, Claude Bernard sentait que le remplacement d'une « réduction anatomique » des phénomènes physiologiques par une « réduction physico-chimique » risquait fort de priver la physiologie de son caractère particulier et de faire méconnaître justement le *quid proprium* de la vie.

Face au texte de Ludwig invoquant le déterminisme expérimental et l'exigence « qu'on avance seulement les explications absolument nécessaires », Bernard écrit ceci:

> Les principes donnés ici sont bons en général. Mais là se poserait la question de savoir si dans les sciences on doit imaginer des hypothèses de la preuve desquelles on ne s'occupe pas dès qu'elles s'encadrent à peu près avec les faits. Je crois que c'est mauvais parce que c'est là un

21. *Ibid.*, p. 6.

> changement de méthode. Dès qu'on admet quelque chose sans s'inquiéter de le prouver directement, c'est la méthode *a priori* qu'on substitue à la méthode *a posteriori*, c'est-à-dire expérimentale. Or, quand on a embrassé la méthode expérimentale, il faut en subir les conséquences, c'est-à-dire s'arrêter là où l'expérience s'arrête. Ce serait donc là un point où les deux méthodes se confondent parce que les mathématiciens s'emparent de la question. Ce qui voudrait peut-être dire que toutes les sciences sont réellement *a priori*.
>
> Dans tous les cas, les physiciens n'ont sous ce rapport rien à reprocher aux physiologistes. S'ils ont inventé l'*éther* parce que leur raison se refuse à comprendre la propagation de quelque chose à travers un vide absolu, les physiologistes ont aussi inventé l'*âme* parce que leur raison se refuse bien plus encore à comprendre un individu qui a conscience de lui-même par les seules propriétés de la matière quelques variées et complexes qu'on les suppose. Etc.[22].

Notons au passage que, si Ludwig croyait à l'existence réelle de l'éther lumineux, Bernard se rendait bien compte que ce n'était qu'un être de raison, une hypothèse.

Dans son introduction, Ludwig admet ne pas avoir démontré la nécessité absolue d'une théorie physicochimique de la vie, mais il affirme que la preuve est faite au moins d'une variété et d'une activité de « conditions élémentaires » suffisantes pour expliquer toute la richesse des phénomènes physiologiques. Claude Bernard s'oppose à un tel raisonnement[23] :

22. *Ibid.*, p. 8.

23. Il n'est pas certain que Bernard ait saisi la signification exacte de ce passage du livre de LUDWIG. Voici le passage en question, accompagné de la traduction de Bernard :

« *Vielfachkeit der Leistungen durch die gegebenen elementaren Bedingungen.* Wenn sich nun auch nicht durch Erfüllung der obigen Forderung die Nothwendigkeit der physikalischen Auffassung darthun lässt, so lässt sich wenigstens zeigen dass die Mittel, welche sie als die Gründe des Lebens ansicht, vielfach und wirksam

Je n'admets pas du tout cela comme exact. Les explications physiques ne suffisent jamais seules. Sans doute la physique et la chimie enrichissent le monde organique comme le monde minéral et il y a aujourd'hui bon nombre de phénomènes organiques rangés parmi les ph[énomènes] chimiques (ce qui serait encore une discussion) mais en supposant qu'on puisse ainsi étudier tous les phénomènes de la vie et les rapporter à des propriétés de tissus et de substances déterminés, cela ne résout rien pour le ph[énomène] vital. Ce qui est vital, c'est la création de l'organe, du tissu, avec les propriétés qui ensuite peuvent être mesurées comme propriétés physiques ou chimiques ordinaires. C'est donc toujours à cette création qu'il faudra s'arrêter et à cette création suivant un type déterminé avec des tissus de propriétés préétablies, etc. – On pourrait dire ainsi : la vie, c'est la *création*. Les tissus s'engendrent successivement, il y a une sorte de génération des tissus sur place qui reproduisent toujours des tissus semblables à eux avec le blastème général[24].

Après ce commentaire, une longue partie du Traité de Ludwig est traduite sans aucune appréciation. Mais avant la fin de l'introduction, un terme particulier suscite un sursaut, le dernier, du traducteur. Ludwig

---

wie sie sind, weitaus genügen, um die Reichthum der Lebenserscheinungen bedingen zu können ».

« Multiplicité des phénomènes par les conditions élémentaires données. Quoique d'ailleurs on ne puisse pas démontrer l'exigence précédente, la suffisance de la conception physique seule ne se laisse pas manifester ; néanmoins cela établit que les explications dans tout éclaircissement d'un procédé vivant quelconque doivent être prises en considération, parce qu'elles sont constituées une bonne fois expérimentalement. Mais, outre cela, il est vraisemblable que celles-ci (les explications physiques) suffisent seules pour l'établissement d'une théorie des phénomènes de la vie parce que, si variées et si énergiques comme elles le sont, suffisent complètement pour pouvoir fournir les conditions à la richesse des phénomènes de la vie. »

Ce fragment illustre bien à la fois la complexité du texte allemand et les insuffisances de la traduction bernardienne.

24. *Ms. 10e*, p. 12.

déclare qu'il commencera son exposé systématique par une étude de la « physiologie des atomes ». Bernard remarque sèchement :

> La physiologie des atomes dans ce sens est une erreur. L'atome physiologique n'est pas l'atome chimique, et même on peut dire que l'atome chimique n'existe réellement pas comme tel dans l'organisme. Le sucre est-il un atome blastémal[25] ?

En 1858, c'est-à-dire l'année même où parut la seconde édition du Traité de Ludwig, Claude Bernard conçut le plan d'« un ouvrage dogmatique de médecine expérimentale » et commença à prendre des notes en vue d'une introduction générale à cet ouvrage, introduction qui prendra finalement la forme d'un livre à part. C'est en grande partie pour élaborer ce livre que Bernard traduisit la partie préliminaire du Traité de Ludwig ainsi que les préfaces de quelques autres livres allemands. Le texte définitif de l'*Introduction à l'étude de la médecine expérimentale* (1865) ne laisse pourtant guère transparaître une préparation si méthodique.

Projet d'un article sur Virchow

En janvier 1866, Bernard fut sollicité par le vénérable *Journal des savants* pour écrire un article sur Rudolf Virchow (1821-1902). Le physiologiste français conçut alors le plan de cet article et, en l'émaillant de quelques idées directrices, il le consigna dans l'un de ses cahiers de notes[26]. Le projet en resta là et l'article ne vit jamais le jour.

Pourtant, le monde des savants aurait lu avec le plus vif intérêt les opinions de Bernard sur l'idéologie et la

25. *Ibid.*, p. 56.
26. Collège de France, C VIII e, *Ms. 10d.*

personnalité de Virchow, car c'est justement à cette époque que les deux hommes étaient parvenus à l'apogée de la gloire et que l'un comme l'autre représentait dans son pays la nouvelle médecine scientifique. Depuis 1856, Virchow était professeur d'anatomie pathologique à la Faculté de médecine de Berlin et son enseignement rayonnait au-delà des frontières de l'Allemagne[27]. En 1858, il avait publié son ouvrage capital *La Pathologie cellulaire fondée sur l'histologie physiologique et pathologique*[28], et en 1863 avait paru le premier tome de son œuvre monumentale sur les tumeurs pathologiques[29]. Notons que Virchow forgea le concept de « pathologie cellulaire » à peu près au moment où Bernard eut l'idée si féconde du « milieu intérieur ».

Les similitudes et les affinités entre ces deux savants sont nombreuses[30]. Ils avaient tous deux l'attitude philosophique que certains historiens de la philosophie ont appelée le « positivisme scientifique ». Parmi les opinions qu'ils partageaient, on peut rappeler leur conviction de l'unité fondamentale des phénomènes physiologiques et pathologiques, leurs idées sur l'irritabilité des tissus[31] et leur méfiance à l'égard des théories microbiologiques.

Les deux savants étaient en rapport épistolaire, mais ils ne se sont jamais rencontrés. Cependant, Virchow

---

27. Voir en particulier PAGEL, 1931 ; ACKERKNECHT, 1953 et 1957 ; BOENHEIM, 1957 ; MAZZOLINI, 1988, et DAVID, 1993.

28. VIRCHOW, 1858.

29. VIRCHOW, 1863.

30. Voir notamment les analogies relevées par KARLIK, 1964, pp. 221-226.

31. Bernard s'est, certes, inspiré des recherches et des formulations conceptuelles de Virchow sur l'irritabilité, mais sans accepter pour autant toutes les distinctions de cette propriété que proposait le pathologiste allemand. Cf. BERNARD, *Leçons sur les phénomènes de vie*, 1878, t. I, pp. 248-251.

présenta par l'intermédiaire de Bernard quelques-unes de ses découvertes à l'Académie des sciences de Paris, ce qui donna lieu d'ailleurs à un incident singulier : en 1859, Bernard éprouva une telle difficulté à lire un texte manuscrit de Virchow qu'il remit sa lecture à une séance ultérieure, provoquant ainsi involontairement une polémique animée sur la priorité de certaines observations concernant la trichinose[32].

Si, début 1866, Bernard projeta d'écrire un article sur Virchow, il en fut tout d'abord détourné par la rédaction de son *Rapport sur le progrès et la marche de la physiologie générale en France*. En effet, c'est dans le même carnet que celui où il consigna ses notes sur Virchow que Bernard rédigea, en 1866, les toutes premières ébauches de ce *Rapport*. Les relations entre la France et l'Allemagne ensuite se détériorèrent, puis ce fut la guerre dont les savants français sortirent à la fois bouleversés et aigris. L'article sur Virchow resta ainsi en panne.

Quoi qu'il en soit, Bernard n'aimait guère exprimer publiquement ses opinions sur d'autres savants car son jugement était sévère et, de nature peu combative, il préférait éviter les conflits. Il rédigea des notes sur la vie et l'œuvre de quelques-uns de ses contemporains, mais ne publia que deux textes de caractère biographique : l'un sur Magendie, l'autre sur Flourens. Et dans les deux cas, il se trouvait dans une obligation formelle puisqu'il s'agissait de ses prédécesseurs, le premier au Collège de France, le second à l'Académie française.

Il est certain que Bernard avait rapidement eu connaissance du principal ouvrage de Virchow et qu'il s'en était procuré un exemplaire. Dans le même numéro de l'hebdomadaire *La clinique européenne* se trouvent presque côte à côte la leçon de Bernard sur le diabète et

32. Voir *Archiv für pathologische Anatomie und Physiologie*, 32, 1865, p. 335.

un compte rendu détaillé du livre de Virchow sur la pathologie cellulaire[33].

Au cours de l'année 1859, Claude Bernard avait soigneusement étudié ce livre fondamental et quelques autres publications de Virchow, ce dont nous avons trouvé trace dans le cours de pathologie expérimentale professé en 1859-1860 au Collège de France[34]. Ainsi cette lecture coïncide – comme celle de Ludwig – avec la décision de Bernard de rédiger son ouvrage « dogmatique de médecine expérimentale ». Certes, cette coïncidence est loin d'indiquer une relation de cause à effet. Le contenu du « Cahier rouge », cahier qui rassemble les notes de la décennie 1850-1860, montre bien à quel point l'évolution des idées bernardiennes fut un processus complexe et largement intrinsèque.

Paul-Émile Chauffard et Erwin Ackerknecht ont attiré l'attention sur une différence d'ordre chronologique qui existe entre l'œuvre philosophique de Virchow et celle de Bernard[35]. Dès le début de sa carrière d'auteur scientifique, Virchow n'hésita pas à s'attaquer aux questions d'ordre général, aux problèmes philosophiques et méthodologiques. Claude Bernard, en revanche, n'écrivit longtemps que des textes strictement scientifiques, techniques. Son enseignement « dogmatique » (terme qu'il utilisa lui-même pour caractériser la nouvelle période de son activité littéraire) ne prit vraiment son essor qu'avec la rédaction de l'*Introduction*.

33. *La Clinique européenne*, n° du 12 mars 1859.

34. Recueillies par le Dr Benjamin Ball, ces leçons parurent d'abord en anglais sous forme d'une série d'articles dans le *Medical Times and Gazette* (1860). C'est seulement onze ans plus tard qu'elles furent retraduites en français et publiées en volume sous le titre *Leçons de pathologie expérimentale*, 1872. Pour le texte relatif à Virchow, voir en particulier les pages 50-55.

35. Chauffard, 1868, pp. 201-242 ; Ackerknecht, 1957, p. 34.

La note préparatoire

Les idées de Virchow se répandirent dans le milieu scientifique français immédiatement après la première traduction de son livre, en 1861, par P. Picard. Du vivant de Claude Bernard et en moins de quinze ans, l'ouvrage de Virchow connut quatre éditions françaises.

Voici le contenu de la note Bernard, rédigée en janvier 1866 pour « faire un article sur la pathologie cellulaire de Virchow » :

> Dans sa pathologie cellulaire et dans son traité des tumeurs, Virchow ne se met jamais au point de vue de la médecine expérimentale, c'est-à-dire au point de vue de l'action sur les productions pathologiques pour les empêcher.
>
> Il veut prouver une grande chose, à savoir que les productions *pathologiques* ne sont que des productions *physiologiques* ou, mieux, déviées des productions physiologiques. C'est là une base qui fondera l'anatomie pathologique sur l'anatomie physiologique de même que la pathologie doit être fondée sur la physiologie. J[ohannes] Müller (et peut-être d'autres) avait déjà eu l'idée. Il est le maître de Virchow. Du reste, tout cela se rattache à l'idée générale que la médecine doit être physiologique dans toutes ses parties, c'est-à-dire fondée sur la physiologie, et que *les lois de la pathologie et de la physiologie sont les mêmes,* ou encore que *l'explication des phénomènes pathologiques dérive des mêmes lois que celle des phénomènes physiologiques.* (Voir ce que j'ai dit ailleurs sur ce sujet; dans mon Cahier n° 1, page 1 et suivantes[36].) Mais cependant la pathologie n'en est pas moins de la physiologie dans des conditions particulières, et l'anatomie pathologique n'en est pas moins de l'anatomie développée dans des conditions spéciales. Or, ce qui importe pour la médecine expérimentale, c'est précisément de connaître les *conditions qui font qu'un tissu au*

36. Malheureusement, les cahiers de notes portant les numéros 1 et 3 et mentionnés dans ce texte ne sont pas conservés ou, du moins, ne se trouvent dans aucune institution publique.

lieu de se développer normalement se développe pathologiquement, ce qui fait qu'un phénomène vital au lieu de se développer normalement se manifeste anormalement. Cela est nécessaire afin d'agir sur ces conditions et par la suite sur le développement du tissu anormal ou de la maladie. C'est là la grande idée, la conception claire de la médecine expérimentale telle que je la conçois; et Virchow ne paraît pas se préoccuper de ce point de vue. C'est un anatomiste, un naturaliste plus qu'un expérimentateur.

Il faudra donc développer dans ces articles mes idées générales et fécondes. Je crois en la médecine expérimentale. Voir d'ailleurs mes notes détachées sur ce sujet. (Cahier n° 3.)

Cet ouvrage [de Virchow] comprend un ensemble d'idées générales qui me permettront d'aborder les questions les plus importantes de la médecine et de développer mes idées et les tendances de la médecine actuelle comparée à la médecine antique et à la médecine future. (Voir à ce sujet ma 32e note détachée, Cahier 1.)

Je pense que le physiologiste peut arriver à régler les phénomènes de la vie. Poser la *médecine moderne expérimentale* en opposition avec la *médecine antique*. Virchow n'a fait que transplanter la théorie cellulaire de l'anatomie normale dans l'anatomie pathologique, à l'exemple de J. Müller. Virchow est surtout un anatomo-pathologiste.

Parler de l'exagération de la théorie cellulaire qui n'est point générale, même pour la formation du blastoderme (blastoderme des insectes, Robin).

Les néoplasies sont un point important à traiter; un tissu parasitique peut-il en tuer un autre ? Il y aura lieu là de parler de la génération spontanée. La génération est spontanée en ce sens que les conditions de la naissance sont externes; exemple: spores d'un champignon. Tout ne vient pas de division, levure de bière, etc.

Les nerfs ont une importance immense en pathologie. Virchow le nie à tort (les Allemands sont très systématiques, avec des apparences contraires).

Plan de l'article. Préambule: singularité de la science médicale qui a dû agir avant d'être science. (Voir mes notes pour mon cours au Collège de France.) Nécessité de reprendre le sujet d'un peu haut. La médecine cependant tend à se dégager et à se fonder sur quelque chose d'établi scientifiquement.

> La médecine tend à se fonder sur la physiologie. L'idée n'est pas neuve (Bichat, Broussais et autres), mais les faits sont nouveaux. Virchow est dans ces idées pour l'anatomie pathologique ; il *veut prouver que l'anatomie pathologique n'est que l'anatomie normale déviée*. Virchow est donc dans le progrès, dans les idées modernes quoique cependant il est trop anatomiste et naturaliste, par conséquent il n'est pas expérimentateur assez. On a placé les causes des maladies comme celles de la vie dans des entités etc., puis dans les propriétés des tissus ; aujourd'hui, dans des propriétés des éléments [anatomiques]. Bichat. École moderne.
>
> Virchow est la personnalité allemande la plus puissante. Ouvrage : *pathologie cellulaire*. Analyse du livre avec critique et considérations générales et claires [37].

Ces lignes nous dévoilent que Bernard voulait en fait profiter d'une appréciation globale de l'apport de Virchow pour exposer ses propres idées et en souligner l'originalité. On voit d'emblée l'importance que le physiologiste français accorde au principe de l'identité fondamentale des processus physiologiques et pathologiques [38]. C'est à l'aide de ce principe que la pathologie – soit celle de Bernard, soit celle de Virchow – se rattache à la biologie générale et peut devenir une science au sens moderne. Georges Canguilhem précise très bien que Bernard et Virchow, chacun de son côté, avaient l'ambition de constituer « une pathologie objective », l'un sous forme de pathologie des régulations fonctionnelles, l'autre sous forme de pathologie cellulaire, pour l'incorporer ainsi, en respectant le déterminisme, à l'ensemble des sciences de la nature [39].

Un autre point de convergence dans les idées des deux savants concerne la réduction des explications physiologiques et pathologiques à l'échelle micro-

---

37. *Ms. 10d*, pp. 26-29.
38. Voir le chapitre v.
39. Canguilhem, 1962, p. 132.

scopique. Dans une note inédite, Bernard affirme :

> La physiologie comme la pathologie doit se ramener aux propriétés des éléments histologiques, éléments qui ne sont eux-mêmes que des organules vivants, plus ou moins délicats et élevés, et dont l'assemblage constitue un organisme total. [...] Dans les végétaux il y a des cellules qui changent de détermination suivant les conditions pour conserver la forme de l'individu total. Dans les animaux, des cellules deviennent nerfs, vaisseaux, mais là la déviation est moins marquée et elle diminue en général avec l'élévation de l'individu et la possibilité qu'il a de veiller à sa conservation. Ramener le diabète et la glycogénie à l'élément anatomique qui est sa cause[40].

Éloge de Johannes Müller

Bernard reconnaît que l'idée d'une explication des maladies par les phénomènes cellulaires appartient aux savants allemands et il en attribue l'invention non pas à Virchow mais au physiologiste Johannes Müller (1801-1858) :

> Il est évident – écrit Bernard – que, dans les phases diverses de leur évolution, les tissus hétéromorphes ressemblent aux tissus normaux et qu'ils obéissent aux mêmes lois naturelles. C'est à Müller qu'appartient l'honneur d'avoir énoncé le premier ce grand principe ; il peut donc, à juste titre, être appelé le créateur de la pathologie cellulaire. Il a ouvert la voie dans laquelle Virchow marche aujourd'hui avec un si grand succès[41].

En physiologiste qui refuse d'accepter la primauté de la forme sur la fonction, Bernard ne peut s'empêcher

---

40. *Ms. 24c*, f. 56. Cette note est certainement très tardive (écrite probablement après 1870).

41. *Leçons de pathologie expérimentale*, 1872, p. 33 (leçon faite en 1859). Bernard réaffirme dans son *Introduction*, 1865, sa conviction que la pathologie cellulaire est plus l'œuvre de Müller que celle de Virchow, au moins en ce qui concerne ses fondements idéologiques.

d'émettre quelques sérieuses réserves sur les fondements conceptuels de l'entreprise allemande :

> On a donc compris qu'il fallait, pour trouver l'explication des maladies, porter l'investigation dans les parties les plus déliées de l'organisme où siège la vie. Cette ère nouvelle de l'anatomie microscopique pathologique a été inaugurée en Allemagne par Johannes Müller, et un professeur illustre de Berlin, Virchow, a systématisé dans ces derniers temps la pathologie microscopique. On a donc tiré des altérations des tissus des caractères propres à définir les maladies, mais on s'est servi aussi de ces altérations pour expliquer les symptômes des maladies. On a créé, à ce propos, la dénomination de *physiologie pathologique* pour désigner cette sorte de fonction pathologique en rapport avec l'anatomie anormale. Je n'examinerai pas ici si ces expressions d'anatomie pathologique et de physiologie pathologique sont bien choisies, je dirai seulement que cette anatomie pathologique dont on déduit les phénomènes pathologiques est sujette aux mêmes objections d'insuffisance que j'ai faites précédemment à l'anatomie normale. D'abord, l'anatomopathologiste suppose démontré que toutes les altérations anatomiques sont toujours primitives, ce que je n'admets pas, croyant, au contraire, que très souvent l'altération pathologique est consécutive et qu'elle est la conséquence ou le fruit de la maladie, au lieu d'en être le germe ; ce qui n'empêche pas que ce produit ne puisse devenir ensuite un germe morbide pour d'autres symptômes. Je n'admettrai donc pas que les cellules ou les fibres des tissus soient toujours primitivement atteintes ; une altération morbide physicochimique du milieu organique pouvant à elle seule amener le phénomène morbide à la manière d'un symptôme toxique qui survient sans lésion primitive des tissus, et par la seule altération du milieu [42].

L'œuvre qui, aux yeux de Bernard, justifie l'attribution à Johannes Müller du titre d'inventeur de la pathologie cellulaire, c'est essentiellement son étude de la structure et des déviations pathologiques des glandes (publiée en 1830 à Leipzig en langue latine [43]).

---

42. *Introduction*, 1865, pp. 197-198.

43. *De glandularum secernentium structura penitiori*, Leipzig, Voss, 1830.

CONTRE LA PRIMAUTÉ DE LA MORPHOLOGIE EN PATHOLOGIE CELLULAIRE

En lisant le livre de Virchow, Bernard apprécia sans doute le travail de recherche concret, la compétence dans les examens histologiques et, bien entendu, l'idée d'une pathologie fondée sur les phénomènes biologiques généraux. Toutefois – et nous l'avons déjà montré – l'attitude de morphologiste si puissamment adoptée par Virchow ne pouvait que rebuter le physiologiste de l'école de Magendie :

> L'anatomie pathologique – écrit Bernard – ne doit pas être considérée comme la clé unique des phénomènes morbides. Envisagée en elle-même et isolément, elle ne saurait nous en découvrir les sources cachées, et les recherches purement anatomiques, quelque minutieuses qu'on les suppose, resteront toujours insuffisantes à cet égard[44].

Et dans une autre occasion, il affirme

> que la marche historique nous a amené à cette conclusion que nos connaissances actuelles nous permettaient de poser a priori, à savoir que la fonction existe pour l'élément anatomique, et non, comme on l'a cru longtemps, l'élément anatomique pour la fonction[45].

Bernard a très nettement le sentiment que, dans la « marche historique » et dans l'« évolution naturelle de la science », il devance Virchow, qu'il le dépasse du point de vue conceptuel et qu'il se trouve ainsi à la tête du « mouvement physiologique ». C'est à lui-même que Bernard attribue, sans fausse modestie, la priorité de la pathologie cellulaire fonctionnelle.

> Ce n'est pas d'emblée et dès le début – écrit-il – que l'on est parvenu à cette notion si essentielle que les fonctions

44. *Leçons de pathologie expérimentale*, 1872, p. 119.
45. *Leçons sur les phénomènes de la vie*, 1879, t. II, p. 150.

> n'existent que pour les cellules, et en vue de leur fournir les conditions extrinsèques sans lesquelles elles ne sauraient vivre. Au lieu de considérer les fonctions comme des *moyens*, on a dû les considérer d'abord comme un *but* en soi, c'est-à-dire comme essentielles en elles-mêmes et pour elles-mêmes au mouvement vital, dont elles constituaient les manifestations les plus évidentes et pour ainsi dire les seules évidentes. Nous croyons avoir été des premiers, parmi les physiologistes, à formuler tout au contraire la subordination des moyens fonctionnels au but, qui est la vie cellulaire. Nous l'avons érigée en principe[46].

Et ailleurs, il avait annoncé la préparation d'une étude historique qui

> montrera que la science s'est fondée successivement et que le point de vue actuel et moderne de la médecine expérimentale n'est que le fait même de l'évolution naturelle de la science. Ces idées se sont développées de toutes parts à la fois. J'ai développé, en 1859, l'idée qu'il faut tout ramener à l'élément, pendant que M. Virchow, à Berlin, faisait ses leçons sur la pathologie cellulaire. Cependant, mes idées diffèrent de celles de Virchow, car il a voulu plutôt appliquer la théorie cellulaire à la pathologie qu'expliquer les maladies. C'est plutôt un anatomiste qu'un physiologiste[47].

Face à la théorie cellulaire de Virchow, Claude Bernard se trouve dans une position ambivalente. Il est forcé d'admettre le bien-fondé de la nouvelle doctrine de la descendance cellulaire *(omnis cellula e cellula)*, mais il tient néanmoins à la vieille hypothèse du blastème, hypothèse que son ami Charles Robin (1821-1885) défendra jusqu'à la fin de sa vie. Croyant toujours au « blastème germinal », Bernard se fait fort de dénoncer l'« exagération de la théorie cellulaire ». C'est sous ce même angle qu'il fait allusion à la génération spontanée. Malheureusement, sur ce point, le texte bernardien est trop laconique et presque incompréhensible.

---

46. *Ibid.*, pp. 149-150.
47. *Principes*, 1947, p. 272.

S'opposant à la localisation stricte des processus pathologiques telle que la conçoit Virchow, Bernard ne croit guère que les tissus *in situ* peuvent être le seul facteur qui détermine les maladies. Il faut tenir compte, déclare-t-il, du rôle régulateur des nerfs, ce que Virchow, selon lui, ne semble pas avoir suffisamment pris en considération. Trois grandes classes de phénomènes, dit-il, dominent dans l'organisme : les phénomènes nerveux, les phénomènes catalytiques et les phénomènes histologiques. Il y a donc trois groupes de maladies : altérations morbides sous l'influence immédiate du système nerveux, maladies produites par les agents humoraux (les ferments) et maladies qui résultent du développement pathologique des cellules. Virchow concentre ses recherches sur ce dernier groupe de maladies tandis que Bernard, impressionné par ses propres découvertes concernant le changement de température après résection du grand sympathique et la glycosurie après une lésion locale du cerveau, accorde au système nerveux la suprématie dans tout essai d'explication pathologique doctrinale.

Sur le plan moral également, une certaine ambivalence marque l'attitude de Bernard envers Virchow. D'un côté, dans une note manuscrite rédigée en mars 1866, il invoque l'autorité scientifique et le jugement impartial de Virchow :

> Il y aura là [c'est-à-dire dans les recherches expérimentales sur le système nerveux] encore un historique à faire où je montrerai que c'est moi qui ai donné le premier fait et ai ouvert la voie expérimentale des nerfs vasomoteurs. Sans doute on les avait soupçonnés, Stilling même les avait baptisés. Rousseau les réclame et les anciens en avaient aussi parlé. Stahl admet un ton [tonus] vasculaire. Mais il y a loin de toutes ces vues vagues à une expérience précise. C'est moi qui ai donné cette expérience. Tous les gens impartiaux le reconnaissent : Marey, Virchow, et autres[48].

48. *Ms. 1b*, p. 46.

Mais d'un autre côté, Bernard est fortement agacé par les écrits politiques de Virchow. Il ne partage pas ses idées sur la réforme sociale et il développe dans un sens foncièrement différent la comparaison virchowienne entre le rôle des cellules dans l'organisme et celui des citoyens dans l'État[49]. Ce malaise dans les relations entre les deux savants s'aggrave au moment douloureux de la guerre franco-prussienne. Dans une lettre à Mme Raffalovich, écrite probablement en 1871, Bernard ne cache pas la mauvaise humeur qu'il ressent à la réception d'« une élucubration nouvelle de M. Virchow, intitulée *Nach dem Kriege*[50] ».

Au terme de cette esquisse, donnons raison à Paul Bert (1833-1886) qui, à peu près au moment où son maître Claude Bernard rédigeait ses remarques sur l'œuvre de Virchow, réunit dans le même éloge les deux hommes : ils sont, tous deux, ceux qui ont le plus contribué à la conception selon laquelle toutes les fonctions de l'organisme sont les résultantes des activités cellulaires[51].

La belle phrase de Bernard, « Les compliments [faits] par les gens qui n'y comprennent rien sont humiliants[52] », se prête, dans le cas de ses rapports avec Carl Ludwig et Rudolf Virchow, à un corollaire : les critiques formulées par des personnes très compétentes peuvent constituer une suprême forme d'honneur.

---

49. Par exemple dans son *Cahier de notes,* 1965, p. 96-97. Sur cette élaboration bernardienne d'une métaphore virchowienne, voir Mazzolini, 1988, p. 105.

50. *Lettres beaujolaises,* 1950, p. 167. Sur Virchow et la guerre franco-prussienne de 1870, voir Schlumberger, 1942.

51. Bert, 1866, p. 1.

52. *Ms. 24d,* f. 102. Cf. Grmek, 1963, p. 351.

CHAPITRE XII

Les expériences de Claude Bernard sur lui-même

> Il ne faut pas s'y tromper, la morale ne défend pas de faire des expériences sur son prochain ni sur soi-même; dans la pratique de la vie, les hommes ne font que faire des expériences les uns sur les autres. La morale chrétienne ne défend qu'une seule chose, c'est de faire du mal à son prochain.
>
> Claude BERNARD [1]

L'histoire de la médecine connaît plusieurs exemples de savants qui utilisèrent leur propre corps comme objet d'expérimentation. Ainsi, au XVIe siècle, Conrad Gesner (1516-1565) observa sur lui-même les effets pharmacologiques de diverses drogues végétales, ce que firent par la suite aussi de nombreux médecins. L'introduction de l'anesthésie dans la pratique médicale est marquée par des auto-expériences semblables (Horace Wells, Charles Jackson, William Morton, Karl Bier et autres). Et, pour parler de notre époque, nous pouvons rappeler les expériences faites par les médecins sur eux-mêmes pour étudier les effets des substances hallucinogènes. Werner Forssmann (1904-1979) fit en 1929 sur lui-même le

1. *Introduction*, 1865, p. 177.

premier cathétérisme cardiaque. Dans le domaine des maladies infectieuses, John Hunter (1728-1793), Max von Pettenkofer (1818-1901), Otto Obermeier (1843-1873), Daniel Carrión (1859-1885), Charles Nicolle (1866-1936) et bien d'autres chercheurs se risquèrent à des expériences particulièrement dangereuses pour leur santé pour démontrer le rôle étiologique spécifique d'un germe, mettre en évidence le mode de sa transmission ou encore tester la valeur d'un nouveau vaccin[2].

Moins impressionnantes et pourtant extrêmement utiles se sont révélées les expériences pratiquées par les médecins sur leur propre organisme, consacrées à l'alimentation et au métabolisme. La voie dans ce domaine fut ouverte au début du XVIIe siècle par Santorio Santorio (1561-1636), et la méthode d'auto-expérimentation fut largement exploitée par les physiologistes du XIXe siècle (Johannes Müller, Max Rubner et autres). Peu connu est le fait que Claude Bernard se livra aussi, au début de sa carrière, à de telles expériences.

L'INGESTION DE LA GÉLATINE

Incité par son maître Magendie, Bernard consacra, de 1841 à 1846, la plus grande partie de son activité scientifique à l'étude du sort subi par les substances alimentaires dans l'organisme. Jeune chercheur, encore en quête d'objectif précis, il entreprit, sur le conseil de Magendie et en collaboration avec les chimistes Charles-Louis Barreswil (1817-1870) et Jean Darcet (1777-1844) des expériences sur la valeur nutritive de la gélatine, sujet devenu alors d'une grande actualité[3].

En effet, dans un de ces efforts humanitaires qui font l'honneur de l'administration et des institutions savantes

2. Pour l'histoire de l'expérimentation des médecins sur leur propre corps, voir en particulier BRÜGGER, 1966, et ALTMAN, 1987.

3. Voir HOLMES, 1974, pp. 214-219.

de la France post-révolutionnaire, on voulut pallier la disette et l'indigence par des aliments de type nouveau, peu chers et, espérait-on, de grande valeur nutritive. C'est ainsi qu'on entreprit et favorisa, en les déclarant objectif d'intérêt national, les recherches sur la préparation et l'usage alimentaire de la gélatine extraite des os. Le promoteur le plus enthousiaste de cette politique était le chimiste Joseph D'Arcet (1777-1844). À partir de 1812, il développa de nouvelles méthodes d'extraction de la gélatine et de préparation de bouillons au goût supportable. Les expériences de Magendie, publiées en 1816, montraient que les chiens nourris exclusivement de sucre, d'huile d'olive, de gomme et de beurre périssent rapidement. Cette preuve de la nécessité d'une source externe de substances azotées encourageait les partisans de gélatine. Alfred Donné (1801- 1878), chef de clinique à l'hôpital de la Charité, introduisit ce produit dans l'alimentation de patients hospitalisés. Toutefois, les effets ne furent guère satisfaisants et comme les observations d'autres médecins faisaient de plus en plus douter de la valeur nutritive de ce « bouillon des pauvres », Donné entreprit des expériences sur des chiens, obtint des résultats peu encourageants et en informa l'Académie des sciences. Sa communication, faite en juin 1831, provoqua la constitution d'une commission *ad hoc*, commission dite de la gélatine[4]. Présidée par Louis Jacques Thenard (1777-1857) et animée par Magendie et Chevreul, cette commission travailla tant bien que mal pendant dix ans pour aboutir à un rapport aussi circonstancié qu'ambigu, présenté par Magendie, en été 1841, à l'Académie des sciences. La conclusion en était, en bref, qu'on ne pouvait pas encore conclure[5].

---

4. DONNÉ, *Mémoire sur l'emploi de la gélatine comme substance alimentaire,* Paris, 1835. Voir HOLMES, 1974, pp. 6-13.

5. MAGENDIE, « Rapport fait au nom de la Commission dite de la gélatine », *Gazette des hôpitaux (Paris),* 2e sér., 3, 1841, pp. 399-406.

C'est dans le sillage des travaux de la commission dite de la gélatine que Bernard s'initie à la recherche expérimentale sur la nutrition. Comme en témoignent les notes manuscrites conservées au Collège de France, Bernard et Darcet procédèrent en 1841 et 1842 à une série d'expériences sur des animaux nourris de soupe à la gélatine[6]. L'une des tâches essentielles consistait à établir si la gélatine, ingérée ou injectée dans les veines, s'excrète inchangée de l'organisme.

Bernard reprend ces expériences en novembre 1843, cette fois dans le laboratoire de Théophile Jules Pelouze (1807-1867), en collaboration avec Barreswil. Il y est incité par le fait que la polémique sur la valeur nutritive de la gélatine connaît une nouvelle flambée au sein de l'Académie des sciences[7]. Pratiquées d'abord sur le chien et poursuivies sur d'autres animaux, les expériences devaient être étendues à l'homme, du moins en ce qui concerne la simple ingestion orale de la gélatine. En 1834, le pharmacien Jean Nicholas Gannal s'était déjà soumis lui-même et avait soumis toute sa famille et un groupe d'étudiants en médecine à une diète comportant comme principal ingrédient du bouillon gélatineux. Courageux au départ, ces cobayes humains ont dû abandonner l'entreprise après quelques semaines, profondément dégoûtés de cette nourriture et souffrant de violents maux de tête[8].

Connaissant l'issue des expériences de Gannal, mais les estimant grossières et manquant d'un véritable contrôle des conditions, notamment à cause de l'absence des données quantitatives, Bernard décida de suivre cet exemple en le perfectionnant. Ainsi, durant

---

6. Collège de France, C VIII e, *Ms. 9b*, pp. 1-31.

7. Voir Holmes, 1974, pp. 215-219.

8. Lettre de Gannal à Blainville du 14 février 1834 (Dossier « Gélatine » aux Archives de l'Académie des sciences). Voir Holmes, 1974, p. 9.

l'hiver 1843-1844, il fit sur lui-même et sur deux autres chercheurs des essais dont le compte rendu est consigné dans son journal d'expériences. En voici le texte :

Première expérience : homme – *Bd.* 20 grammes de gélatine dissous dans un verre d'eau, sans sucre, pris à 10 heures du matin. Urines avant traitées par sulfate de zinc, filtré clair, y ajoute acide hydrochlorique puis tanin ; pas de précipité. Urines après 2 heures, traitées de la même manière, légère teinte opaline. Urines après 4 heures (après déjeuner), traitées de la même manière, précipité très abondant. Urines après 6 heures, traitées de la même manière, précipité encore abondant, mais beaucoup moins que pour les urines précédentes. Urines après évaporées.

2e expérience : injection de gélatine sur deux chiens.

3e expérience : homme – Bwl. 5 grammes de gélatine, pris le matin à jeun avec du sucre. Les urines examinées par le même procédé que les précédentes ne contiennent pas sensiblement de gélatine.

4e expérience : homme – Bd. 15 grammes de belle gélatine, pris à jeun sans sucre. Urines avant, pas de gélatine. Urines après 2 heures, troubles et contiennent évidemment de la gélatine.

5e expérience : homme – Bwl. 15 grammes de belle gélatine, pris à jeun avec du sucre. Urines avant et après ne contiennent pas de gélatine mais on la retrouve évidemment dans les selles.

6e expérience : homme – Cal...t. 15 grammes de gélatine, pris sans sucre à jeun. Urines normales avant, troubles, traitées par le tanin, elles donnent un précipité faible. Après, traitées de la même manière, précipité incomparablement plus abondant.

7e expérience : homme – C...t. Les urines se sont comportées de la même manière bien que la gélatine eût été prise avec du sucre et à jeun.

[Les 8e, 9e et 10e expériences sont pratiquées sur des chiens.]

11e expérience : Bd. J'ai pris 10 grammes de gélatine dissoute dans une tasse de lait. J'ai pris ce lait avec un déjeuner assez copieux, beefsteak, fromage, etc. Quatre heures après, mes urines examinées contenaient de la gélatine en grande quantité. Je n'ai pas éprouvé de troubles fonctionnels.

12e expérience : Bd. J'ai mangé à jeun l'albumine de 4 œufs cuits durs. Mes urines examinées 3 heures après et dans le courant de la journée n'ont pas dénoté de traces d'albumine.

13e expérience : Bwl a pris à jeun six œufs crus (jaune et blanc). Quelque temps après, rapports nidoreux acides ; malaise. Les urines examinées 4 heures après donnent par l'ébullition un trouble très notable. Expérience curieuse toutefois ; à refaire. Est-ce que l'albumine est descendue trop vite dans l'intestin ?

14e expérience : Bwl a pris à jeun le blanc de quatre œufs. Pas de malaise. Urines examinées dans la journée ne contiennent pas de trace d'albumine par l'ébullition.

15e expérience : Bd. 5 grammes de gélatine, pris avec du son et du sucre à jeun. Dégoût profond. La gélatine se retrouve en grande quantité dans les urines (mes urines sont normalement un peu louches par le tanin).

16e expérience : Bwl et Bd. Dîner au pied de veau. Bwl prend à jeun un litre de bouillon de pied de veau. Urines de Bwl légèrement louches (normalement très claires). Urines de Bd très louches (normalement un peu louches).

17e expérience : examen comparatif d'urines d'enfants et d'adultes. Toujours précipité plus abondant que chez l'adulte. Ce précipité est-il de la gélatine ?

Ces expériences furent pratiquées sur trois personnes, dont les noms sont indiqués en abrégé dans le manuscrit original. Il est aisé de reconnaître dans « Bd » Bernard et dans « Bwl » son collaborateur Barreswil. Le troisième homme, « Cal...t » est le chimiste Calvert qui travaillait à cette époque à Paris dans le laboratoire de Pelouze.

Dix-huit expériences constituent cette série, mais nous n'avons pas transcrit ici celles qui se rapportent aux animaux et complètent les expériences sur l'homme. Il s'agit d'injections de solution de gélatine dans les veines d'un chien, procédé trop dangereux pour être pratiqué sur l'être humain.

Cependant, Bernard n'hésitait pas, semble-t-il, à s'exposer à un danger réel. C'est du moins ce qui ressort d'une note autographe rédigée en octobre 1844 et ainsi libellée :

> J'ai pris à jeun un décigramme de prussiate de potasse ; j'en ai retrouvé dans mes urines. Signé : Cl. Bernard de Villefranche, Doct. en médecine à Vitry s. Seine[9].

La quantité de poison indiquée ici est très forte – la moitié de la dose considérée aujourd'hui comme mortelle – et c'est peut-être pour cela que, conscient des complications possibles, Bernard tint à apposer sa signature, fait exceptionnel dans ses papiers.

De 1844 à 1846, Bernard et Barreswil présentèrent à l'Académie des sciences plusieurs communications relatives aux résultats de leurs expériences comparatives sur le sucre, l'albumine et la gélatine, et cela sans faire allusion aux expérimentations sur eux-mêmes[10]. Pourtant, ils n'oublièrent point les épreuves auxquelles ils s'étaient soumis et, en 1850, dans une note manuscrite, Bernard rappelle la curieuse 13e expérience : « Quand Barreswil a vu de l'albumine passer dans ses urines, il était à jeun[11]. »

De même qu'on pourrait, par une analyse rétrospective, trouver aujourd'hui dans les expériences effectuées par Magendie en 1816 la preuve de l'existence des vitamines, de même on pourrait voir, dans les comptes rendus des expériences de Bernard et Barreswil, la démonstration de l'existence des substances azotées indispensables au bon fonctionnement de l'organisme. Toutefois, s'il a fallu attendre le début du XXe siècle pour avoir la preuve de l'existence d'acides aminés particuliers, non contenus dans la gélatine et essentiels pour

---

9. *Ms. 9b*, p. 167.
10. *Comptes rendus hebdomadaires de l'Académie des sciences*, t. 18, 1844, pp. 783-785 ; t. 19, 1844, pp. 1284-1289 ; t. 21, 1845, pp. 88-89 ; t. 22, 1846, pp. 534-537.
11. *Cahier de notes*, 1965, p. 35.

la vie animale, la faute n'en incombe pas à Bernard : l'ensemble des connaissances biochimiques de son époque ne permettait pas encore cette conclusion.

La salivation et le régime végétarien

En 1845 et 1846, Claude Bernard fit des expériences comparatives sur la salive de la glande parotidienne et celle de la glande sous-maxillaire chez l'homme. Dans ce but, il se servit aussi d'excrétions de ses propres glandes, comme nous le montrent ces quelques phrases tirées de ses cahiers d'expériences :

> Le 12 novembre 1845, j'ai mis dans ma bouche quelques gouttes d'acide lactique. [...] – Le 18 février 1846. Salives d'homme obtenues par un procédé nouveau : aspiration par un tube qui est placé sur l'orifice du conduit... – Le 23 février 1846. Salive humaine (la mienne) de la veille engluée sous l'influence du tabac [12]...

Notons au passage que les dessins et caricatures, éparpillés tout au long des papiers de Claude Bernard, révèlent une véritable hantise du tabac : la plupart des personnages croqués fument, et même les oiseaux ont la pipe au bec.

À plusieurs reprises, Bernard nota des observations sur les fonctions de son propre corps, les prenant comme point de départ de ses expérimentations sur les animaux. Ainsi par exemple : « Toutes les fois que je mange des oiseaux (canard), je pisse beaucoup d'acide urique. Pourquoi [13] ? »

On sait bien que l'urine des herbivores est alcaline et celle des carnivores acide. C'est à Bernard que revient le mérite d'avoir remarqué que l'abstinence provoque chez les herbivores l'acidité de l'urine et d'avoir expliqué ce fait par une hypothèse lumineuse : l'animal à jeun

12. *Ms. 7b*, p. 221 ; *Ms. 7c*, pp. 1 et 10.
13. *Ms. 15c*.

se nourrissant de sa propre substance, un herbivore affamé devient en quelque sorte carnivore. Bernard affirma aussi que l'homme et les animaux carnivores, soumis à un régime végétarien, produisent une urine alcaline, et vérifia ce phénomène en procédant à une expérience sur lui-même et sur Barreswil. En voici le récit, fort pittoresque :

> Expériences sur Barreswil et Bernard. Alimentation non azotée.
>
> – Le 5 juin [1846], j'ai (Bernard) mangé à mon dîner du pigeon, des petits pois, de la soupe au lait, du fromage, du café, etc. Mes urines, ainsi que toujours, sont très acides, colorées, et déposent habituellement de l'acide urique par le refroidissement. Le 6 juin, je me mets au régime. Le matin, à 8 heures, je mange une bouillie faite avec de la fécule de pomme de terre, de l'eau et du beurre. J'en mange deux grandes assiettes. Pas de pain. Mes urines, examinées à 10 heures et à 11 heures – sont très acides, déposent de l'acide urique par le refroidissement, c'est-à-dire que le dépôt formé est une poudre grisâtre qui adhère au verre du bocal et lui donne un aspect dépoli dans toute la partie en contact avec l'urine. À midi, je mange des choux-fleurs à l'huile, des carottes sautées au beurre, de la salade de laitue, du vin et du sucre. Pas de pain. Mes urines, examinées à 2 heures et à 4 heures, sont toujours acides. À 6 heures du soir, je mange à dîner de la soupe à la julienne, deux assiettées, des pommes de terre frites, des petits pois au beurre, des pommes de terre nouvelles en robe de chambre en guise de pain, de la salade d'orange à l'eau-de-vie, du café. Pas de pain. Le soir à 10 heures, mes urines sont toujours acides. Je me couche à minuit et avant de me coucher, mes urines semblent un peu moins acides, mais elles le sont pourtant bien nettement.
>
> – Le 7 juin 1846. Le matin à 6 heures, je me lève et je constate que mes urines sont alcalines bien nettement, moins colorées que la veille, limpides et ne déposant pas d'acide urique. Au contraire, je place les urines dans un bocal où existait un dépôt adhérent d'acide urique et il se trouve dissout au bout de quelques instants. À 8 heures, j'urine. Mes urines sont très alcalines au papier de tournesol, ne déposent pas d'acide urique. À 8 heures,

je déjeune avec du café au lait et du pain. À midi, mes urines sont alcalines, ne précipitant pas d'acide urique et peu colorées. À midi, je déjeune avec du veau rôti froid, des œufs, du fromage, du pain, du vin, etc. À 2 heures, mes urines, alcalines encore, bleuissent moins fortement le papier de tournesol, ne déposent pas d'acide urique. À 4 heures, elles sont sensiblement neutres ; pas d'acide urique. À 6 heures, je dîne avec potage gras au riz, bœuf, petits pois au lard, côtelette de mouton, etc. À 6 heures, mes urines, peu colorées, sont cependant nettement acides, ne déposent pas d'acide urique. Le lendemain, 8 juin, mes urines en me levant sont colorées, très acides, précipitent l'acide urique par le refroidissement, c'est-à-dire sont redevenues exactement ce qu'elles étaient avant l'expérience. J'ai laissé putréfier comparativement mes urines alcalines et celles acides. Les acides se putréfièrent rapidement en exhalant une odeur ammoniacale très prononcée ; les alcalines se putréfièrent moins vite et en exhalant une odeur moins désagréable, comme balsamique, analogue à celle qui se développe par la putréfaction de l'urine des herbivores.

Pendant le temps où je fis cette expérience, la chaleur était très grande. En sortant pour mes affaires, je transpirais beaucoup. Ma sueur du front resta toujours acide au papier de tournesol, quoique mes urines fussent devenues alcalines par le fait de l'alimentation. – Barreswil soumis au même régime que moi n'a pas vu ses urines alcalines, parce qu'il n'a pas suivi le régime assez longtemps. Il prétend que c'est parce qu'il a marché et sué beaucoup plus que moi. Rien ne prouve jusqu'à présent une pareille opinion [14].

Ce compte rendu est d'abord un document scientifique, mais en outre, il nous laisse entrevoir quelques aspects peu connus de la vie privée de Claude Bernard. Presque dix ans plus tard, dans sa leçon du 29 juin 1855, il publia, sous une forme un peu abrégée et arrangée, la première partie du procès-verbal de son expérience et expliqua comment il s'était soumis à un régime de substances aussi peu azotées que possible, afin de voir

14. *Ms. 7c*, pp. 105-108.

varier la réaction dans ses urines[15]. Dans un de ses derniers ouvrages, il rappellera encore cette expérience sur lui-même[16].

L'INTERDIT DE L'EXPÉRIMENTATION SUR L'HOMME

À plusieurs reprises, Bernard aborda le problème de la justification morale des expériences sur l'homme. Les expériences sur les animaux – disait-il lors de ses cours – sont permises, voire indispensables, mais la situation n'est plus la même lorsque l'expérimentation s'étend au corps humain vivant. Si les expériences thérapeutiques, ayant pour but à la fois le progrès des connaissances scientifiques et le bien du malade en question, sont en grande partie admises et même inévitables, les expériences physiologiques, sans intérêt pour la santé du sujet, ne sont permises qu'avec circonspection[17].

> Un helminthologiste – dit Bernard – fit avaler à une femme condamnée à mort des larves de vers intestinaux, sans qu'elle le sût, afin de voir après sa mort si les vers s'étaient développés dans ses intestins[18]. D'autres ont fait des expériences analogues sur des malades phtisiques devant bientôt succomber; il en est qui ont fait les expériences sur eux-mêmes. Ces sortes d'expériences étant très intéressantes pour la science, et ne pouvant être concluantes que sur l'homme, me semblent très permises quand elles n'entraînent aucune souffrance ni aucun inconvénient chez le sujet expérimenté[19].

Impitoyable devant les souffrances des animaux, Bernard reculait devant celles de l'homme; il n'aimait pas cette nécessité d'agir sur le corps humain qu'impose la pratique médicale. S'il incitait parfois ses amis à

---

15. *Leçons de physiologie expérimentale*, 1856, t. II, pp. 460-462.
16. *Leçons sur le diabète*, 1877, p. 92.
17. Voir FAGOT-LARGEAULT, 1985 (en particulier p. 149).
18. Bernard se réfère à son ami Casimir Davaine.
19. *Introduction*, 1865, p. 177.

entreprendre des expériences thérapeutiques dans le prolongement naturel de ses recherches physiopathologiques, Bernard se gardait bien de les faire lui-même. Par exemple, il suivit avec intérêt les tentatives de Luigi Vella (1825-1886) qui, après avoir participé aux expériences de curarisation des animaux dans le laboratoire de Bernard, tenta d'appliquer le curare dans le traitement des cas désespérés de tétanos chez l'homme. Bernard en caressa l'idée, mais ne passa jamais à l'acte.

CONNAIS-TOI TOI-MÊME

La période d'impétuosité juvénile passée, le physiologiste investit d'un profond respect son propre corps, qu'il cessa de prendre pour objet de ses expériences. Cependant, ce refus d'une intervention matérielle sur sa propre personne ne l'empêcha pas de se livrer à un autre genre d'auto-expériences, d'ordre psychologique cette fois. À ce propos, citons seulement le passage assez énigmatique d'une lettre qu'en 1873, Bernard adresse à son amie Mme Raffalovich :

> J'ai commencé de faire des expériences sur moi-même. Le « connais-toi toi-même » est aussi vieux que la philosophie, c'est-à-dire que le monde. Toutefois, les anciens n'ont pas su, ou, tout au moins, n'ont pas dit qu'il fallait acquérir cette connaissance expérimentalement. C'est pourquoi j'essaye d'y parvenir. Mais je suis effrayé de ce que je découvre en moi et il faut que j'aie une foi vive dans le déterminisme pour espérer que je me corrigerai de mes défauts. En effet, la stérilité de la philosophie provient de cette confusion que les philosophes introduisent dans l'esprit avec ce qu'ils appellent la liberté, qu'ils regardent comme inconciliable avec le déterminisme. C'est là l'erreur que je veux combattre si je réussis dans mon entreprise. Hier j'ai succombé dans mon expérience, et loin d'être abattu, je n'en conçois que plus d'espoir. J'ai de mon côté l'autorité de Leibniz[20].

20. *Lettres beaujolaises*, 1950, pp. 175-176.

Que voulait-il démontrer et où pensait-il aboutir ? Cherchait-il dans son propre comportement la preuve expérimentale de son idée que « la volonté de l'homme s'applique aux facultés ou fonctions de son corps non pas pour les maîtriser, mais pour leur obéir[21] » ?

21. *Principes*, 1947, p. 207.

Bibliographie

L'Œuvre de Claude Bernard. Introduction par Matthias DUVAL. Notices par Ernest RENAN, Paul BERT et Armand MOREAU. Table alphabétique et analytique des œuvres complètes de Claude Bernard par Roger de LA COUDRAIE. Bibliographie par Godefroy MALLOIZEL, Paris, Baillière, 1881.

ACKERKNECHT, Erwin H., *Rudolf Virchow, Doctor, Statesman and Anthropologist,* Madison, University of Wisconsin Press, 1953.

– *Rudolf Virchow, Arzt, Politiker, Anthropologe,* Enke Verlag, Stuttgart, 1957.

ALBURY, William R., « Physiological explanation in Magendie's manifesto of 1809 », *Bulletin of the History of Medicine*, 1974, 48, pp. 90-99.

ALTMAN, Lawrence K., *Who goes first ? The story of self-experimentation in medicine*, New York, Random House, 1987.

ARSONVAL, Arsène d', « Discours au Centenaire de Claude Bernard », *Monde médical*, 1913, pp. 565-566.

BANCROFT, Wilder D. et RICHTER, G. H., « Claude Bernard's theory of narcosis », *Proceedings of the National Academy of Sciences (USA),* vol. 16, 1930, pp. 573-577.

BARONA VILAR, Josep Lluis, « Salud y enfermedad en el pensiamento biologico de Claude Bernard », *Asclepio*, 41, 1989, pp. 131-157.

BARRAL, Georges, *Claude Bernard,* Verviers, Gilon, 1889.

BAUREISEN, E., « Carl Ludwig as the founder of modern physiology », *The Physiologist*, 5, 1962, pp. 293-299.

BÉCLARD, Jules, « Éloge de Claude Bernard », *Bulletin de l'Académie de médecine,* 14, 1885, pp. 714-739 (aussi dans *Progrès médical,* 13, 1885, pp. 447-449 et 471-474).

BENTON, E., « Vitalism in the Nineteenth-century scientific thought : a typology and reassesment », *Studies in the History and Philosophy of Sciences*, 5, 1974, pp. 17-48.

BERGHOFF, Emmanuel, *Entwicklungsgeschichte des Krankheitsbegriffes*, Wien, Maudrich, 1947.

BERGSON, Henri, « La philosophie de Claude Bernard », dans *La pensée et le mouvement*, Paris, Alcan, 1934, pp. 257-266.

BERNARD, Claude, « Recherches anatomiques et physiologiques sur la corde du tympan, pour servir à l'histoire de l'hémiplégie faciale », *Annales médico-psychologiques*, I, 1843, pp. 408-439.

– *Du suc gastrique et de son rôle dans la nutrition*, Thèse pour le doctorat en médecine, Paris, Rignoux, 1843.

– *Des matières colorantes chez l'homme*, Paris, Béchet-Labé, 1844.

– « De l'origine du sucre dans l'économie animale », *Archives générales de médecine*, 4e série, 18, 1848, pp. 303-319, et *Comptes rendus de la Société de Biologie*, 1, 1849, pp. 121-133.

– « Sur le tournoiement qui suit la lésion des pédoncules cérébelleux moyens », *Bulletin de la Société philomatique*, 1849, pp. 21-23.

– « Du suc pancréatique et de son rôle dans les phénomènes de la digestion », *Mémoires de la Société de Biologie*, 1849, pp. 99-115.

– « Présence du sucre dans les matières vomies par un diabétique », *Comptes rendus de la Société de Biologie*, 1, 1849, pp. 4-5.

– « Influence de la section des pédoncules cérébelleux moyens sur la composition de l'urine », *Comptes rendus de la Société de Biologie*, 1, 1849, p. 14.

– « Chiens rendus diabétiques », *Comptes rendus de la Société de Biologie*, 1, 1849, p. 60.

– « Autopsie d'un diabétique », *Comptes rendus de la Société de Biologie*, 1, 1849, pp. 80-81.

– « De l'assimilation du sucre de canne », *Comptes rendus de la Société de Biologie*, 1, 1849, pp. 114-115.

– « Destruction du pancréas pendant la vie chez le chien », *Comptes rendus de la Société de Biologie*, 1, 1849, p. 204.

– « Influence du système nerveux sur la production du sucre dans l'économie animale », *Bulletin de la Société philomatique*, 1849, pp. 49-51.

– « Sur une nouvelle fonction du foie chez l'homme et les animaux », *Comptes rendus hebdomadaires de l'Académie des sciences*, 31, 1850, pp. 533-537.

– « Sur les causes de l'apparition du sucre dans les urines », *Comptes rendus de la Société de Biologie*, 3, 1851, pp. 142-146.

– « Influence du grand sympathique sur la sensibilité et sur la calorification », *Comptes rendus de la Société de Biologie,* 3, 1851, pp. 163-164.
– « Expériences sur les fonctions de la portion céphalique du grand sympathique », *Comptes rendus de la Société de Biologie,* 4, 1852, p. 155.
– « Sur les effets de la section de la portion encéphalique du grand sympathique », *Comptes rendus de la Société de Biologie,* 4, 1852, pp. 168-170.
– « Sur la destruction des glandes au moyen d'injections de matières grasses », *Comptes rendus de la Société de Biologie,* 5, 1853, pp. 115-116.
– *Recherches sur une nouvelle fonction du foie, considéré comme organe producteur de matière sucrée chez l'homme et les animaux,* Thèse pour obtenir le grade de docteur ès sciences naturelles, Paris, 1853.
– *Notice sur les travaux*, Paris, Impr. Martinet, 1854.
– « Sur les phénomènes glucogéniques du foie », *Comptes rendus de la Société de Biologie,* 2e sér., 2, 1855, pp. 2-3.
– « Remarques sur la sécrétion du sucre dans le foie faites à l'occasion de la communication de M. Lehmann », *Comptes rendus hebdomadaires de l'Académie des sciences,* 40, 1855, pp. 589-592.
– « Note sur la présence du sucre dans le sang de la veine porte et dans le sang des veines hépatiques », *Comptes rendus hebdomadaires de l'Académie des sciences,* 40, 1855, pp. 716-717.
– « Sur le mécanisme de la formation du sucre dans le foie », *Comptes rendus hebdomadaires de l'Académie des sciences,* 41, 1855, pp. 461-469.
– *Leçons de physiologie expérimentale appliquée à la médecine,* Paris, Baillière, 1855-1856, 2 tomes.
– *Fr. Magendie. Leçon d'ouverture du cours de médecine du Collège de France*, Paris, Baillière, 1856.
– *Mémoire sur le pancréas et sur le rôle du suc pancréatique dans les phénomènes digestifs*, Paris, Baillière, 1856. – Nouvelle édition, avec la biographie de Claude Bernard par Liliane PARIENTE, Paris, Éditions Louis Pariente, 1996.
– *Leçons sur les effets des substances toxiques et médicamenteuses,* Paris, Baillière, 1857.
– « Nouvelles recherches expérimentales sur les phénomènes glycogéniques du foie », *Mémoires de la Société de Biologie,* 2e série, 4, 1857, pp. 1-7.
– « Sur le mécanisme de la formation du sucre dans le foie (suite) »,

Comptes rendus hebdomadaires de l'Académie des sciences, 44, 1857, pp. 578-586.
– « De l'influence de deux ordres de nerfs qui déterminent les variations de couleur du sang veineux dans les organes glandulaires », *Comptes rendus hebdomadaires de l'Académie des sciences,* 47, 1858, pp. 245-253.
– *De la méthode expérimentale, de l'expérimentation et de ses perfectionnements, de la critique expérimentale*, Paris, Baillière, 1858.
– *Leçons sur la physiologie et la pathologie du système nerveux,* Paris, Baillière, 1858, 2 tomes.
– « Observations sur la question des générations spontanées », *Annales des sciences naturelles (Zoologie),* 4e sér., t. 4, 1858, pp. 364-365.
– « Sur une nouvelle fonction du placenta », *Comptes rendus hebdomadaires de l'Académie des sciences*, 48, 1859, pp. 72-86.
– « De la matière glycogène chez les animaux dépourvus de foie », *Comptes rendus de la Société de Biologie*, 3e série, 1, 1859, pp. 53-55.
– « Sur la circulation générale et sur les circulations locales », *Clinique européenne* du 3 septembre 1859.
– *Leçons sur les propriétés physiologiques et les altérations pathologiques des liquides de l'organisme*, Paris, Baillière, 1859, 2 tomes.
– « Du rôle des actions réflexes paralysantes dans le phénomène des sécrétions », *Journal d'anatomie et de physiologie,* 1, 1864, pp. 507-513.
– « Étude physiologique sur quelques poisons américains. I. Le curare », *Revue des deux mondes*, 53, 1864, pp. 164-190.
– *Introduction à l'étude de la médecine expérimentale*, Paris, Baillière, 1865.
– *Leçons sur les propriétés des tissus vivants*, Paris, Baillière, 1866.
– *Discours de réception [à l'Académie française]; avec la réponse de M. Patin*, Paris, Didier, 1869.
– *Rapport sur les progrès et la marche de la physiologie générale en France*, Paris, Impr. Impériale, 1867. – Réimprimé sous le titre *De la physiologie générale*, Paris, 1872.
– « Évolution du glycogène dans l'œuf des oiseaux », *Comptes rendus hebdomadaires de l'Académie des sciences*, 75, 1872, pp. 55-60.
– *Leçons de pathologie expérimentale,* Paris, Baillière, 1872.
– « Définition de la vie. Les théories anciennes et la science moderne », *Revue des deux mondes*, 9, 1875, pp. 326-349.
– *Leçons sur les anesthésiques et sur l'asphyxie,* Baillière, Paris, 1875.

– *Leçons sur la chaleur animale, sur les effets de la chaleur et sur la fièvre,* Paris, Baillière, 1876.
– « Éthérisation appliquée aux végétaux et aux animaux », *Comptes rendus de la Société de Biologie,* 28, 1876, pp. 263-264.
– « Nouvelles expériences dans le but de montrer que l'anesthésie peut être produite chez tous les êtres vivants », *Comptes rendus de la Société de Biologie,* 28, 1876, p. 312.
– « Critique expérimentale sur la glycémie. Des conditions physico-chimiques et physiologiques à observer pour la recherche du sucre dans le sang », *Comptes rendus hebdomadaires de l'Académie des sciences,* 82, 1876, pp. 1351-1357 et 1405-1410; 83, 1876, pp. 369-375 et 407-413.
– *Leçons sur le diabète et la glycogenèse animale,* Paris, Baillière, 1877.
– « Critique expérimentale sur le mécanisme de la formation du sucre dans le foie », *Comptes rendus hebdomadaires de l'Académie des sciences,* 85, 1877, pp. 519-525.
– « La sensibilité dans le règne animal et dans le règne végétal », *Comptes rendus de la 5e session de l'Association française pour l'avancement des sciences,* Paris, Baillière, 1877, pp. 52-59.
– *La Science expérimentale,* Paris, Baillière, 1878.
– *Leçons sur les phénomènes de la vie communs aux animaux et aux végétaux,* Paris, Baillière, t. I, 1878, et t. II, 1879. – Nouvelle édition du premier tome, avec une préface de Georges CANGUILHEM, Paris, Vrin, 1966.
– *Leçons de physiologie opératoire,* Paris, Baillière, 1879.
– *Philosophie. Manuscrit inédit.* Texte publié et présenté par Jacques CHEVALIER, Paris, Hatier-Boivin, 1937.
– *Pensées. Notes détachées.* Introduction et notes par Léon DELHOUME, Paris, Masson, 1937.
– *Principes de médecine expérimentale.* Introduction et notes par Léon DELHOUME, Paris, P.U.F., 1947. – 2e édition : Genève, Alliance culturelle du livre, 1963.
– *Lettres beaujolaises.* Publiées et annotées par Justin GODART, Villefranche-sur-Saône, 1950.
– *Cahier de notes 1850-1860.* Édition intégrale du « Cahier rouge ». Présenté et commenté par Mirko D. GRMEK ; avec la préface de Robert COURRIER, Paris, Gallimard, 1965.
– *Notes, mémoires et leçons sur la glycogenèse animale et le diabète.* Choisis et rassemblés par Mirko D. GRMEK, Paris, Cercle du livre précieux, 1965.
– *Lettres à Madame R.* Édition préparée par Jacqueline SONOLET ; avec la préface de Charles MÉRIEUX, Lyon, Fondation Mérieux, 1974.

– *Lettres parisiennes.* Édition préparée par Jacqueline Sonolet; avec la préface de Charles Mérieux, Lyon, Fondation Mérieux, 1978.

– *Notes pour le Rapport sur les progrès de la physiologie,* manuscrit inédit, présenté et commenté par Mirko D. Grmek; avec la préface de Jean Dausset, Paris, Collège de France, 1979.

Bernard, Claude et Barreswil, Charles-Louis, « De la présence du sucre dans le foie », *Comptes rendus hebdomadaires de l'Académie des sciences,* 27, 1848, pp. 514-515.

– « Du sucre dans l'œuf », *Comptes rendus de la Société de Biologie,* 1, 1849, p. 64.

Bert, Paul, « Claude Bernard », *in* C. Bernard, *La Science expérimentale,* Paris, Baillière, 1878, pp. 15-35.

– « Les travaux de Claude Bernard », *Revue scientifique de la France et de l'étranger,* 16, 1879, pp. 741-755.

Berthelot, Marcelin, « La fermentation alcoolique. Dernières expériences de Claude Bernard », *Revue scientifique de la France et de l'étranger,* 15, 1878, pp. 49-56.

Binet, Léon, « Centenaire d'une découverte de Claude Bernard: diabète sucré par piqûre nerveuse », *Revue des deux mondes,* 1949, n° 23, pp. 469-475.

– *Esquisses et notes de travail inédites de Claude Bernard,* Paris, Masson, 1952.

– « Claude Bernard et la découverte du diabète sucré par la piqûre nerveuse », *Diabète,* 1, 1953, pp. 1-3.

Biré, Edmond, *Victor de Laprade, sa vie et ses œuvres,* Perrin, Paris, Perrin, 1886.

– *Mes souvenirs (1846-1870),* Paris, Lamarre, 1908.

Black, Max, *Problems of analysis. Philosophical essays,* Ithaca, Cornell University Press, 1954.

Bloch, Harry, « François Magendie, Claude Bernard and the interrelation of science, history and philosophy », *South Medical Journal,* 82, 1989, pp. 1259-1261.

Boenheim, Felix, *Virchow; Werk und Wirkung,* Berlin, Rütten und Loening, 1957.

Boscovich, Roger Joseph, *Theoria philosophiae naturalis redacta ad unicam legem virium in natura existentium,* Venise, Remondini, 1763. Réimpr. Zagreb, Liber, 1974.

Bourguignon, André, « Claude Bernard et le problème de la connaissance », *Semaine des Hôpitaux (Paris),* 31, 1955 (a). pp. 3090-3097.

– *La pensée de Claude Bernard,* Paris, Union rationaliste, 1955 (b).

– « Fluctuations historiques de la notion de santé », *Revue d'anthropologie médicale,* 1, 1978, pp. 3-24.

BRAUNSTEIN, Jean-François, *Broussais et le matérialisme. Médecine et philosophie au XIXe siècle*, Paris, Klincksieck, 1986.

BROUSSAIS, François, *Leçons sur les phlegmasies gastriques, dites fièvres continues essentielles des auteurs et sur des phlegmasies cutanées aiguës*, Paris, Méquignon-Marvis, 1818.

– *Traité de physiologie appliquée à la médecine*, Paris, Delaunay, 1822-1823.

BRÜGGER, Hermann, *Der ärztliche Selbstversuch*, Thèse, Zürich, Juris Verlag, 1966.

BUCHHOLZ, Gerhard, *Die Medizintheorie Claude Bernard's*, Altrogge, Verlag Murken, 1985.

BÜTTNER, Johannes, « Die Herausbildung des Normalwert-Konzeptes im Zusammenhang mit quantitativen diagnostischen Untersuchungen in der Medizin », *in* V. HESS (dir.), *Die Normierung der Gesundheit*, Husum, Matthiesen, 1997, pp. 17-32.

CABANÈS, Augustin, « Pasteur et Claude Bernard », *La Revue des revues*, 1895, pp. 214-221.

CANGUILHEM, Georges, *Essai sur quelques problèmes concernant le normal et le pathologique*, Clermont-Ferrand, Édition La Montagne, 1943. Deuxième édition, Paris, Les Belles Lettres, 1950. Dernière édition revue, Paris, P.U.F., 1975.

– *La connaissance de la vie*, Paris, Hachette, 1952. Nouvelle édition : Paris, Vrin, 1965.

– *L'idée de la médecine expérimentale selon Claude Bernard*, Paris, Palais de la Découverte, 1965.

– « Un physiologiste philosophe : Claude Bernard », *Dialogue*, 5, 1967, pp. 555-572.

– *Études d'histoire et de philosophie des sciences*, Paris, Vrin, 1968.

CANNON, Walter B., « Organization for physiological homeostasis », *Physiological Review*, 9, 1929, pp. 399-427.

– *The wisdom of the body*, New York, Norton, 1932. – Traduction française : *La sagesse du corps*, Paris, La Nouvelle Revue, 1939.

CAPLAN, Arthur R., ENGELHARDT, H. Tristram et MCCARTNEY, James J. (dir.), *Concepts of health and disease. Interdisciplinary perspectives*, Reading (Mass.), Addicon-Wesley, 1981.

CARDAHI, C., *L'Académie française devant la foi*, Paris, Éditions de la Source, 1964.

CASTELNAU, Henri de, « Cours de physiologie générale de la Faculté des sciences. Leçon d'ouverture de Claude Bernard », *Moniteur des Hôpitaux*, vol. 2, 1854, pp. 409-410.

CHANGEUX, Jean-Pierre, « Claude Bernard's experiments on curare and motor endplate synaptic transmission », *in* E. D. ROBIN (dir.), *Claude Bernard and the internal environment*, New York, Dekker, 1979, pp. 73-95.

CHARLTON, Donald Geoffrey, *Positivist thought in France during the Second Empire, 1852-1870*, Oxford, Clarendon Press, 1959.

CHAUFFARD, Paul-Émile, « De l'idée de vie dans la physiologie contemporaine : Virchow – Claude Bernard », *Le Correspondant*, 40, 1868, pp. 201-242.

– « Claude Bernard, sa vie et ses œuvres », *Revue des deux mondes*, 30, 1878, pp. 272-310.

CHAZAUD, Jacques, *Médecine des philosophes et philosophie médicale*, Paris, L'Harmattan, 1997.

CIMINO, Guido, « Claude Bernard sulle "funzioni del cervello" », *Physis*, 22, 1980, pp. 85-119.

COLEMAN, William, *Biology in the Nineteenth century*, Cambridge, Cambridge University Press, 1977.

– « The cognitive basis of the discipline : Claude Bernard on physiology », *Isis*, 76, 1985, pp. 49-70.

COLEMAN, William et HOLMES, Frederic L. (dir.), *The investigative enterprise. Experimental physiology in nineteenth century medicine*, Berkeley, University of California Press, 1988.

COMBES, Raoul, *Histoire de la biologie végétale en France*, Paris, Alcan, 1933.

COMTE, Auguste, *Cours de philosophie positive*, Paris, Rouen frères, 1821-1822. – Nouvelle édition (utilisée par Bernard) : Paris, Rouen frères, 1830.

– *Système de philosophie positive*, Paris, Matthias, 1851-1854.

COURNAND, André, « Claude Bernard's contribution to cardiac physiology », *in* E. D. ROBIN (dir.), *Claude Bernard and the internal environment*, New York, Dekker, 1979, pp. 97-121.

CRANEFIELD, Paul F., *Claude Bernard's edition of his Introduction à l'étude de la médecine expérimentale*, New York, Watson Academic Publications, 1976.

CRUCHET, René, *Les règles de la pensée en médecine*, Paris, Masson, 1953.

CURRER, C. et STACEY, M. (dir.), *Concepts of health, illness and disease. A comparative perspective*, Leamington Spa, Berg, 1986.

DAGOGNET, François, « Ambiguïtés de Claude Bernard », *Atomes*, n° 227, 1965, pp. 351-357.

DASTRE, Albert, « Les sécrétions internes. L'opothérapie », *Revue des deux mondes*, 1899, pp. 197-212.

DAVID, H., *Rudolf Virchow und die Medizin des 20. Jahrhunderts*, München, Quintessenz, 1993.

DEBRAY-RITZEN, Pierre, *Claude Bernard, ou un nouvel état de l'humaine raison*, Paris, Albin Michel, 1992.

DEBRÉ, Patrice, *Louis Pasteur*, Paris, Flammarion, 1994.

DELHOUME Léon, *De Claude Bernard à d'Arsonval*, Paris, Baillière, 1939.

– « La première rencontre de Claude Bernard et de Louis Pasteur », *Concours médical*, 75, 1953, pp. 993-999 et 1105-1108.

DELHOUME, Léon, HUARD, Pierre et WONG, Ming, « Documents inédits de la correspondance de Claude Bernard », *Archives internationales d'histoire des sciences*, 16, 1963, pp. 353-368.

DIDON, Henri, « Claude Bernard », *Revue de France*, 28, 1878, pp. 1-20.

DIEPGEN, Paul, GRUBER, G. P. et SCHADEWALDT, Hans, « Der Krankheitsbegriff, seine Geschichte und Problematik », *in: Handbuch der allgemeinen Pathologie*, t. I, Berlin, 1969, pp. 1-50.

DI GIANDOMENICO, Mauro, *Filosofia e medicina sperimentale in Claude Bernard*, Bari, Adriatica Editrice, 1968.

– « Pasteur e Claude Bernard ; revisitazione di un'antica polemica. In occasione del centenario pasteuriano », *Rivista di storia della medicina*, 26, 1995, pp. 109-120.

DI GIANDOMENICO, Mauro (dir.), *Claude Bernard. Scienza, filosofia, letteratura*, Verona, Bertani, 1982.

DRIESCH, Hans, *Geschichte des Vitalismus*, Leipzig, Barth, 1922.

DU BOIS-REYMOND, Estelle et DIEPGEN, Paul, *Zwei grosse Naturforscher des 19. Jahrhunderts. Du Bois Reymond und Ludwig*, Leipzig, Barth, 1927.

DUCLAUX, Émile, *Pasteur, histoire d'un esprit*, Sceaux, Impr. Charaire, 1896.

DUPLAIN, Louis, *Notice historique sur Saint-Julien (Rhône) et sur Claude Bernard*, Lyon, Impr. Audin, 1923.

EBSTEIN, Erich, « Briefe von Du Bois-Reymond, Claude Bernard und Johannes Müller an Karl Ludwig », *Medizinische Klinik*, 21, 1925, pp. 1518-1520.

ELLIOTT, Paul, « Vivisection and the emergence of experimental physiology in Nineteenth century France », *in* Nicolas A. RUPKE, *Vivisection in historical perspective*, London, Croom Helm, 1987, pp. 48-77.

ENGELHARDT, H. Tristram et SPICKER, S. F., *Evaluation and explanation in biomedical sciences*, Dordrecht, Reidel, 1975.

FAGOT-LARGEAULT, Anne, *L'homme bio-éthique. Pour une déontologie de la recherche sur le vivant*, Paris, Maloine, 1985.

FAIVRE, Ernest, « Claude Bernard et ses travaux », *Le Correspondant*, 1868, pp. 102-122.

FARLEY, John, *The spontaneous generation controversy from Descartes to Oparin*, Baltimore, Johns Hopkins University Press, 1977.

FARLEY, John et GEISON, Gerald L., « Science, politics and spontaneous generation in 19th century France : the Pasteur-Pouchet debate », *Bulletin of the History of Medicine*, 48, 1974, pp. 161-198. – Traduction française dans Michel CALLON et Bruno LATOUR (dir.), *La science telle qu'elle se fait*, Paris, Pandore, 1982, pp. 1-50.

FAURE, Jean-Louis, *Claude Bernard*, Paris, Crès, 1925.

FAYE, M. L., « La méthode expérimentale de Pasteur et ses rapports avec les théories de Claude Bernard », *Bulletin de la Société des sciences naturelles de Tarare*, 1903, pp. 12-16, 79-90, 135-147, 173-187, 192-206 et 229-238.

FEDERSPIL, Giovanni, « Lo sviluppo delle teorie sulla glicogenesi e il diabete in Claude Bernard e oggi », *Medicina nei secoli*, 16, 1979, pp. 31-50.

F[LINT], A[ustin] Jr., « Claude Bernard and his physiological works », *American Journal of Medical Sciences* (Philadelphia), N. s., 76, 1878, pp. 161-174.

FLORKIN, Marcel, *A history of biochemistry*, Part III, Amsterdam, Elsevier, 1975.

FOSTER, Michael, *Claude Bernard*, London, Fisher Unwin, 1899.

FRANK, Morton H. et WEISS, Joyce J., « The Introduction to Carl Ludwig's textbook of human physiology », *Medical History*, 10, 1966, pp. 76-86.

FRUTON, Joseph S., *Molecules and life*, New York, Wiley, 1972.

GALDSTON, Iago (dir.), *The epidemiology of health*, New York, New York Academy of Medicine, 1953.

GALLETTI, S., « La fonction glycogénique selon Cl. Bernard », *Bulletin de l'Union des Naturalistes*, 46, 1959, pp. 53-86.

GAVAUDAN, Pierre, « Les phénomènes narcotiques en biologie générale et l'échelle des inhibitions fonctionnelles », *in : Mécanisme de la narcose*, Colloque international du C.N.R.S., Paris, 1951, pp. 11-14.

GEISON, Gerald L., *The private science of Louis Pasteur*, New Jersey, Princeton University Press, 1995.

GENDRON, Pierre, *Claude Bernard. Rationalité d'une méthode*, Paris, Vrin, 1992.

GENTY, Maurice, « Claude Bernard », *Les Biographies médicales*, 6, 1932, n°s 9-10, pp. 129-160.

GENTY, Victor, *Un grand biologiste, Charles Robin ; sa vie, ses amitiés philosophiques et littéraires*, Lyon, Rey, 1931.

GINDELE, J. F., « Untersuchungen über die Wirkung chemischer Stoffe auf die Atmung keimender Samen », *Botanisches Archiv*, t. 23, 1929, pp. 532-578.

Gley, Eugène, *Essais de philosophie et d'histoire de la biologie*, Paris, Masson, 1900.
– « L'œuvre pathologique de Claude Bernard et la biologie française », *Revue scientifique*, 53, 1915, pp. 257-264.
– *Quatre leçons sur les sécrétions internes*, 2e éd., Paris, Baillière, 1921.
Godart, Justin, *Les Reliques de Claude Bernard*, Villefranche-sur-Saône, Éditions Cuvier, 1939.
Godlewski, Guy, « Claude Bernard intime », *Revue des deux mondes*, 1958, pp. 477-492.
Goldstein, Kurt, *Der Aufbau des Organismus*, La Haye, Nijhoff, 1934.
Goldstein, M. H., « The influence of Claude Bernard on physiological concepts », *Annals of Medical History*, N. s., 2, 1930, pp. 560-567.
Goncourt, Edmond et Jules de, *Journal*. Texte intégral, établi et annoté par R. Ricatte, tome VIII, Monaco, Imprimerie nationale, 1957.
Goodfield, G. June, *The growth of scientific physiology. Physiological method and the mechanist-vitalist controversy illustrated by the problem of respiration and animal heat*, London, Hutchinson, 1960.
Grande, Francisco et Visscher, Maurice (dir.), *Claude Bernard and experimental medicine*, Cambridge (Mass.), Schenkman, 1967.
Grmek, Mirko D., « Quelques notes intimes de Claude Bernard », *Archives internationales d'histoire des sciences*, 16, n° 65, 1963, pp. 339-352.
– « La conception de la maladie et de la santé chez Claude Bernard », *in*: *L'Aventure de la science (Mélanges Koyré, vol. I)*, Paris, 1964 (a), pp. 208-227.
– « Réflexions inédites de Claude Bernard sur la médecine pratique », *Médecine de France*, n° 150, 1964 (b), pp. 6-11.
– « Opinion de Claude Bernard sur Virchow et la pathologie cellulaire », *Castalia*, 21, 1965 (a), pp. 20-28.
– « Les expériences de Claude Bernard sur l'anesthésie des plantes », *Comptes rendus du 89e Congrès des sociétés savantes (Lyon, 1964), Histoire des sciences*, Paris, Gauthier-Villars, 1965 (b), pp. 67-80.
– *Notes inédites de Claude Bernard sur les propriétés physiologiques des poisons de flèches (curare, upas, strychnine et autres)*, Paris, Specia, 1966 (a) (numéro hors série de « Biologie Médicale »).
– « Examen critique de la genèse d'une grande découverte: la

piqûre diabétique de Claude Bernard », *Clio Medica*, 1, 1966 (b), pp. 341-350.

– *Catalogue des manuscrits de Claude Bernard, avec la bibliographie de ses travaux imprimés et des études sur son œuvre*, Paris, Masson, 1967 (a).

– « Évolution des conceptions de Claude Bernard sur le milieu intérieur », *in* E. Wolff, Ch. Fouchet *et al.*, *Philosophie et méthodologie scientifique de Claude Bernard*, Paris, Masson, 1967 (b), pp. 117-150.

– « La glycogenèse et le diabète dans l'œuvre de Claude Bernard », *in : Commentaires sur dix grands livres de la médecine française*, Paris, Tchou, 1968 (a), pp. 187-234.

– « First steps in Claude Bernard's discovery of the glycogenic function of the liver », *Journal of the History of Biology*, 1, 1968 (b), pp. 141-154.

– « Les expériences de Claude Bernard sur lui-même », *Actes du XIe Congrès international d'Histoire des sciences (Varsovie-Cracovie, 1965)*, Wroclaw, Ossolineum, 1968 (c), t. 5, pp. 293-300.

– « Bernard, Claude », *in : Dictionary of Scientific Biography*, New York, Scribner's Sons, 1970, t. II, pp. 24-34.

– « Claude Bernard, traducteur et critique du traité de Carl Ludwig », *in* V. Kruta (dir.), *Jan Evangelista Purkynje, Centenary Symposium*, Brno, 1971, pp. 57-63.

– *Raisonnement expérimental et recherches toxicologiques chez Claude Bernard*, Genève, Droz, 1973.

– « Le credo philosophique de Claude Bernard et son discours de réception à l'Académie Française », *Scientia*, 70, 1976 (a), pp. 87-112.

– *Psicologia ed epistemologia della ricerca scientifica. Claude Bernard e le sue ricerche tossicologiche*, Milano, Episteme, 1976 (b).

– « Le rôle du hasard dans la genèse des découvertes scientifiques », *Medicina nei secoli*, 13, 1976 (c), pp. 277-305.

– *Claude Bernard et la méthode expérimentale*, Paris, Payot, 1991 (a).

– « Louis Pasteur, Claude Bernard et la méthode expérimentale », *in* M. Morange (dir.), *L'Institut Pasteur. Contributions à son histoire*, Paris, 1991 (b), pp. 21-44.

– « Claude Bernard entre le matérialisme et le vitalisme : la nécessité et la liberté dans les phénomènes de la vie », *in* J. Michel (dir.), *La nécessité de Claude Bernard*, Paris, Klincksieck, 1991 (c), pp. 117-139.

– « L'explication des phénomènes vitaux dans l'œuvre de Boscovich », *in* P. Bursill-Hall (dir.), *R. J. Boscovich. Vita e attività scientifica. Atti del Convegno (Roma, 1988)*, Roma, Istituto della Enciclopedia Italiana, 1993, pp. 321-336.

– « La méthodologie de Boscovich », *Revue d'histoire des sciences*, 49, 1996, pp. 379-400.

GRMEK, Mirko D. (dir.), *Histoire de la pensée médicale en Occident*, Paris, Seuil, t. I, 1995 ; t. II, 1997 ; tome III, à paraître.

GRMEK, Mirko D. et HUARD, Pierre, « Claude Bernard und die Zeichenkunst », *Die Waage*, 10, 1971, n° 4, pp. 161-163.

GUIBERT, Marcel, *Contribution à l'étude de la pensée de Claude Bernard. Essai sur la théorie du fait scientifique chez Claude Bernard.* Thèse de médecine, Toulouse, Société Ouvrière Méridionale d'Impression, 1947.

GUILLEMIN, Roger, « Hypothalamus, hormones and physiological regulation », *in* E. D. ROBIN (dir.), *Claude Bernard and the internal environment*, New York, Dekker, 1979, pp. 137-156.

HAHN, Guillaume, « Claude Bernard, ses découvertes et ses théories », *Revue des questions scientifiques*, 7, 1880, pp. 71-112 et 443-494.

HALDANE, John Scott, *Organism and environment as illustrated by the physiology of breathing*, New Haven, Yale University Press, 1917.

– « Claude Bernard's conception of the internal environment », *Science* (New York), 69, 1929, pp. 453-454.

HALPERN, Bernard, « Concepts philosophiques de Claude Bernard d'après l'"Introduction" », *Revue d'histoire des sciences*, 19, 1966, pp. 97-114.

HARMSEN, Ernst, « Zur Entdeckung des Glykogens vor 75 Jahren », *Münchener medizinische Wochenschrift*, 79, 1932, p. 1075 (avec une discussion de R. ROSEMAN, *ibid.*, pp. 1367-1368).

– « Victor Hensen, der deutsche Entdecker des Glykogens », *Medizinische Welt*, 8, 1934, pp. 1783-1784.

HEIM, Roger, HALPERN, Bernard *et al.*, *Les concepts de Claude Bernard sur le milieu intérieur.* Actes du Colloque (Paris, 1965), Paris, Fondation Singer-Polignac et Masson, 1967.

HEMS, D. A., WHITTON, P. D., et TAYLOR, E. A., « Glycogen synthesis in the perfused liver of the starved rat », *Biochemical Journal*, 129, 1972, pp. 529-538.

HENDERSON, Lawrence J., *Blood. A study of general physiology*, New Haven, 1928.

HENDERSON, William E. et LUCAS, George Herbert W., « Claude Bernard's theory of narcosis », *Journal of Pharmacology and Experimental Therapy*, vol. 43, 1931, pp. 253-267.

HENSEN, Victor, « Über Zuckerbildung in der Leber », *Virchows Archiv für pathologische Anatomie*, 11, 1957, pp. 395-398.

HERMANN, Henri, « Le centenaire de la piqûre diabétique de Claude Bernard », *Lyon médical*, 181, 1949, pp. 353-355.

HIRST, Paul Q., *Durkheim, Bernard and epistemology*, London, Routledge & Kegan, 1975.

HOLMES, Frederic Lawrence, « The "milieu intérieur" and the cell theory », *Bulletin of the History of Medicine*, 37, 1963 (a), pp. 315-335.

– « Claude Bernard and the "milieu intérieur" », *Archives internationales d'histoire des sciences*, 16, 1963 (b), pp. 369-376.

– « Contribution of marine biology to the development of the concept of the "milieu intérieur" », *in : Colloque international d'Histoire de la biologie marine* (Suppl. de *Vie et milieu*), Paris, 1965, pp. 321-325.

– « Origins of the concept of the "milieu intérieur" », *in* F. GRANDE et M. VISSCHER (dir.), *Claude Bernard and experimental medicine*, Cambridge (Mass.), Schenkman, 1967, pp. 179-191.

– *Claude Bernard and animal chemistry. The emergence of a scientist*, Cambridge, Harvard University Press, 1974.

– « Claude Bernard, the "milieu intérieur" and regulatory physiology », *History and Philosophy of the Life Sciences*, 8, 1986, pp. 3-25.

HUARD, Pierre et GRMEK, Mirko D., « Claude Bernard und die Zeichenkunst », *Die Waage*, 10, 1971, pp. 161-163.

J. L., « Claude Bernard et Pasteur », *Progrès médical*, 65, 1937, pp. 1468-1470.

JAMES, William, « Claude Bernard's Rapport », *North American Review* (Boston), 107, 1868, pp. 322-328.

JOUSSET DE BELLESME, Georges-Louis, « Notes et souvenirs sur Claude Bernard », *Revue internationale des sciences biologiques*, 10, 1882, pp. 433-461.

KAHANE, Ernest, *Pages choisies de Claude Bernard*, Paris, Éditions sociales, 1961.

KAHN, Axel, « Entre dogmatisme et empirisme : la découverte de la fonction glucoformatrice et glucosécrétrice du foie par Claude Bernard », *Comptes rendus de l'Académie des sciences*, III, vol. 319, n° 2, 1996, pp. 753-761.

KANT, Immanuel, *Kritik der Urteilskraft*. Libau, 1790. – Trad. française : *Critique de la faculté de juger*, Paris, Gallimard, 1985.

KARLIK, Lev N., *Klod Bernar* [*Claude Bernard*], Moscou, Izd. Naouka, 1964 (en russe).

KATZ, Joseph et MCGARRY, J. D., « The glucose paradoxe. Is glucose a substrat for liver metabolism ? », *Journal of Clinical Investigations*, 74, 1984, pp. 1901-1909.

KOPACZEWSKI, Wladislaw, « Le terrain, le microbe et l'état infectieux. Claude Bernard ou Pasteur ? », *Revue scientifique*, 74, 1936, pp. 417-425.

– *Claude Bernard et la physiologie*, Rabat, Maroc-Matin, 1945.

KUDLIEN, Fridolf, « The old Greek concept of "relative" health », *Journal of the History of Behavioural Sciences*, 9, 1973, pp. 53-59.

KUHN, Thomas, *The structure of scientific revolution*, Chicago, University of Chicago Press, 1962. – Trad. française : *La structure des révolutions scientifiques*, Paris, Flammarion, 1983.

– *The essential tension*, Chicago, University of Chicago Press, 1977.

LACASSAGNE, Alexandre, *Le souvenir de Claude Bernard dans la région lyonnaise*, Lyon, Albums du Crocodile, 1952.

LAFOLLETTE, Hugh et SHANKS, Niall, « Animal experimentation. the legacy of Claude Bernard », *International Studies in Philosophy of Science*, 8, 1994, pp. 195-210.

LAMBRICHS, Louise L., *La vérité médicale. Claude Bernard, Louis Pasteur, Sigmund Freud : légendes et réalités de notre médecine*, Paris, Laffont, 1993.

LAIN ENTRALGO, Pedro, *Dos biologos : Claudio Bernard y Ramon y Cajal*, Buenos Aires, Espasa-Calpe, 1949.

LAMY, Pierre, *Claude Bernard et le matérialisme*, Paris, Alcan, 1939.

LARNER, Joseph, « The discovery of glycogen and glycogen today », *in* F. GRANDE et M. VISSCHER (dir.), *Claude Bernard and experimental medicine*, Cambridge, 1967, pp. 135-162.

LAVARENNE, Édouard de, « Une lettre de Claude Bernard à Charles Robin », *Chronique médicale*, 9, 1902, pp. 227-228.

LEAHU, Lucian, « L'actualité de la pensée de Claude Bernard », *Physiologie*, 25, 1988, pp. 151-157.

LEFÈBVRE, P., PAQUOT, N. et SCHEEN, A., « Rôle du foie dans l'homéostasie glucidique. Une relecture des travaux de Claude Bernard », *Journées annuelles de diabétologie de l'Hôtel-Dieu*, 1996, pp. 1-9.

LÉGÉE, Georgette, *Pierre Flourens, physiologiste et historien des sciences*, 2 vol., Abbeville, 1992, 2 vol.

LEIBSON, L. G., « Saharni ukol Kloda Bernara [La piqûre diabétique de Claude Bernard], *Trudi Instituta istorii estestvoznaniya i techniki*, 14, 1957, pp. 227-301.

LENOIR, Timothy, *The strategy of life. Teleology and mechanism in 19th century German biology*, Boston, Reidel, 1982.

LÉPINE, Raphaël, *Le diabète sucré*, Paris, Alcan, 1909.

LESCH, John E., *Science and medicine in France. The emergence of experimental physiology, 1790-1855*, Cambridge, Harvard University Press, 1984.

LESKY, Erna, « Zu Carl Ludwigs Wiener Zeit, 1855-1865 », *Sudhoffs Archiv für Geschichte der Medizin*, 46, 1962, pp. 178-182.

LIEBEN, Fritz, *Geschichte der physiologischen Chemie*, Leipzig, Deuticke, 1935.

LIPPI, Donatella, CALERI, Daniela, BUCALOSSI, Adolfo et ROTELLA, Carlo M., « The role of liver in glucosis homeostasis in type 2 diabetes; the modernity of Claude Bernard's studies », *Diabetes*, 10, 1994, pp. 63-74.

LITTRÉ, Émile, « Du déterminisme de Claude Bernard », *Revue de philosophie positive*, 20, 1878, pp. 5-11.

LOIR, Adrien, *À l'ombre de Pasteur (Souvenirs personnels)*, Paris, Le Mouvement sanitaire, 1938.

LUDWIG, Carl, *Lehrbuch der Physiologie des Menschen.* Tome I, Heidelberg, Winter, 1852. – Deuxième édition révisée, Leipzig-Heidelberg, Winter, 1858.

LUNDBAEK, K., « Une découverte oubliée de Claude Bernard : le diabète du jeûne », *La Presse médicale*, 58, 1950, p. 237.

MAGENDIE, François, « Quelques idées générales sur les phénomènes particuliers aux corps vivants », *Bulletin des sciences médicales*, 4, 1809, pp. 145-170.

– « Annonce d'une découverte physiologique très importante et fort inattendue que M. Bernard a faite tout récemment », *Comptes rendus de l'Académie des sciences*, 28, 1849, pp. 393-394.

MALHERBE, J. F., « Karl Popper et Claude Bernard », *Dialectica*, 35, 1981, pp. 373-388.

MANI, Nikolas, « Die Entdeckung des Glykogens durch Claude Bernard », *Zeitschrift für klinische Chemie*, 2, 1964, pp. 97-104.

– « Claude Bernard und die Medizin des 19. Jahrhunderts », *Gesnerus*, 22, 1965, pp. 17-29.

– *Die historischen Grundlagen der Leberforschung. II. Teil: Die Geschichte der Leberforschung von Galen bis Claude Bernard*, Basel, Schwabe, 1967.

MARCHAL, Jean-Joseph, « La méthode expérimentale et son application à la science de la médecine », *Le Correspondant*, 1868, pp. 896-929.

MAURIAC, Pierre, *Nouvelles rencontres. Amitiés des savants*, Paris, Grasset, 1930.

– « Claude Bernard ou le philosophe malgré lui », Mercure de France, n° 257, 1935, pp. 225-241.

– « La figure tourmentée de Claude Bernard », *Mercure de France*, n° 287, 1938, pp. 278-288.
– *Claude Bernard*, Paris, Grasset, 1954.
– « Le centenaire de la découverte de la glycogénie hépatique », *Histoire de la Médecine*, 5, 1955, pp. 11-21.
MAZZOLINI, Renato, *Politisch-biologische Analogien im Frühwerk Rudolf Virchows*, Marburg, Basilisken-Presse, 1988.
MCGARRY, J. D., KUWAJIMA, M., NEWGARTD, C. B., FOSTER, D. W. et KATZ, J., « From dietary glucose to liver glycogen; the full circle round », *Annual Review of Nutrition*, 7, 1987, pp. 51-73.
MENDELSOHN, Everett, « Physical modes and physiological concepts. Explanation in Nineteenth century biology », *British Journal of the History of Science*, 2, 1965, pp. 203-219.
MICHAUT, « Pasteur et Claude Bernard », *La Chronique médicale*, 10, 1903, p. 448.
MICHEL, Jacques (dir.), *La nécessité de Claude Bernard*, Actes du Colloque de Saint-Julien-en-Beaujolais, Paris, Klincksieck, 1991.
MILES, Sir Ashley, « Reports by Louis Pasteur and Claude Bernard on the organization of scientific teaching and research », *Notes and Records of the Royal Society of London*, 37, 1982, pp. 101-118.
MILLET, Raymond, *Claude Bernard ou l'aventure scientifique*, Paris, Nouvelle France, 1945.
MONTASTRUC, J. L., RASCOL, O. et SENARD, J. M., « The discovery of vasomotor nerves », *Clinical Autonomic Research*, 6, 1996, pp. 183-187.
MOULIN, Anne-Marie, « La rivalité des deux pères de la médecine moderne reste bien vivante », *La Recherche*, 26, 1995, n° 279, pp. 906-911.
NEEDHAM, Dorothy M., *Machina carnis. The biochemistry of muscular contraction in its historical development*, Cambridge, Cambridge University Press, 1971.
O'BRIEN, Sophie, *Silhouettes d'autrefois*, Paris, Alcan, 1926.
OLMSTED, James M. D., « Claude Bernard's posthumously published attack on Pasteur and Pasteur's defense », *Annals of Medical History*, 9, 1937, pp. 114-124.
– *Claude Bernard, physiologist*, New York, Harper, 1938.
– *François Magendie, pioneer in experimental physiology and scientific medicine in XIX century France*, New York, Schuman, 1944.
– « Claude Bernard and glycogenesis », *Journal of the American Dietetic Association*, 30, 1954, pp. 545-549.
OLMSTED, James M. D. et HARRIS OLMSTED, Evangelina, *Claude Bernard and the experimental method in medicine*, New York,

Schuman, 1952. – Deuxième édition, New York, Collier Books, 1961.

OSTER, Daniel, *Histoire de l'Académie française*, Paris, Vialetay, 1970.

PAGEL, Walter, *Virchow und die Grundlagen der Medizin des XIX Jahrhunderts*, Jena, Fischer, 1931.

– « The speculative basis of modern pathology », *Bulletin of the History of Medicine*, 18, 1945, pp. 1-43.

PAPASPYROS, Nikos S., *The history of diabetes mellitus*, Stuttgart, Thieme, 1964.

PASTEUR, Louis, « Expériences relatives aux générations dites spontanées », *Comptes rendus de l'Académie des sciences*, 51, 1860, pp. 303-307.

– « Claude Bernard. Idée de l'importance de ses travaux, de son enseignement et de sa méthode », *Moniteur universel*, n° 311, 7 novembre 1866, pp. 1284-1285. – Repris dans *Œuvres de Pasteur*, Paris, 1922, t. II, pp. 487-493.

– « Nouvelle communication au sujet des notes sur la fermentation alcoolique, trouvées dans les papiers de Claude Bernard », *Comptes rendus de l'Académie des sciences*, 87, 1878, pp. 185-188.

– « Première réponse à M. Berthelot », *Comptes rendus de l'Académie des sciences*, 87, 1878, pp. 1053-1058.

– *Examen critique d'un écrit posthume de Claude Bernard sur la fermentation alcoolique*, Lecture faite à l'Académie de médecine, le 26 novembre 1878, Paris, Gauthier-Villars, 1879.

PASTEUR VALLERY-RADOT, Louis, *Correspondance de Pasteur, 1840-1895*, Paris, Flammarion, 1951, 4 volumes.

PELOUZE, Jules et BERNARD, Claude, « Recherches sur le curare », *Comptes rendus hebdomadaires de l'Académie des sciences*, 31, 1850, pp. 533-537.

PÉREZ TAMAYO, Ruy, *El concepto de enfermedad. Su evolución a través de la historia*, Mexico, Fondo de Cultura economica, 1988, 2 vol.

PETER, R., *Vie secrète de l'Académie française, Cinquième période*, Paris, Librairie des Champs-Élysées, 1950.

PETIT, Annie, « Claude Bernard and the history of science », *Isis*, 78, 1987, pp. 201-219.

PFLÜGER, Eduard, « Über die Darstellung des Glykogens nach Viktor Hensen », *Pflügers Archiv für Physiologie*, 95, 1903, pp. 17-18.

– *Das Glykogen und seine Beziehungen zur Zuckerkrankheit*, 2e éd., Bonn, Hager, 1905.

PICHOT, André, « Le déterminisme en biologie », *Actes du IVe séminaire de l'École de biologie théorique*, Paris, C.N.R.S., 1985, pp. 39-52.

PICKSTONE, John V., « Vital actions and organic physics: Henri Dutrochet and French physiology during the 1820's », *Bulletin of the History of Medicine*, 50, 1976, pp. 191-212.

POPPER, Karl, *The logic of scientific discovery*, London, Hutchinson, 1959. – Trad. française : *La logique de la découverte scientifique*, Paris, Payot, 1973.

– *Objective knowledge. An evolutionary approach*, Oxford, Clarendon Press, 1972.

POREP, Rüdiger, « Der Prioritätenstreit um die Entdeckung des Glykogens zwischen Claude Bernard und Victor Hensen », *Medizinische Monatsschrift*, 25, 1971, pp. 314-321.

PRÉVOST, M. L., « Manuscrits et correspondance de Pasteur à la Bibliothèque nationale », *Bulletin de la Bibliothèque nationale*, 2, 1977, n° 3, pp. 99-107.

PROCHIANTZ, Alain, *Claude Bernard et la révolution physiologique*, Paris, Presses Universitaires de France, 1990.

PYKE, D. A., « Claude Bernard et l'étiologie du diabète », *Journées annuelles de diabétologie de l'Hôtel-Dieu*, 1981, pp. 153-161.

RÉMUSAT, Paul de, « Physiologie. De la production du sucre dans l'économie animale. M. Claude Bernard et ses adversaires », *Revue des deux mondes*, 26, 1856, 2e partie, pp. 100-128.

RENAN, Ernest, « Éloge de Claude Bernard », *in : Discours prononcés dans la séance publique tenue par l'Académie française le 3 avril 1879*, Paris, Calmann-Lévy, 1879.

RENOUVIER, Charles, « De l'idée de force en physiologie. La philosophie biologique de Claude Bernard », *Critique philosophique*, 6, 1887, pp. 112-139.

REY, Roselyne, *Naissance et développement du vitalisme en France*, Thèse pour le doctorat ès-lettres, Paris, 1987.

– « L'âme, le corps et le vivant », *in* M. D. GRMEK (dir.), *Histoire de la pensée médicale en Occident*, vol. 2, Paris, Le Seuil, 1996, pp. 118-155.

RHEINBERGER, Hans-Jörg, « Zum Organismusbild der Physiologie im 19. Jahrhundert : Johannes Müller, Ernst Brücke, Claude Bernard », *Medizin-historisches Journal*, 22, 1987, pp. 342-351.

RISCHAVI, L., « Einige Versuche über die Atmung der Pflanzen », *Landwirtschaftliche Versuchsstation*, 19, 1876, pp. 321-340.

RIESE, Walter, « Le déterminisme de Claude Bernard et ses rapports avec la neurologie contemporaine », *Encéphale*, 29, 1934, pp. 661-675.

– « Claude Bernard in the light of modern science », *Bulletin of the History of Medicine*, 14, 1943, pp. 281-294.

– *The conception of disease; its history, its version and its nature*, New York, Philosophical Library, 1953.

ROBIN, Charles et POUCHET, Georges, « Claude Bernard », notice nécrologique, *Journal de l'anatomie et de la physiologie normales et pathologiques*, 14, 1878, pp. 334-338.

ROBIN, Charles et VERDEIL, François, *Traité de chimie anatomique et physiologique normale et pathologique*, Paris, Baillière, 1853, 3 vol.

ROBIN, Eugene Debs (dir.), *Claude Bernard and the internal environment*, New York, Dekker, 1979.

ROGER, Henri, « Notes inédites de Claude Bernard », *La Presse médicale*, 41, 1933, pp. 1785-1789.

– *La philosophie de Claude Bernard*, Paris, Progrès médical, 1939.

ROLL-HANSEN, Nils, « Critical teleology: Immanuel Kant and Claude Bernard on the limitations of experimental biology », *Journal of the History of Biology*, 9, 1976, pp. 59-91.

– « Experimental method and spontaneous generation; the controversy between Pasteur and Pouchet, 1859-1864 », *Journal of the History of Medicine*, 34, 1979, pp. 273-292.

ROMO, Ana Cecilia de, « Tallow and the time capsule: Claude Bernard's discovery of the pancreatic digestion of fath », *History and Philosophy of Life Sciences*,11, 1989, pp. 243-274.

– « Nacimiento de la idea de enfermedad del lo pancreas exocrino a partir de un descubrimiento de Claude Bernard », *in* D. GOUREVITCH (dir.), *Maladie et maladies; histoire et conceptualisation*, Genève, Droz, 1992, pp. 389-396.

– « La contre-épreuve expérimentale chez Claude Bernard; le cas de la destruction du pancréas », *Canadian Bulletin of Medical History*, 13, 1996, pp. 109-122.

ROSTAND, Jean, *Hommes de vérité*, Paris, Stock, 1943.

ROTHSCHUH, Karl Ernst, *Geschichte der Physiologie*, Springer, Berlin, 1953.

ROUXEL, Albert, *Chronique des élections à l'Académie française (1634-1870)*, 2e éd., Paris, Firmin-Didot, 1888.

RUDOLPH, Gerhard, « Das Mechanismusproblem in der Physiologie des 19. Jahrhunderts », *Berichte zur Wissenschaftsgeschichte*, 6, 1983, pp. 7-28.

SCHILLER, Joseph, *Claude Bernard et les problèmes scientifiques de son temps*, Paris, Éditions du Cèdre, 1967.

SCHLUMBERGER, H. G., « Rudolf Virchow and the Franco-Prussian war », *Annals of Medical History*, 4, 1942, pp. 253-267.

SCHNITTER, C., « Société de biologie. Les rapports de Claude Bernard avec cette société savante; histoire d'une conversion physiologique », *Histoire des sciences médicales*, 3, 1992, pp. 225-232.

SCHRÖER, Heinz, *Carl Ludwig, Begründer der messenden Experimentalphysiologie,* Stuttgart, Wissenschaftliche Verlaggesellschaft, 1967.

SCHUTH, W., *Die Entdeckung der Glykogenbildung in der Leber. Ein geschichtlicher Beitrag,* Thèse, Freiburg im Breisgau, 1962.

SEGLEN, P. O., « Autoregulation of glycolysis, respiration, gluconeogenesis and glycogen synthesis in isolated parenchimal rat cells under aerobic and anaerobic conditions », *Biochemica et Biophysica Acta*, 338, 1974, pp. 317-336.

SERTILLANGES, Antonin, *La philosophie de Claude Bernard*, Paris, Aubier, 1944.

STILES, W. « Respiration in seed germination and seedling development », *in* W. RUHLAND, *Handbuch der Pflanzenphysiologie,* Springer, Berlin, 1960, vol. XII/2.

STURDY, S., « The germ of a new enlightenment », *Studies in the History and Philosophy of Sciences*, 22, 1991, pp. 163-173.

SUC, J. M., « Du "milieu intérieur" de Claude Bernard à l'"homéostasie" de Walter Cannon », *Néphrologie hier et aujourd'hui,* 1994, n° 3, pp. 14-20.

SULLIVAN, Mark D., « Reconsidering the wisdom of the body ; an epistemological critique of Claude Bernard's concept of the internal environment », *Journal of Medical Philosophy,* 15, 1990, pp. 493-514.

TCHOBROUTSKY, Georges, « Claude Bernard et le "sucre" », *Histoire des sciences médicales*, 27, 1993, pp. 55-59.

TCHOBROUTSKY, Georges et coll., *Traité de diabétologie*, Paris, Pradel, 1990.

THÉODORIDÈS, Jean, « Dix lettres inédites de Claude Bernard », *Histoire de la Médecine*, N° spécial, 1964, pp. 119-129.

– « Claude Bernard et la microbiologie médicale », *Vie médicale (Québec),* 6, 1977, pp. 138-143.

TUGNOLI PATARO, Sandra, « De Claude Bernard a Karl Popper : riflessioni sul metodo scientifico », *Itinerari,* 16, 1977, n° 3, pp. 29-75.

TZANCK, Arnault, « Les doctrines médicales. Introduction à l'étude de l'immunologie moderne : I. Claude Bernard et Pasteur », *Presse Médicale*, 41, 1933, pp. 1449-1453.

UNGER, Roger H., « Concepts of glucoregulation : from 1878 through 1978 », *in* E. D. ROBIN (dir.), *Claude Bernard and the internal environment,* New York, 1979, pp. 51-71.

VALENTINO, Gianfranco, « Claude Bernard, Louis Pasteur e la nascita della "medicina di laboratorio" in Francia », *Intersezioni*, 14, 1994, pp. 471-484.

VALLERY-RADOT, René, *La Vie de Pasteur*, Paris, Flammarion, 1903. 15e éd., Paris, Hachette, 1914.

VAN TIEGHEM, Philippe, *Notice sur la vie et les travaux de Claude Bernard, lue dans la séance publique de l'Académie des sciences*, Paris, Gauthier-Villars, 1910.

VENDRYÈS, Pierre, *Les « conditions déterminées » de Claude Bernard*. Thèse pour le doctorat en médecine, Paris, Vigot, 1940.

– « Déterminisme et autonomie chez Claude Bernard », *in* É. WOLFF *et al.*, *Philosophie et méthodologie scientifique de Claude Bernard*, Paris, Masson, 1967, pp. 33-47.

VIRCHOW, Rudolf, « Alter und neuer Vitalismus », *Archiv für pathologische Anatomie*, 9, 1856, pp. 3-55.

– *Die Cellularpathologie in ihrer Begründung auf physiologischer und pathologischer Gewebelehre*, Berlin, Hirschwald, 1858. Traduction française : Paris, 1861, 1868 et 1874.

– *Die krankhaften Geschwülste. Vol. I-III*, Berlin, Hirschwald, 1863-1867. Traduction française : Paris 1867-1871.

VIRTANEN, Reino, *Claude Bernard and his place in the history of ideas*, Lincoln, University of Nebraska Press, 1960.

VULPIAN, Alfred, « Discours prononcé aux funérailles de Claude Bernard », *Moniteur scientifique*, 20, 1978, pp. 491-496.

WANGENSTEEN, Owen H. « Claude Bernard's work on digestion », *in* F. GRANDE et M. VISSCHER (dir.), *Claude Bernard and experimental medicine*, Cambridge (Mass.), Schenkman, 1967, pp. 45-74.

WASSERSTEIN, Alan G., « Death and the internal milieu ; Claude Bernard and the origin of experimental medicine », *Perspectives in Biology and Medicine*, 39, 1996, pp. 313-326.

WIENER, Norbert, « The concept of homeostasis in medicine », *Transactions and Studies of the College of Physicians of Philadelphia*, 20, 1953, pp. 87-93.

WITTKE, G., « Claude Bernard ; Anmerkungen zu seiner Methodenlehre », *Berliner und Münchener Tierärztliche Wochenschrift*, 107, 1994, pp. 37-42.

WOLFF, Étienne, *Les chemins de la vie*, Paris, Hermann, 1963.

WOLFF, Étienne *et al.*, *Philosophie et méthodologie scientifique de Claude Bernard*. Actes du Colloque (Paris, 1965), Paris, Fondation Singer-Polignac et Masson, 1967.

WOLFF, Günther, « Beiträge berühmter Studenten zur Erforschung des Zuckerstoffwechsels », *Münchener medizinische Wochenschrift*, 102, 1960, pp. 1203-1208.

WROTNOWSKA, Denise, « Pasteur et Claude Bernard d'après des documents inédits », *Comptes rendus du 100e Congrès national des sociétés savantes (Paris, 1975)*, Paris, Bibliothèque Nationale, 1976, pp. 149-164.

– « Claude Bernard et Pasteur. Commission du choléra en 1865 », *Histoire des sciences médicales*, 13, 1979, pp. 25-32.

YOUNG, Frank G., « Claude Bernard and the theory of the glycogenic function of the liver », *Annals of Science*, 2, 1937, pp. 47-83.

– « Claude Bernard and the discovery of glycogen. A century of retrospect », *British Medical Journal*, 1957, I, pp. 1431-1437.

ZUMBACH, Clark, *The transcendent science. Kant's conception of biological methodology*, La Haye, Nijhoff, 1984.

ZUPAN, Peter, *Der Physiologe Carl Ludwig in Zürich, 1849-1855*, Zürich, Juris Verlag, 1987.

Index des noms de personnes

ACKERKNECHT, Erwin : 377, 379.
ALDRIDGE : 276.
ALGLAVE, Émile : 145-146.
ALTMAN, Lawrence : 390.
AMBROSIONI, Felice : 222-223, 231.
ANDRAL, Gabriel : 211, 213, 271.
ARÉTÉE DE CAPPADOCE : 217.
ARISTOTE : 358.
ARCET, voir D'ARCET.
ARSONVAL, Arsène d' : 10, 27, 57, 322, 338, 363, 365.
AUTRAN, Joseph : 49-50, 55, 70.
AVICENNE : 218.

BACON, Francis : 206, 364.
BALL, Benjamin : 27, 379.
BANCROFT, Wilder : 326.
BARDINET, Thierry : 217.
BARONA VILAR, Josep Lluis : 183.
BARRAL, Georges : 16, 344, 361-362.
BARRESWIL, Charles-Louis : 19, 214-215, 232, 241, 243, 276-277, 390, 392, 394-395, 397-398.
BATAILLON, Marcel : 11.
BAUREISEN, E. : 366.
BAUTAIN, abbé : 364.
BÉCLARD, Jules : 16, 129, 137.
BECQUEREL, Antoine : 214.
BENTON, E. : 120.
BÉRARD, Pierre Honoré : 300.
BERGHOFF, Emmanuel : 183.
BERGMANN, Carl : 171.
BERGSON, Henri : 25.
BERNARD, Claude-Henri : 133.
BERNARD, Françoise (née Martin) : 20, 29.
BERNARD, Jeanne-Henriette : 20.
BERNARD, Marie-Claude : 20.
BERT, Paul : 16, 26-27, 168, 171-172, 179, 319, 341-342, 345-346, 388.
BERTHELOT, Marcelin : 10, 41, 192, 279, 308, 336-339.
BERZELIUS, Jöns Jacob : 215.
BEZOLD, Albert von : 166.
BICHAT, François-Xavier : 44, 104, 124, 130, 141, 158, 190, 353, 382.
BIDDER, Friedrich Heinrich : 369.
BIER, Karl : 389.

BINET, Léon : 254.
BIOT, Jean-Baptiste : 215, 359, 364.
BIRÉ, Edmond : 48-50.
BLAINVILLE, Henri Ducrotay de : 392.
BOÉCHAT, P. : 365.
BOENHEIM, Felix : 377.
BONNET, Charles : 364.
BONNIER, Gaston : 333.
BOSCOVICH, Roger Joseph : 119-120.
BOSSUET, Jacques Bénigne : 61.
BOTAZZI, Filippo : 134.
BOUCHARDAT, Apollinaire : 221.
BOURGUIGNON, André : 202.
BOUSSINGAULT, Jean-Baptiste : 209-210.
BOYD, Sprott : 211.
BRAUNSTEIN, Jean-François : 183.
BRETONNEAU, Pierre Fidèle : 212, 265.
BRIGHT, Richard : 186.
BROUSSAIS, François : 182-183, 187, 190-191, 193, 382.
BROWN-SÉQUARD, Édouard : 37.
BRÜCKE, Ernst von : 86, 143-144, 173, 367.
BRÜGGER, Hermann : 390.
BRUNNER, Johann Conrad : 219.
BUCHHOLZ, Gerhard : 100, 178-179.
BUCHNER, Eduard : 341.
BUFFON, Georges Louis : 364.
BURDACH, Karl von : 358-359.
BÜTTNER, Johannes : 202.

CABANÈS, Augustin : 335.
CALVERT : 394.
CANGUILHEM, Georges : 12, 168, 183, 185-189, 370, 382.
CANNON, Walter Bradford : 176.
CAPLAN, Arthur R. : 183.
CARDAHI, C. : 88.
CARDAN, Jérôme : 219.
CARNÉ, comte de : 48.
CARRIÓN, Daniel : 390.
CASTELNAU, Henri de : 126.
CAWLEY, Thomas : 220.
CELSE : 217.
CHANGEUX, Jean-Pierre : 39.
CHARCOT, Jean-Martin : 345.
CHAUFFARD, Paul-Émile : 16, 62, 64, 86, 379.
CHAUVEAU, Jean-Baptiste : 7, 299.
CHEVREUL, Michel-Eugène : 192, 213, 246, 364, 391.
CHOSSAT, Charles : 353.
CICÉRON : 364.
COLIN, Gabriel Constant : 300.
COLLARD DE MARTIGNY, C. P. : 171.
COLONNA, duchesse de : 89.
COMBES, Raoul : 333.
COMTE, Auguste : 25, 42, 49, 76, 95, 183, 336.
CONDILLAC, Étienne BONNOT de : 69.
CORI, Carl Ferdinand : 299.
CORI, Gerty Theresa : 299.
COURNAND, André : 40.
COURRIER, Robert : 10-11.
CRANEFIELD, Paul F. : 24.
CRUCHET, René : 189.
CRUICKSHANK, William : 220.
CULLEN, William : 219.
CURRER, C. : 183.
CUVIER, Georges : 51, 347, 364.
CYON, Élie : 27, 63, 166, 272.

DAGOGNET, François : 208, 281, 307.
DARCET, Jean : 390, 392.
D'ARCET, Joseph : 391.

DAREMBERG, Charles Victor : 211.
DARESTE, Camille : 73.
DARWIN, Charles : 119.
DASTRE, Albert : 27, 167, 173, 365.
DAVAINE, Casimir : 399.
DAVID, H. : 377.
DEBRÉ, Patrice : 335, 338, 341.
DELHOUME, Léon : 10, 25, 86, 171, 331, 335, 338, 347, 360, 368-369.
DELLE CHIAJE, Stefano : 144.
DESCARTES, René : 43, 89, 364.
DESGRANGES, Antoine : 71-72.
DIDON, Henri : 16, 27, 81.
DIEPGEN, Paul : 183, 367.
DOBSON, Matthew : 220, 222.
DONNÉ, Alfred : 391.
DOYÈRE, Louis Michel François : 360.
DRIESCH, Hans : 120.
DU BOIS-REYMOND, Emil : 86, 366-367.
DUCLAUX, Émile : 335, 339, 341, 356.
DUMAS, Jean-Baptiste : 9, 50-51, 55, 209-211, 238-239, 286, 288, 295, 297, 313, 359.
DUMÉRIL, André Marie Constant : 285.
DUPANLOUP, Félix : 48-49.
DUPLAIN, Louis : 16.
DUPUY, Paul : 64.
DURUY, Victor : 361.
DUTROCHET, Henri : 167.
DUVAL, Matthias : 27.
DUVAUX, Jules-Antoine : 90.

EBSTEIN, Erich : 369.
ECKHARD, Conrad : 272.
ENGELHARDT, H. Tristram : 183, 189.

FAGOT-LARGEAULT, Anne : 399.
FAIVRE, Ernest : 16, 72.
FARLEY, John : 356.
FAURE, Jean-Louis : 16, 89, 95-96.
FAVRE, Jules : 49, 77, 87.
FAYE, M. L. : 335.
FEDERSPIL, Giovanni : 208, 216.
FEHLING, Hermann von : 215.
FICK, Adolf : 366.
FIGUIER, Guillaume Louis : 292-298, 300-302, 311, 313.
FLINT, Austin : 27.
FLORKIN, Marcel : 341.
FLOURENS, Jean-Pierre-Marie : 26, 47-51, 53, 55, 58-61, 65-67, 69-70, 74, 78-81, 87, 116-117, 268, 285, 364, 378.
FOISSAC, Pierre : 55.
FONTAINE, Maurice : 109, 112, 173, 176-177.
FONTENELLE, Bernard LE BOVIER de : 364.
FORSSMANN, Werner : 389.
FOSTER, Michael : 16, 310, 357.
FOURIER, Joseph : 51.
FRÉDÉRICQ, Léon : 134.
FRERICHS, Friedrich von : 306.
FRUTON, Joseph : 208, 341.

GALDSTON, Iago : 202.
GALIEN : 202, 217, 219.
GALILÉE, Galileo GALILEI, dit : 343, 364.
GALLETTI, S. : 208.
GANNAL, Jean Nicholas : 392.
GAUTIER, Théophile : 50-51, 54-55.
GAVAUDAN, Pierre : 333.
GAY-LUSSAC, Louis-Joseph : 215, 359.
GEISON, Gerald L. : 341, 348, 356.

GENDRON, Pierre : 16.
GENTY, Maurice : 16.
GENTY, Victor : 134.
GERDY, Pierre Nicolas : 105.
GERLACH, Josef : 366.
GESNER, Conrad : 389.
GINDELE, J. F. : 332.
GLEY, Eugène : 131, 134, 167, 197.
GMELIN, Leopold : 221-223.
GODART, Justin : 16, 57, 74, 363-364.
GODLEWSKI, Guy : 16.
GOLDSTEIN, Kurt : 168, 188-189.
GOLL, Friedrich : 367-368.
GOLTZ, H. L. : 299.
GONCOURT, Edmond et Jules : 53-54, 63-64, 69-70, 83.
GOODFIELD, G. June : 158.
GOODSIR, John : 129.
GOSSELIN, Léon : 278, 363-364.
GRANDE, Francisco : 16.
GRATRY, Alphonse : 49.
GRÉHANT, Louis : 27.
GRMEK, Mirko D. : 10-12, 16, 39, 41, 43, 57, 90-91, 119, 121-122, 179, 183, 208, 228-229, 251, 280, 301-302, 329, 337, 343, 345-346, 348, 353, 357, 365, 388.
GRUBER, G. P. : 183.
GUÉRIN, Jules René : 160.
GUILLEMIN, Roger : 266, 270, 273.
GUIZOT, François : 48-50, 54, 364.
GUYON, Félix : 364.

HAHN, Guillaume : 16, 95.
HALDANE, John Scott : 168.
HALES, Stephen : 364.
HALÉVY : 364.
HALLER, Albrecht von : 130, 191.
HALPERN, Bernard : 16.
HARMSEN, Ernst : 307.
HARRIS OLMSTED, Evangelina : 16, 79-80, 114, 123, 281, 299, 307, 320, 323, 341, 356.
HARVEY, William : 364.
HEIM, Roger : 16.
HELLER, Johann Florian : 283-284.
HELMHOLTZ, Hermann : 86, 110.
HEMS, D. A. : 314-315.
HENDERSON, William : 168, 326.
HENRY, William : 222.
HENSEN, Victor : 307-308.
HERMANN, Henri : 110, 215, 254, 272-273.
HIPPOCRATE : 103, 191-192.
HOFMEISTER, Franz : 283.
HOLMES, Frederic Lawrence : 16, 18-19, 22, 30-31, 123, 133-137, 168, 171, 176, 208-210, 229, 232, 237-239, 390-392.
HORNER, William : 22, 27, 38.
HUARD, Pierre : 10-11, 368-369.
HUGO, Victor : 48, 51.
HUNTER, John : 390.

INGEN-HOUSZ, Johannes : 364.
JACKSON, Charles : 389.
JANET : 119, 364.
JÉSUS-CHRIST : 364.
JOHANNSEN, Wilhelm : 332.
JOUSSET DE BELLESME, Georges-Louis : 16, 89-91.
JUSSIEU, Adrien de : 286, 336.

KAHANE, Ernest : 95, 341.
KAHN, Axel : 208, 284.
KANT, Emmanuel : 42, 100, 103, 119-120.
KARLIK, Lev N. : 16, 123, 377.
KATZ, Joseph : 315.

KOELLIKER, Rudolf Albert von : 39.
KOPACZEWSKI, Wladislaw : 16, 167, 335, 357.
KUDLIEN, Fridolf : 202.
KUHN, Thomas : 13.
KÜHNE, Willy : 27, 39.

LACASSAGNE, Alexandre : 16, 70, 72-73.
LACAZE-DUTHIERS, Henri de : 144.
LAENNEC, René : 192, 345.
LAFARGUE, Baptiste Eugène : 256.
LAIN ENTRALGO, Pedro : 16.
LAMBRICHS, Louise L. : 7, 16-17.
LAMY, Pierre : 95-96.
LAPLACE, Pierre Simon de : 103-104, 117.
LAPRADE, Victor de : 49, 52.
LARNER, Joseph : 208, 307.
LASÈGUE, Ernest Charles : 20.
LAUREN, W. : 332.
LAVOISIER, Antoine Laurent : 22, 33, 40, 173, 212, 229, 364.
LE BOË, François de : 219.
LEBRUN, Pierre Antoine : 77.
LECONTE, Charles : 295.
LEFÈBVRE, P. : 208.
LEFÈVRE, Henri : 288.
LÉGÉE, Georgette : 80.
LEHMANN, Carl Gotthelf : 290, 294, 300-301, 306, 313.
LEIBNIZ, Wilhelm Gottfried : 101-103, 364, 400.
LEIBSON, L. G. : 254.
LENOIR, Timothy : 119.
LÉPINE, Raphaël : 216, 301, 307, 311.
LESKY, Erna : 370-371.
LEUCIPPE : 103.
LIEBEN, Fritz : 307, 310.
LIEBIG, Justus von : 209-210, 313.
LINNÉ, Carl von : 320.
LIPPI, Donatella : 208, 307.
LITTRÉ, Émile : 48-49, 72, 94-95.
LOIR, Adrien : 336-337, 346.
LONGET, François Achille : 36, 256, 352.
LORAIN, Paul : 126-127.
LOUIS-PHILIPPE : 48.
LUCAS, George Herbert : 326.
LUDWIG, Carl : 27, 86, 192, 254-255, 286, 365-376, 379, 388.
LUNDBAEK, K. : 283.

MACALLUM, Archibald : 134-135.
MACGREGOR, R. : 223, 231.
MAGENDIE, François : 18-22, 30, 36, 43, 79-80, 85, 94, 97, 103-105, 132, 191, 208, 210, 222, 224, 253, 255-256, 261-262, 285, 288, 295, 301, 350, 367, 378, 385, 390-391, 395.
MAGNARD, Francis : 78, 88.
MAIRAN, Jean-Jacques Dortous de : 66.
MANGIN, Louis : 333.
MANI, Nikolas : 208, 222-223.
MARCHAL, Jean-Joseph : 50, 62, 86.
MAREY, Étienne Jules : 387.
MAURIAC, Pierre : 16, 88, 95-96, 280-281, 307-308, 357, 360.
MAYER, Julius Robert : 110.
MAZZOLINI, Renato : 377, 388.
MCCARTNEY, James J. : 183.
MCGARRY, J. D. : 315.
MEAD, Richard : 219.
MEDAWAR, Peter : 13.
MÉRIEUX, Charles : 8, 17.
MÉRIMÉE, Prosper : 88-89.
MERING, Josef : 313.

MIALHE, Louis : 221-222.
MIANOWSKI, Joseph : 212.
MICHAUT : 335-336.
MIGNET, François Auguste Marie : 77.
MILES, sir Ashley : 361.
MILLET, Raymond : 16-17, 81, 83, 364.
MILNE-EDWARDS, Henri : 286, 359.
MINKOWSKI, Oskar : 313.
MITCHELL, Silas Weir : 27.
MITSCHERLICH, Eilhard : 211.
MONTAIGNE, Michel EYQUEM de : 364.
MONTALEMBERT, Charles FORBES, comte de : 48-49, 52-54.
MONTASTRUC, J. N. : 36.
MORAT, Jean Pierre : 272.
MORTON, William : 389.
MOSSO, Angelo : 27.
MOULIN, Anne-Marie : 335.
MÜLLER, Johannes : 359, 380-381, 383-384, 390.

NAPOLÉON III : 50-51, 361.
NEEDHAM, Dorothy M. : 310.
NEWTON, Isaac : 62, 343, 364.
NICOLLE, Charles : 390.

OBERMEIER, Otto : 390.
O'BRIEN, Sophie, née RAFFALOVICH : 29.
OLMSTED, James : 16, 79-80, 114, 123, 281, 299, 307, 320, 323, 341, 356.
ONOFRIO : 71.
ORFILA, Mathieu Joseph Bonaventure : 211.
OSANN, Emil : 366.
OSTER, Daniel : 48, 54.

PAGEL, Walter : 189, 377.
PALISSY, Bernard : 364.
PANUM, Peter Ludwig : 27, 286.
PAPASPYROS, Nikos : 216.
PARACELSE, Théophraste : 219.
PASTEUR, Louis : 7-8, 10, 41, 46, 51, 144, 192, 207, 279, 302, 332, 335, 336, 338-349, 351-364.
PASTEUR VALLERY-RADOT, Louis : 348.
PATIN, Guillaume : 70, 78, 87.
PAVLOV, Ivan Petrovitch : 31.
PAVY, William : 27, 286, 298, 311.
PEDRO II, empereur du Brésil : 27.
PELOUZE, Jules : 19-20, 39, 214, 231, 276, 285, 295, 297, 392, 394.
PEREZ TAMAYO, Ruy : 183.
PERRIN, Théodore : 71-72.
PETER, R. : 49.
PETREQUIN, Joseph-Eléonor : 71-72.
PETTENKOFER, Max von : 390.
PFLÜGER, Eduard : 307-308.
PICARD, P. : 380.
PICKSTONE, John V. : 168.
PINEL, Philippe : 190, 192.
POGGIALE, Antoine : 295.
PONSARD, François : 48-49, 55.
PONTMARTIN, A. : 77.
POPPER, Karl : 13.
POREP, Rüdiger : 307.
POUCHET, Félix Archimède : 355-356, 360.
PRÉVOST, Marie-Laure : 348.
PRIESTLEY, Joseph : 364.
PYKE, D. A. : 208.

QUÉVENNE, Théodore Auguste : 230.
QUINTON, René : 134.

RAFFALOVICH, Marie Sarah: 7, 29, 56, 96-97, 318, 322, 365, 388, 400.
RANVIER, Louis Antoine: 27.
RASCOL, O.: 36.
RATISBONNE, L.: 87.
RAYER, Pierre: 18, 126, 211, 213, 265-266, 276-277, 285, 295.
RECLUS, Paul: 321.
REDI, Francesco: 358.
RÉMUSAT, Paul de: 294-295, 300-301.
RENAN, Ernest: 16-18, 51-52.
RENOUVIER, Charles: 110.
REY, Roselyne: 119.
RHAZÈS: 218.
RICHTER, G. H.: 326.
RICKER, Gustav: 198.
RIESE, Walter: 16, 116, 183.
RISCHAVI, L.: 332.
ROBIN, Eugene Debs: 16, 133.
ROBIN, Charles: 129, 133-134, 381, 386.
ROGER, Henri: 95, 119, 210.
ROLL-HANSEN, Nils: 119, 347, 356.
ROLLO, John: 220-222.
ROMO, Ana Cecilia de: 31.
ROSTAND, Jean: 16, 25, 341.
ROTHSCHUH, Karl Ernst: 366.
ROUSSEAU, Louis François Emmanuel: 387.
ROUXEL, Albert: 47-48, 52-53.
RUBNER, Max: 390.

SAINT-MARC GIRARDIN, François Auguste: 18.
SAINTE-CLAIRE DEVILLE, Henri: 342, 363.
SANTORIO, Santorio: 390.
SAUZET, Paul: 72-73.
SCHADEWALDT, Hans: 183.
SCHERER, Johann Joseph: 308.
SCHIFF, Moritz: 37, 272, 307, 311.
SCHILLER, Joseph: 16.
SCHLUMBERGER, H. G.: 388.
SCHMIDT, Carl: 160, 290-291.
SCHOPENHAUER, Arthur: 118.
SCHRÖER, Heinz: 254, 366.
SCHULTZE, Max: 173, 359-360.
SCHUTH, W.: 307.
SCHWANN, Theodor: 45, 129, 141, 351, 354, 357.
SEGLEN, P. O.: 315.
SENARD, J. L.: 36.
SERRES, Augustin: 285.
SETCHENOV, Ivan M.: 27, 272, 369.
SONOLET, Jacqueline: 17.
SOUBEIRAN, Eugène: 222.
SPALLANZANI, Lazzaro: 358, 360.
SPERANSKY, Alexei D.: 198.
SPICKER, S. F.: 183, 189.
STACEY, M.: 183.
STAHL, Georg Ernst: 364, 387.
STAMPAR, Andrija: 203.
STAS, Jean-Servais: 278.
STILES, W.: 332.
STILLING, Benedict: 366, 387.
SUC, J. M.: 176.
SYDENHAM, Thomas: 190, 192, 219.
SYLVIUS, voir LE BOË.

TARDIEU, Ambroise: 278.
TCHANG TCHONGKING: 218.
TCHOBROUTSKY, Georges: 208, 216.
TEISSIER, Bénédict: 71-72.
TENNEMANN, Wilhelm Gotlieb: 25.
THENARD, Louis-Jacques: 215, 391.
THÉODORIDÈS, Jean: 335, 363.

THIERS, Louis Adolphe: 72.
THOMSON, Thomas: 222.
TIEDEMANN, Friedrich: 137, 221-223.
TRAUBE, Ludwig: 192.
TRINCAVELLA, Victor: 218.
TRIPIER, Auguste: 143.
TROMMER, Carl August: 214.
TROUSSEAU, Armand: 212, 265.
TZANCK, Arnaut: 335.

UNGER, Roger H.: 208, 273.

VALENTIN, Gabriel Gustav: 366.
VALLERY-RADOT, René: 339, 341, 348, 354, 356.
VALLISNIERI, Antonio: 358.
VAN HELMONT, Jan Baptist: 67, 358.
VAN TIEGHEM, Philippe: 16.
VELLA, Luigi: 27, 400.
VENDRYÈS, Pierre: 100, 106.
VERDEIL, François: 133.
VILLEMAIN, Abel-François: 53, 74.
VIRCHOW, Rudolf: 45, 120, 130, 141, 173, 190, 192, 197, 308, 351-352, 357, 365, 376-388.
VIRTANEN, Reino: 16, 83, 168, 335.
VISSCHER, Maurice: 16.
VOIT, Carl: 63-64.
VOLKMANN, Alfred Wilhelm: 368.
VULPIAN, Alfred: 80, 264-265, 272.

WANGENSTEEN, Owen H.: 30.
WASSERSTEIN, Alan G.: 176.
WEBER, Frères: 166.
WEISS, Joyce J.: 370.
WELLS, Horace: 389.
WIENER, Norbert: 176.
WILLIAM, James: 168.
WILLIS, Thomas: 218-219, 222.
WOLFF, Albert: 77, 179, 307.
WONG, Ming: 369.
WROTNOWSKA, Denise: 335, 341, 344, 361, 363.
WUNDERLICH, Karl: 192.

YOUNG, Frank G.: 208, 307-308, 311, 314.

ZOLA, Émile: 83.
ZUMBACH, Clark: 119.

Table des matières

PRÉFACE, *par Charles Mérieux* 7

AVANT-PROPOS 9

CHAPITRE PREMIER. – UNE VIE CONSACRÉE À LA SCIENCE 15

Les années de formation, 16. – *Premières recherches expérimentales,* 18. – *À la fièvre de la recherche se joignent les joies de l'enseignement,* 21. – *De l'expérimentation analytique aux grandes synthèses conceptuelles,* 22. – *Un maître à penser,* 24. – *Les « Leçons »,* 26. – *Les dernières années,* 28. – *Recherches sur la digestion et le métabolisme,* 29. – *Recherches sur le système nerveux,* 35. – *Recherches sur les substances toxiques et médicamenteuses,* 38. – *Quelques autres recherches innovatrices,* 40. – *Opinions philosophiques,* 42.

CHAPITRE II. – LE CREDO PHILOSOPHIQUE D'UN ACADÉMICIEN PHYSIOLOGISTE 47

Circonstances de la candidature de Bernard à l'Académie française, 47. – *Une lettre disparue des archives,* 53. – *Résultats du scrutin et préparation du discours,* 54. – *Les premières ébauches du discours,* 57.

– *Un hiver crucial,* 63. – *Quelques notes pour la rédaction du discours académique,* 65. – *Enjeu idéologique du discours bernardien,* 70. – *Une cérémonie décevante,* 73. – *Un éloge mitigé de Flourens,* 78. – *Apologie de la neurophysiologie expérimentale,* 82. – *Effort manqué de séduction intellectuelle,* 86. – *Inacceptation sociale de la profession de foi agnostique,* 88.

CHAPITRE III. – LA NÉCESSITÉ ET LA LIBERTÉ DANS LES PHÉNOMÈNES DE LA VIE 93

Aux prises avec deux exigences contradictoires, 94. – *Un concept clé : le déterminisme,* 97. – *Les conditions d'existence des phénomènes,* 99. – *Distinction entre le déterminisme et le fatalisme,* 101. – *La nécessité comme condition de l'expérimentation,* 103. – *La spontanéité des êtres vivants,* 105. – *La solution de l'aporie : la médiation du « milieu intérieur »,* 107. – *La particularité intrinsèque de la vie,* 110. – *Le libre arbitre,* 112. – *Le principe de l'action,* 115. – *Le déterminisme psychique,* 116. – *Le néovitalisme avant la lettre,* 119.

CHAPITRE IV. – LA NAISSANCE D'UN CONCEPT CLÉ : LE MILIEU INTÉRIEUR 121

Un cas exemplaire, 122. – *Premier faisceau d'idées sur le milieu intermédiaire,* 124. – *Les années cruciales, 1854-1857,* 126. – *L'expression surgit,* 132. – *Quelques notes du « Cahier rouge »,* 138. – *Le regard se tourne vers les cellules,* 141. – *Le projet de l'« Introduction »,* 149. – *La place du concept de « milieu intérieur » dans l'« Introduction »,* 153. – *L'intermède fécond de la maladie,* 159. – *Le « Rapport » (1867),* 162. – *À la recherche de l'« anatomie du milieu intérieur »,* 168. – *Les dernières pensées,* 172.

CHAPITRE V. – LES NOTIONS DE MALADIE ET DE SANTÉ 181

Le « principe de Broussais », 182. – *Déclarations de Bernard sur l'identité du normal et du pathologique*, 184. – *Critique de l'opinion bernardienne*, 187. – *L'héritage revisité*, 189. – *L'« hippocratisme » de Claude Bernard*, 192. – *Définition de la vie et de la mort*, 194. – *Définition concrète des états pathologiques*, 196. – *Le tout et les parties*, 197. – *Le point de transition entre la santé et la maladie*, 200. – *La conception « positive » de la santé*, 202. – *La latence des processus vitaux*, 203.

CHAPITRE VI. – LA DÉCOUVERTE DE LA FONCTION GLYCOGÉNIQUE DU FOIE 207

Premières recherches sur le métabolisme du sucre, 208. – *Anciennes théories sur le diabète sucré*, 216. – *La reconstruction bernardienne d'une découverte décisive*, 224. – *Notes sur le lieu de la destruction du sucre dans l'organisme*, 229. – *Le véritable déroulement de l'expérience à l'issue surprenante*, 233. – *Pourquoi Bernard a-t-il été surpris ?*, 237. – *La découverte de la fonction glycogénique du foie*, 239. – *Mémoire sur l'origine du sucre dans l'organisme animal*, 243.

CHAPITRE VII. – LA « PIQÛRE DIABÉTIQUE » 251

La rationalisation exemplaire des origines d'une découverte, 251. – *Une lésion qui fait tournoyer les lapins*, 255. – *Le « diabète artificiel » fut bien un heureux hasard*, 258. – *L'influence nerveuse sur la production du sucre*, 259. – *« Chiens rendus diabétiques »*, 262. – *La diffusion et le perfectionnement technique de la découverte*, 264. – *L'origine nerveuse de la glycosurie, 267. – Par où passent les influences du cerveau sur le foie ?, 269. – Le fin mot de cette histoire, 272.*

CHAPITRE VIII. – LE LONG CHEMIN VERS L'ISOLEMENT DU GLYCOGÈNE 275

Trois années fécondes, 275. – Sur la piste de la pathogenèse du diabète, 280. – Prix de l'Académie et thèse de doctorat ès sciences, 284. – Premier cours sur la glycogenèse, 288. – L'attaque de Louis Figuier, 292. – L'expérience du « foie lavé », 301. – L'isolement du glycogène, 306. – Des perspectives nouvelles s'ouvrent, 309. – Glycogenèse ou glyconéogenèse ?, 313.

CHAPITRE IX. – LA FLEUR AU BOIS DORMANT 317

Premières communications sur l'éthérisation des plantes, 318. – La conférence de Clermont-Ferrand, 320. – Début des recherches sur l'anesthésie des plantes, 323. – L'« anesthésie du protoplasma » et les rapports entre la vie et la mort, 325. – Les expériences de 1877 sur la germination des graines, 327. – Le projet d'« anesthésier » la fermentation, 330. – L'enjeu historique de cette expérimentation, 332.

CHAPITRE XII. – LES RELATIONS ENTRE BERNARD ET PASTEUR 335

Conflit posthume à propos de la fermentation, 336. – Éloge de Bernard par Pasteur, 341. – Différence méthodologique entre Pasteur et Bernard, 344. – Pasteur, auditeur de Bernard au Collège de France, 348. – Pasteur au cours de Claude Bernard à la Sorbonne, 352. – Les idées de Bernard sur la génération spontanée, 355. – Les mondanités, les microbes pathogènes et le culte des grands hommes, 360.

CHAPITRE XI. – UNE LECTURE CRITIQUE DES MANUELS DE LUDWIG ET DE VIRCHOW 365

Relations entre Bernard et Ludwig, 366. – *La traduction bernardienne de l'introduction du* Traité *de Ludwig,* 370. – *Contre le réductionnisme physico-chimique,* 372. – *Projet d'un article sur Virchow,* 376. – *La note préparatoire,* 380. – *Éloge de Johannes Müller,* 383. – *Contre la primauté de la morphologie en pathologie cellulaire,* 385.

CHAPITRE XII. – LES EXPÉRIENCES DE CLAUDE BERNARD SUR LUI-MÊME 389

L'ingestion de la gélatine, 390. – *La salivation et le régime végétarien,* 396. – *L'interdit de l'expérimentation sur l'homme,* 399. – *Connais-toi toi-même,* 400.

BIBLIOGRAPHIE 403

INDEX DES NOMS DE PERSONNES.................................. 426

ISBN 978-2-213-60014-7

www.ingramcontent.com/pod-product-compliance
Lightning Source LLC
LaVergne TN
LVHW010831060726
842526LV00002B/251

9782213600147